高等职业教育"十四五"药品类专业系列教材

天然药物化学

吴梅青　刘　妍　主编

化学工业出版社

·北京·

内容简介

本教材内容主要包括天然药物化学成分的提取技术、常规分离技术以及色谱分离技术，天然药物中各类型化学成分如糖苷类、黄酮类、蒽醌类、苯丙素类、皂苷类、强心苷类、生物碱类、萜类和挥发油等的结构特点、结构类型、提取分离及检识方法与技术等。本教材每个章节通过"学习目标"和"知识导图"作引领，穿插了"拓展链接""课堂互动""边学边练"等栏目，拓宽了学生的知识面，为学生今后的学习工作进一步奠定基础；而且融入社会主义核心价值观、团队协作精神、职业道德与职业规范、情感价值观等素材。数字资源包括教学课件、理论教学和实训教学视频、学习目标检测的参考答案等，扫描二维码即可使用。全书理实一体化，配套实训工作页，结构新颖，实用性强。

本教材主要供高等职业院校药学、药物制剂技术、药品经营与管理、化学制药技术专业师生教学使用，也适用于五年制高职和成人继续教育药学相关专业师生，还可以作为药士（师）资格考试、专升本考试的参考书。

图书在版编目（CIP）数据

天然药物化学/吴梅青，刘妍主编．—北京：化学工业出版社，2024.4

高等职业教育"十四五"药品类专业系列教材
ISBN 978-7-122-45169-9

Ⅰ.①天… Ⅱ.①吴…②刘… Ⅲ.①生物药-药物化学-高等职业教育-教材 Ⅳ.①R284

中国国家版本馆 CIP 数据核字（2024）第 048308 号

责任编辑：王 芳 旷英姿　　装帧设计：关 飞
责任校对：宋 玮

出版发行：化学工业出版社
　　　　　（北京市东城区青年湖南街 13 号　邮政编码 100011）
印　　装：三河市延风印装有限公司
787mm×1092mm　1/16　印张 16¾　字数 408 千字
2024 年 7 月北京第 1 版第 1 次印刷

购书咨询：010-64518888
售后服务：010-64518899
网　　址：http://www.cip.com.cn

凡购买本书，如有缺损质量问题，本社销售中心负责调换。

定　　价：42.00 元　　　　　　　　版权所有　违者必究

编审人员名单

主 编 吴梅青 刘 妍

副 主 编 任 强 邓祥敏 王良才

编 者（按姓氏拼音顺序）

邓祥敏（江苏护理职业学院）

郭 君（湖南化工职业技术学院）

黎 绫（长沙卫生职业学院）

刘 妍（中山火炬职业技术学院）

罗栩强（中山市仙逸堂中药饮片有限公司）

任 强（济宁医学院）

唐海飞（湘潭医卫职业技术学院）

王良才（湖南科技职业学院）

王志锋（湖南康寿制药有限公司）

魏娟花（钟山职业技术学院）

吴梅青（湘潭医卫职业技术学院）

主 审 肖 兰（长沙卫生职业学院）

出版说明

为了更好地贯彻《国家职业教育改革实施方案》，落实教育部《"十四五"职业教育规划教材建设实施方案》（教职成厅〔2021〕3号），做好职业教育药品类、药学类专业教材建设，化学工业出版社组织召开了职业教育药品类、药学类专业"十四五"教材建设工作会议，共有来自全国各地120所高职院校的380余名一线专业教师参加，围绕职业教育的教学改革需求、加强药品和药学类专业"三教"改革、建设高质量精品教材开展深入研讨，形成系列教材建设工作方案。在此基础上，成立了由全国药品行业职业教育教学指导委员会副主任委员姚文兵教授担任专家顾问，全国石油和化工职业教育教学指导委员会副主任委员张炳烛教授担任主任的教材建设委员会。教材建设委员会的成员由来自河北化工医药职业技术学院、江苏食品药品职业技术学院、广东食品药品职业学院、山东药品食品职业学院、常州工程职业技术学院、湖南化工职业技术学院、江苏卫生健康职业学院、苏州卫生职业技术学院等全国30多所职业院校的专家教授组成。教材建设委员会对药品与药学类系列教材的组织建设、编者遴选、内容审核和质量评价等全过程进行指导和管理。

本系列教材立足全面贯彻党的教育方针，落实立德树人根本任务，主动适应职业教育药品类、药学类专业对技术技能型人才的培养需求，建立起学校骨干教师、行业专家、企业专家共同参与的教材开发模式，形成深度对接行业标准、企业标准、专业标准、课程标准的教材编写机制。为了培育精品，出版符合新时期职业教育改革发展要求、反映专业建设和教学创新成果的优质教材，教材建设委员会对本系列教材的编写提出了以下指导原则。

(1) 校企合作开发。本系列教材需以真实的生产项目和典型的工作任务为载体组织教学单元，吸收企业人员深度参与教材开发，保障教材内容与企业生产实际相结合，实现教学与工作岗位无缝衔接。

(2) 配套丰富的信息化资源。以化学工业出版社自有版权的数字资源为基础，结合编者团队开发的数字化资源，在书中以二维码链接的形式或与在线课程、在线题库等教学平台关联建设，配套微课、视频、动画、PPT、习题等信息化资源，形成可听、可视、可练、可互动、线上线下一体化的纸数融合新形态教材。

(3) 创新教材的呈现形式。内容组成丰富多彩，包括基本理论、实验实训、来自生产实践和服务一线的案例素材、延伸阅读材料等；表现形式活泼多样，图文并茂，适应学生的接受心理，可激发学习兴趣。实践性强的教材开发成活页式、工作手册式教材，把工作任务单、学习评价表、实践练习等以活页的形式加以呈现，方便师生互动。

(4) 发挥课程思政育人功能。教材结合专业领域、结合教材具体内容有机融入课程思政元素，深入推进习近平新时代中国特色社会主义思想进教材、进课堂、进学生头脑。在学生学习专业知识的同时，润物无声，涵养道德情操，培养爱国情怀。

(5) 落实教材"凡编必审"工作要求。 每本教材均聘请高水平专家对图书内容的思想性、科学性、先进性进行审核把关,保证教材的内容导向和质量。

本系列教材在体系设计上,涉及职业教育药品与药学类的药品生产技术、生物制药技术、药物制剂技术、化学制药技术、药品质量与安全、制药设备应用技术、药品经营与管理、食品药品监督管理、药学、制药工程技术、药品质量管理、药事服务与管理等专业;在课程类型上,包括专业基础课程、专业核心课程和专业拓展课程;在教育层次上,覆盖高等职业教育专科和高等职业教育本科。

本系列教材由化学工业出版社组织出版。化学工业出版社从2003年起就开始进行职业教育药品类、药学类专业教材的体系化建设工作,出版的多部教材入选国家级规划教材,在药品类、药学类等专业教材出版领域积累了丰富的经验,具有良好的工作基础。本系列教材的建设和出版,既是对化学工业出版社已有的药品和药学类教材在体系结构上的完善和品种数量上的补充,更是在体现新时代职业教育发展理念、"三教"改革成效及教育数字化建设成果方面的一次全面升级,将更好地适应不同类型、不同层次的药品与药学类专业职业教育的多元化需求。

本系列教材在编写、审核和使用过程中,希望得到更多专业院校、一线教师、行业企业专家的关注和支持,在大家的共同努力下,反复锤炼,持续改进,培育出一批高质量的优秀教材,为职业教育的发展做出贡献。

本系列教材建设委员会

前言

党的二十大报告指出"办好人民满意的教育""全面贯彻党的教育方针，落实立德树人根本任务，培养德智体美劳全面发展的社会主义建设者和接班人"。本教材积极落实立德树人根本任务要求，有机融入党的二十大精神工作，并将"讲好中国故事、传播好中国声音，展现可信、可爱、可敬的中国形象""推动中华文化更好走向世界"等报告要点融入教材，体现正确的价值观、人生观、世界观，引导学生树立正确的历史观、民族观、国家观、文化观，提升人文素养。本教材在内容的选择和组织上，以基本理论和基本知识为重点，以典型的天然药物提取分离任务为载体，与全国职业院校技能大赛和药物制剂生产职业技能等级证书等相对接，体现"适用、实用、够用"的特点，既突出高职院校"岗课赛证"融合教材的特点，又突出通俗性、趣味性和实用性，并注重知识点之间的联系和承启。教材结构编排科学合理、层次清晰，便于实施教学活动；内容体系完整、科学严谨；符合学生的认知规律和年龄特点；文字通顺流畅，深入浅出，图、文、表并茂，融"教、学、做"于一体。本教材理实结合，配套实训工作页，形式新颖，实用性强。

本书由吴梅青、刘妍担任主编，负责全书的统稿工作，肖兰主审。全书具体编写分工如下：吴梅青编写绪论、第二章和实训二；邓祥敏编写第一章和实训一；唐海飞编写第三章、第十一章和实训九；郭君编写第四章、第六章、实训三和实训五；王良才编写第五章、第十章、实训四和实训八；黎绫编写第七章、实训六和实训七；魏娟花编写第八章和第九章。任强对全书稿进行了审读并修改完善了不足之处。刘妍完成书中全部微课视频的拍摄与制作。唐海飞和王良才共同完成了书中的知识导图。中山市仙逸堂中药饮片有限公司罗栩强和湖南康寿制药有限公司王志锋提供了实训流程工艺图。

在教材编写过程中，得到了编者所在院校的大力支持和帮助，并给予了宝贵指导和建议，在此表示诚挚的谢意。

由于编者水平所限，书中不足之处在所难免，敬请各位专家、读者提出宝贵意见，以期不断完善。

编　者
2023 年 7 月

目录

绪论 / 001

一、天然药物化学的研究对象 / 003
二、研究天然药物化学的目的与意义 / 003
三、天然药物化学发展概况 / 005
四、天然药物化学成分类型简介 / 006
【学习目标检测】 / 008

第一章 天然药物化学成分提取分离技术 / 010

第一节 提取方法与技术 / 012
一、溶剂提取法 / 012
二、其他提取技术 / 016

第二节 分离方法与技术 / 017
一、系统溶剂分离技术 / 017
二、两相溶剂萃取技术 / 018
三、沉淀技术 / 019
四、结晶与重结晶技术 / 020
五、透析技术 / 021
六、分馏技术 / 021
七、电泳技术 / 021

第三节 色谱分离技术 / 021
一、吸附色谱技术 / 022
二、分配色谱技术 / 025
三、凝胶色谱技术 / 027
四、大孔吸附树脂色谱技术 / 029
五、离子交换色谱技术 / 030
六、高效液相色谱技术 / 031
七、气相色谱技术 / 032
【学习目标检测】 / 033

第二章 生物碱类化合物 / 036

第一节 生物碱类化合物的结构与分类 / 038
一、有机胺类生物碱 / 038
二、氮杂环类生物碱 / 039
三、其他类生物碱 / 041

第二节 生物碱类化合物的理化性质 / 042
一、性状 / 042
二、溶解性 / 042
三、旋光性 / 042
四、碱性 / 042

第三节 生物碱类化合物的提取与分离

技术　/　044
　　一、提取技术　/　044
　　二、分离技术　/　044
第四节　生物碱类化合物的检识技术　/　047
　　一、化学检识技术　/　047
　　二、色谱检识技术　/　048
第五节　应用实例　/　049
　　实例1　麻黄中生物碱的提取分离技术　/　049
　　实例2　防己中生物碱的提取分离技术　/　050
【学习目标检测】　/　051

第三章　苷类化合物　/　054

第一节　苷类化合物的结构与分类　/　056
　　一、糖的结构和分类　/　056
　　二、苷的结构和分类　/　057
第二节　苷类化合物的理化性质　/　059
　　一、性状和溶解性　/　059
　　二、旋光性　/　060
　　三、苷键的裂解　/　060
第三节　苷类化合物的提取与分离技术　/　061
　　一、提取技术　/　061
　　二、分离技术　/　062
第四节　苷类化合物的检识技术　/　062
　　一、化学鉴别技术　/　062
　　二、色谱鉴定技术　/　063
第五节　应用实例　/　063
　　实例　从苦杏仁中提取分离苦杏仁苷　/　063
【学习目标检测】　/　064

第四章　黄酮类化合物　/　066

第一节　黄酮类化合物的结构与分类　/　068
　　一、黄酮及黄酮醇类　/　068
　　二、二氢黄酮及二氢黄酮醇类　/　069
　　三、查耳酮及二氢查耳酮类　/　070
　　四、异黄酮及二氢异黄酮类　/　071
　　五、其他类　/　072
第二节　黄酮类化合物的理化性质　/　076
　　一、性状　/　076
　　二、溶解性　/　078
　　三、酸碱性　/　078
　　四、显色反应　/　079
第三节　黄酮类化合物的提取与分离技术　/　082
　　一、提取技术　/　082
　　二、分离技术　/　083
第四节　黄酮类化合物的检识技术　/　085
　　一、薄层色谱技术　/　085
　　二、纸色谱技术　/　086
第五节　结构测定　/　087
　　一、黄酮类化合物的紫外-可见光谱特征　/　087
　　二、黄酮类化合物的核磁共振氢谱　/　090
第六节　应用实例　/　095
　　实例1　黄芩中黄芩苷的提取分离　/　095
　　实例2　银杏中银杏总黄酮的提取分离　/　097
【学习目标检测】　/　098

第五章 蒽醌类化合物 / 101

第一节 蒽醌类化合物的结构与分类 / 103
　一、蒽醌衍生物 / 104
　二、蒽酚（或蒽酮）衍生物 / 105
　三、二蒽酮类衍生物 / 106
　四、其他类 / 107

第二节 蒽醌类化合物的理化性质 / 108
　一、性状 / 108
　二、升华性及挥发性 / 108
　三、溶解性 / 108
　四、光稳定性 / 108
　五、酸碱性 / 108
　六、显色反应 / 109

第三节 蒽醌类化合物的提取与分离技术 / 110
　一、提取技术 / 110
　二、分离技术 / 111

第四节 蒽醌类化合物的检识技术 / 113
　一、薄层色谱技术 / 113
　二、纸色谱技术 / 113

第五节 结构测定 / 113
　一、紫外光谱 / 113
　二、红外光谱 / 114

第六节 应用实例 / 114
　实例 虎杖中蒽醌类成分及白藜芦醇苷的提取和检识 / 114

【学习目标检测】 / 118

第六章 苯丙素类化合物 / 121

第一节 香豆素类化合物 / 123
　一、香豆素类化合物的结构与分类 / 123
　二、香豆素类化合物的理化性质 / 127
　三、香豆素类化合物的提取与分离技术 / 130
　四、香豆素类化合物的检识技术 / 132

第二节 木脂素类化合物 / 133
　一、木脂素类化合物的结构与分类 / 134
　二、木脂素类化合物的理化性质 / 137
　三、木脂素类化合物的提取与分离技术 / 138
　四、木脂素类化合物的检识技术 / 139

第三节 应用实例 / 140
　实例1 补骨脂中补骨脂素和异补骨脂素的提取分离 / 140
　实例2 南五味子中五味子酯甲的提取分离 / 141

【学习目标检测】 / 142

第七章 萜类化合物和挥发油 / 145

第一节 萜类化合物 / 147
　一、萜类化合物的结构与分类 / 147
　二、萜类化合物的理化性质 / 154
　三、萜类化合物的提取与分离技术 / 154
　四、萜类化合物的检识技术 / 155

第二节 挥发油 / 156

一、挥发油的组成与分类 / 156

二、挥发油的理化性质 / 157

三、挥发油的提取与分离技术 / 158

四、挥发油的检识技术 / 161

第三节　应用实例 / 162

实例　穿心莲中萜类化学成分的提取分离 / 162

【学习目标检测】 / 164

第八章　三萜类化合物及其苷类 / 166

第一节　三萜类化合物及其苷类的结构与分类 / 168

一、四环三萜 / 168

二、五环三萜 / 170

第二节　三萜类化合物及其苷类的理化性质 / 172

一、性状及溶解性 / 172

二、显色反应 / 172

三、表面活性 / 173

四、溶血作用 / 173

五、沉淀反应 / 174

第三节　三萜类化合物及其苷类的提取与分离技术 / 174

一、三萜类化合物的提取与分离技术 / 174

二、三萜皂苷的提取与分离技术 / 174

第四节　三萜类化合物及其苷类的检识技术 / 175

一、理化检识技术 / 175

二、色谱检识技术 / 176

第五节　应用实例 / 176

实例　甘草皂苷的提取分离 / 176

【学习目标检测】 / 178

第九章　甾体及其苷类 / 179

第一节　强心苷 / 181

一、强心苷的结构与分类 / 181

二、强心苷的理化性质 / 185

三、强心苷的提取与分离技术 / 186

四、强心苷的检识技术 / 187

第二节　甾体皂苷 / 189

一、甾体皂苷的结构与分类 / 189

二、甾体皂苷的理化性质 / 191

三、甾体皂苷的提取与分离技术 / 192

四、甾体皂苷的检识技术 / 193

第三节　应用实例 / 193

实例1　地高辛的提取分离 / 193

实例2　薯蓣皂苷元的提取 / 194

【学习目标检测】 / 195

第十章　其他类型天然药物化学成分 / 197

第一节　鞣质 / 199

一、概述 / 199

二、鞣质的结构特点与分类 / 199
三、鞣质的理化性质 / 201
四、鞣质的提取分离技术 / 202
五、除去鞣质的方法 / 204

第二节 有机酸 / 204
一、有机酸的结构与分类 / 204
二、有机酸的理化性质 / 205
三、有机酸的提取分离技术 / 205
四、有机酸的检识技术 / 206

第三节 氨基酸 / 206
一、氨基酸的理化性质 / 207
二、氨基酸的显色反应 / 207
三、氨基酸的提取分离技术 / 207
四、氨基酸的鉴定技术 / 207

第四节 蛋白质和酶 / 208
一、蛋白质和酶的理化性质 / 208
二、蛋白质和酶的提取分离技术 / 209

第五节 海洋天然药物 / 210
一、海洋天然药物的来源 / 210
二、海洋天然药物的结构类型 / 211
三、海洋天然药物的生物活性 / 212
四、海洋天然药物的分离方法和鉴定方法 / 213

【学习目标检测】 / 213

第十一章 天然药物活性成分的研究 / 215

第一节 天然药物活性成分研究途径和方法 / 217
一、研究途径 / 217
二、研究方法 / 217

第二节 天然药物化学成分预试验 / 218
一、预试验及其分类 / 218
二、预试验供试液的制备 / 219
三、供试液中各类化学成分的检查 / 219
四、预试验的结果判断 / 220

第三节 天然药物活性成分的筛选及结构测定 / 221
一、天然药物活性成分的筛选 / 221
二、天然药物活性成分结构测定 / 223

【学习目标检测】 / 226

参考文献 / 228

绪 论

【学习目标】

❖ 知识目标
　　1. 掌握天然药物化学的研究对象及研究内容。
　　2. 熟悉研究天然药物化学的目的与意义。
　　3. 熟悉天然药物中各类化学成分的定义和主要溶解性质。
　　4. 了解天然药物化学的发展概况。
❖ 能力目标
　　1. 具备区分有效成分、有效部位的能力。
　　2. 能应用天然药物化学各类成分的溶解性能，按照"相似相溶"原则，在提取天然药物化学成分的操作过程中正确选取溶剂。
❖ 素质目标
　　1. 热爱中医药事业，树立中国医药文化自信。
　　2. 培养良好的职业道德，具有吃苦耐劳、爱岗敬业、团结协作精神。

【知识导图】

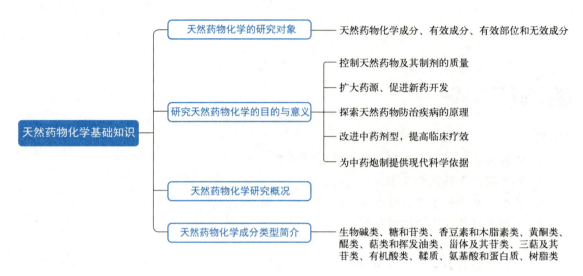

情景导入

秦皮为木犀科植物苦枥白蜡树 *Fraxinus rhynchophylla* Hance、白蜡树 *Fraxinus chinensis* Roxb.、尖叶白蜡树 *Fraxinus szaboana* Lingelsh. 或宿柱白蜡树 *Fraxinus stylosa* Lingelsh. 的干燥枝皮或干皮，具有清热燥湿、收涩止痢、止带、明目等功效。用于湿热泻痢，赤白带下，目赤肿痛，目生翳膜。使用秦皮的中成药有泻痢宁片、二十五味驴血丸、秦皮接骨片、秦皮接骨胶囊、复方白头翁片、复方白头翁胶囊、金利油软胶囊、八味秦皮胶囊、妇阴康洗剂、八味秦皮丸等。秦皮始载于《神农本草经》，后被历代本草集所沿用，被历版《中华人民共和国药典》（简称《中国药典》）收载，并规定按其干燥品计算，含秦皮甲素（$C_{15}H_{16}O_9$）和秦皮乙素（$C_9H_6O_4$）的总量，不得少于 1.0%。

学前导语

秦皮甲素和秦皮乙素是秦皮中的有效成分。天然药物中的有效成分是防治疾病的物质基础。不同的天然药物含有不同的有效成分，会产生不同的临床疗效。绪论将为你打开学习天然药物化学知识的大门。

天然药物化学是运用现代科学理论与方法技术，研究天然药物化学成分（主要活性成分）的一门学科。主要研究内容包括天然药物中化学成分的结构特征、理化性质、提取分离与检识技术、结构鉴定、生物合成途径、天然药物活性成分研究的方法等。通过研究天然药物中活性成分的构效关系，以便于利用先导化合物进行结构修饰和改造，合成或半合成安全、高效、低毒的新药物。

一、天然药物化学的研究对象

天然药物化学
的研究对象

天然药物来源于植物、动物、矿物、微生物和海洋生物。植物药是天然药物的主要组成部分。天然药物是人类最早使用的药物，在《诗经》《山海经》等文献中都记载了大量的天然药物。我国天然药物资源丰富，素有"天然药物王国"的美誉，天然药物也是我国新药研究开发的重点之一。

天然药物化学的研究对象是天然药物中的化学成分。天然药物中的化学成分非常复杂，往往一种天然药物中就含有多种化学成分，但不是所有成分都具有防治疾病的作用。通常将天然药物中的化学成分分为有效成分和无效成分两类。有效成分一般是指天然药物中具有生物活性并能代表临床疗效的单体化合物，能用分子式或结构式表示，具有一定的物理常数（如相对密度、熔点、沸点、旋光度、折光率、溶解度等）。一种天然药物中往往含有多种有效成分，如麻黄中含有多种生物碱（麻黄碱、伪麻黄碱、甲基麻黄碱、甲基伪麻黄碱、去甲基麻黄碱、去甲基伪麻黄碱等），其中麻黄碱具有平喘、解痉作用，伪麻黄碱具有升压、利尿作用，是麻黄中具有不同药理作用的两种有效成分。天然药物中具有生物活性并能代表临床疗效的一类或几类化学成分的混合物，称之为有效部位，如银杏叶中的总黄酮提取物具有活血化瘀通络作用。无效成分是指天然药物中不代表其药理作用的成分，如天然药物中淀粉、蛋白质、多糖、鞣质、树脂、叶绿素、纤维素和草酸钙等。

天然药物中的有效成分和无效成分的划分是相对的。例如，大多数天然药物中鞣质类成分被视为无效成分，而地榆、五倍子中鞣质类成分含量较高，具有收敛、止血、抗菌消炎作用，被视为有效成分。随着科学的不断发展和天然药物成分不断地被开发，过去认为天然药物中的无效成分又被列为有效成分，如过去认为是无效成分的灵芝多糖、猪苓多糖（具有抗肿瘤活性）和天花粉中的天花粉蛋白（具有引产、抗肿瘤活性）被列为有效成分。随着对天然药物化学成分的深入研究，过去被认为是有效成分的，后来经研究证明是无效成分，如通过近年来的实验研究得出结论：麝香的抗炎成分是其所含的多肽而不是过去认为的麝香酮。

二、研究天然药物化学的目的与意义

1. 控制天然药物及其制剂的质量

天然药物防治疾病的物质基础是其所含有的有效成分，而有效成分的含量高低决定中药的质量。有效成分的含量受到中药品种、产地、采收季节、加工方法、储存条件的影响而发生变化，如麻黄中麻黄碱和伪麻黄碱以秋季含量最高，应在8~10月采集其茎，才能保证药材质量。《中国药典》2020版一部对收载的2000多种中药材及饮片、中药制剂和中药提取物都规定了有效成分的鉴定方法或含量标准。如中药麻黄中含盐酸麻黄碱和盐酸伪麻黄碱的总量不得少于0.80%；槐米中总黄酮以芦丁计不得少于20.0%，芦丁的含量不得少于15.0%；连花清瘟胶囊每粒含连翘以连翘苷计，不得少于0.17mg，并且要分别与金银花、甘草、大黄、鱼腥草等对照药材及绿原酸、盐酸麻黄碱、薄荷脑等对照品做薄层色谱鉴别，供试品色谱中，要与对照药材和对照品色谱相应的位置显相同颜色的主斑点或荧光主斑点。

2. 扩大药源、促进新药开发

从天然药物中寻找生物活性成分，是国内外新药研究与开发的重要途径之一。由中药有效成分研发的药物在临床也常见，如利血平、盐酸小檗碱、千金藤素、麻黄碱、阿托品、洋地黄毒苷等。当某一天然药物中有效成分确定后,就可以从相同科属植物或者从其他科属植物中寻找相同成分,从而扩大了药源。例如毛茛科植物黄连中抗菌消炎成分是小檗碱,但黄连生长周期较长,作为提取小檗碱原料有限,根据植物亲缘关系及小檗碱的理化性质,经研究发现三颗针、防己科的古山龙、芸香科的黄柏等植物中也含有小檗碱,从而为小檗碱来源开辟了新的药物资源。

以天然药物中活性成分为先导化合物,通过结构修饰,提高其稳定性和活性,降低毒性,改善生物利用度,开发新药。如我国抗疟成分青蒿素在水中和油中的溶解度较低,通过结构修饰成的青蒿琥酯可制成注射剂或者口服片剂,效价较高且不易产生耐药性;通过结构改造而成的蒿甲醚的抗疟作用为青蒿素的10~20倍,可制成油溶性注射液。双环醇是以五味子丙素为先导化合物,经过结构修饰和优化发展而成的抗肝炎新药,是源于中药活性成分研究和开发的化学药物的一个典型代表。

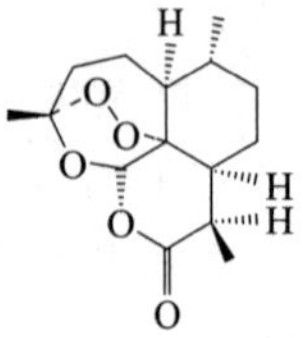

青蒿素 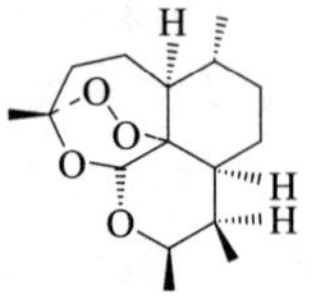　　　　蒿甲醚 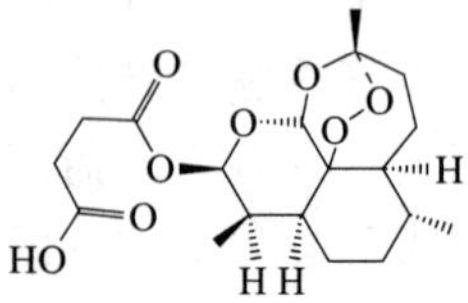　　　　青蒿琥酯

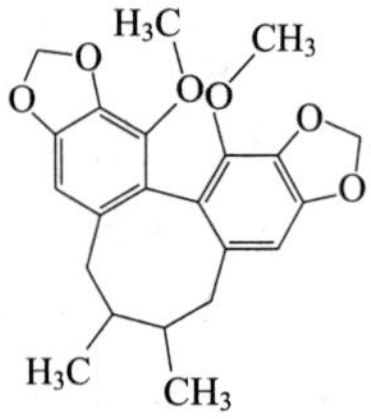

五味子丙素 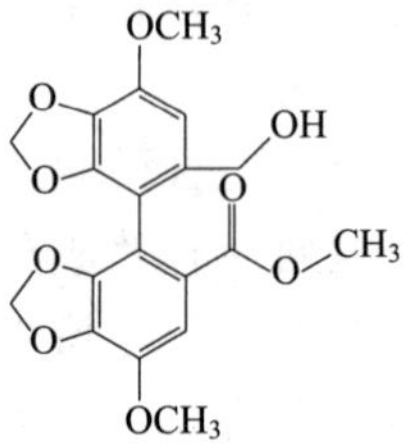　　　　双环醇

3. 探索天然药物防治疾病的原理

通过对天然药物特别是中草药进行有效成分的研究,不仅可以阐明产生功效物质,而且为探索防治疾病的原理提供了前提和物质基础。如槐花中具有凉血止血、清肝泻火功效的生物活性成分是芦丁,其作用机制是降低毛细血管通透性和脆性,保持及恢复毛细血管的正常弹性。天麻中主要有效成分天麻素,具有镇静、安眠的功效,对神经衰弱、失眠、头痛症状有缓解作用。

中药复方制剂的有效成分和作用机制比较复杂。例如麻黄汤中含有麻黄、桂枝、杏仁、甘草,治疗头颈强痛、恶寒、发热、咳嗽等症。麻黄中麻黄碱、麻黄挥发油及萜松醇有诱发汗腺分泌引起发汗和降低体温的作用,麻黄碱通过激动 α2 受体而提高中枢性痛觉阈值,从而产生镇痛作用;桂枝中桂皮醛等均能促进汗腺分泌,扩张皮肤血管,增加散热从而起到解热降温作用,同时能提高致痛阈,从而具有镇痛作用;杏仁中苦杏仁苷有镇痛作用;甘草中甘草酸通过兴奋下丘脑-腺垂体、肾上腺皮质轴而有类固醇样作用,并能增强和延长氢化可的松的作用。

4. 改进中药剂型,提高临床疗效

中药传统剂型从汤剂开始已有3000多年的历史。传统剂型主要有丸、散、膏、丹等,

制备简单、服用方便、安全性较高，但是具有给药途径少、剂型比较粗糙、显效较慢及难以控制定量吸收等缺点。改进中药剂型主要是采用现代制药技术，保留活性成分，去粗存精，符合"三小"（剂量小、毒性小、副作用小）、"三效"（高效、速效、长效）、"五方便"（服用、携带、生产、运输、贮藏方便）的要求。如将汤剂中的中药饮片经提取分离制成中药配方颗粒，将传统的丸剂、散剂制成微型胶囊。

5. 为中药炮制提供现代科学依据

中药炮制是我国中医药遗产的组成部分，数千年来在防病治病中起了重要作用，保证了中医临床用药安全有效。炮制的目的是有效保留药物的化学成分，降低药物的毒副作用，最大程度地发挥出药物的疗效，便于制剂和服用。中药炮制前后有效成分的变化是中药炮制研究的核心，应用中药化学的知识和方法，研究中药在炮制前后有效成分的变化，为阐明炮制原理、改进炮制工艺及制定质量标准提供科学依据。

例如黄芩有浸、烫、煮、蒸等炮制方法。过去南方认为"黄芩有小毒"，必须用冷水浸泡至色变绿去毒后，再切成饮片，叫"淡黄芩"。而北方则认为"黄芩遇冷水变绿而影响质量，必须用热水煮后切成饮片，以色黄为佳"。经研究表明，黄芩在冷水浸泡过程中，其有效成分黄芩苷可被药材中的酶水解成黄芩素，后者不稳定易氧化成醌类化合物而显绿色。可见用冷水浸泡的方法炮制，会使有效成分损失导致抑菌活性降低，而用烫、煮、蒸等方法炮制时，由于高温破坏了酶的活性，使黄芩苷免遭水解，故抑菌活性较强，且药材软化易切片。因此，黄芩应以蒸或用沸水煮的方法进行炮制。

黄芩苷 —黄芩苷酶→ 黄芩素（黄色） —[O]→ 醌式结构（绿色）

三、天然药物化学发展概况

在人类的史前时期，我们的祖先就已经掌握了用动植物制作箭毒的技术；明代李梴的《医学入门》（1575 年）中记载了用发酵法从五倍子中得到没食子酸的过程。明朝医药学家李时珍编写的《本草纲目》详细记载了用升华法制备、纯化樟脑的过程。古代中国的医药化学在世界上居于领先地位，有"医药化学源于中国"之誉。从天然药物中提取活性成分始于 19 世纪，第一个天然活性成分是 1805 年有学者从罂粟中首次分离出的单体化合物吗啡（morphine），从而开创了从天然药物中寻找活性成分的先河。紧接着又陆续从天然药物中分离出吐根碱、马钱子碱、士的宁、金鸡纳碱、奎宁、咖啡因、尼古丁、可待因、阿托品、可卡因和地高辛等具有活性的单体化合物。但是，由于受到当时分离技术和结构鉴定技术限制，天然药物化学方面的研究进展相当缓慢，主要集中于酸性或碱性等易于处理的成分的研究上。1929 年我国现代药理学的鼻祖陈克恢通过研究阐明了麻黄中有效成分麻黄碱的药理作用和临床药效后，麻黄碱开始在世界范围内被广泛用于治疗支气管哮喘。20 世纪 30 年代起，现代科学方法被运用来研究延胡索、防己、贝母等天然药物中的有效化学成分。青蒿素是我国在世界上首先研制成功的一种抗疟新药，是从我国民间治疗疟疾的草药黄花蒿中分离出来的有效单体，被世界卫生组织评价为治疗恶性疟疾唯一真正有效的药物。

随着中药现代化与国际化的发展趋势，天然药物化学在中药现代化进程中发挥着前所未有的重要作用，其重要性越来越引起人们的重视。目前我国天然药物化学以阐明其有效成分，获得具有新结构的化合物或具有生物活性的单体，或以解决自然资源有限的活性化合物或其前体的来源为目的，进行半合成、全合成及生物转化研究，以获得高效低毒的创新药。天然药物研究已经从最初对天然来源活性化合物被动全盘接受到积极主动改进，研究水平不断提高，创新能力大大增强。

 拓展链接

> **基于天然药物有效单体成分的新药**
>
> 　　天然药物有效成分研究是天然药物开发与应用的关键科学问题，是新药创制的重要源泉。一直以来，中国科学家们在这方面开展了大量的工作，取得了令人瞩目的成就。青蒿素是20世纪70年代我国科学家屠呦呦从中药青蒿（黄花蒿）中发现的抗疟特效药物，也因此荣获了2015年度诺贝尔生理学或医学奖。丁苯酞是从芹菜籽中分离得到的一种化合物，用于治疗急性缺血性脑卒中的国家一类新药，是中国心脑血管领域第一个拥有自主知识产权的新药。双环醇是在五味子素的基础上人工合成的国家一类新药，是中国第一个具有自主知识产权的国家一类抗肝炎新药。石杉碱甲是从中药千层塔中提取到的一种高效、高选择性的乙酰胆碱酯酶抑制剂，是我国在自主知识产权的新药发现史上的一大骄傲。穿心莲内酯是中国科学工作者在20世纪70年代开始研究穿心莲得到的广谱抗菌有效物质。川芎嗪是中国科学家在对川芎有效成分的研究基础上分离得到的，临床上被广泛用于缺血性脑血管病的治疗。淫羊藿素是从淫羊藿提取物中筛选得到的抗肿瘤活性最强的小分子物质，淫羊藿素软胶囊是我国肿瘤治疗领域的原创天然药物，也是我国拥有自主知识产权的小分子免疫调节类抗肿瘤药物。还有很多中药单体成分也以各种形式被开发成新药，如冬凌草甲素、粉防己碱、鹤草酚、山莨菪碱、延胡索乙素、一叶萩碱、关附甲素、长春新碱等这些单体成分的有效开发都是对我国传统中药的传承和发扬光大。

四、天然药物化学成分类型简介

　　天然药物化学成分复杂，主要类型包括生物碱类、香豆素和木脂素类、醌类、黄酮类、萜类和挥发油类、甾体及其苷类、三萜及其苷类、糖类、鞣质、有机酸、氨基酸、蛋白质和酶等。

1. 生物碱类化合物

　　生物碱（alkaloid）是一类存在于生物体内的含氮天然有机化合物，一般呈碱性，能与酸结合成盐，是天然药物中发现最早的一类重要化合物。生物碱一般具有环状结构，难溶于水，与酸可以形成盐，有一定的旋光性和吸收光谱，大多有苦味。呈无色结晶状，少数为液体。游离的生物碱一般不溶或难溶于水，易溶于甲醇、乙醇、丙酮、乙醚、三氯甲烷（俗称氯仿）和苯等有机溶剂中。生物碱盐尤其是无机酸盐和小分子有机酸盐易溶于水、甲醇和乙醇，难溶于极性较低的有机溶剂。

2. 糖和苷类化合物

　　糖类（carbohydrate）是多羟基醛（或酮）及其衍生物的总称，是自然界存在的一类重要的天然产物，广泛存在于自然界中，是植物光合作用的产物，是生命活动所必需的一类物质，和核酸、蛋白质、脂质一起称为生命活动所必需的四大类化合物。按照其聚合程度可分为单糖、低聚糖（寡糖）和多糖等。单糖为糖类物质的最小单位；低聚糖是由2~9个单糖脱水缩合而成的；多糖是由10个以上单糖脱水而成的聚合物，水解后能生成相应数目的单糖。单糖和低聚糖易溶于水，可溶于稀醇，难溶于高浓度乙醇，不溶于乙醚、三氯甲烷等亲脂性有机溶剂中。多糖一般不溶于水，无甜味，不能形成结晶，无还原性和变旋现象。

苷类（glycosides）是指糖或糖的衍生物与非糖物质（称为苷元或配基）通过糖的端基碳原子连接而成的化合物，能溶于水、甲醇和乙醇等极性溶剂，难溶于乙醚和苯。苷元大多难溶于水，易溶于有机溶剂。

3. 香豆素和木脂素类化合物

香豆素（coumarin）是具有苯并α-吡喃酮母核的一类天然化合物的总称，在结构上可以看成是顺邻羟基桂皮酸失水而成的内酯，具有内酯环的性质。环上常常有羟基（7-位多见）、甲氧基、异戊烯氧基、异戊烯基等取代基。游离的香豆素一般不溶或难溶于冷水，可溶于沸水，易溶于苯、乙醚、三氯甲烷和乙醇等有机溶剂。香豆素苷能溶于水、醇，难溶于乙醚、苯等低极性有机溶剂。

木脂素类（lignan）是一类由苯丙素氧化聚合而成的天然产物，通常指其二聚物，少数为三聚物和四聚物。分子中具有手性碳，故大多具有旋光性。游离的木脂素亲脂性较强，成苷后的木脂素极性增大，水溶性也增强。

4. 醌类化合物

醌类（quinone）具有不饱和环二酮（醌式结构）或容易转变成这样结构的化学成分。主要分为苯醌、萘醌、菲醌和蒽醌四种类型，其中蒽醌类化合物数量较多。天然存在的醌类化合物母核上常具有酚羟基，呈一定的酸性，在植物体内大部分与糖结合成苷，一部分以游离状态存在。游离醌类多溶于乙醇、乙醚、苯、三氯甲烷等有机溶剂，微溶或难溶于水。成苷后极性增大，易溶于甲醇、乙醇，在热水中也可以溶解。

5. 黄酮类化合物

黄酮类（flavonoid）是指两个苯环通过中间三碳链连接而成的具有6C—3C—6C基本骨架的一系列化合物，广泛存在于自然界中，在植物体内大部分与糖结合成苷，一部分以游离状态存在。游离苷元难溶或不溶于水，易溶于乙醇、乙酸乙酯、乙醚中。黄酮苷易溶于热水、甲醇、乙醇中，不溶于乙醚、三氯甲烷中。黄酮苷及苷元因含有酚羟基，均可溶于碱性溶剂中，如碱水、碱性有机溶剂中。

6. 萜类和挥发油类化合物

萜类（terpenes）是由异戊二烯首尾相连的聚合体及其含氧衍生物的总称。根据分子结构中的异戊二烯基的个数可将萜类分为单萜、倍半萜、二萜、三萜等。单萜和倍半萜多为具有特殊香气的油状液体，在常温下可以挥发，可随水蒸气蒸馏，或为低熔点的固体。二萜和二倍半萜多为结晶性固体。游离萜类化合物亲脂性强，易溶于醇及脂溶性有机溶剂，难溶于水，具有内酯结构的萜类化合物可溶于碱水，酸化后又从水中析出。成苷后有一定的亲水性，能溶于热水及甲醇、乙醇等极性有机溶剂。

挥发油（essential oil）也叫精油，是植物体内一类具有挥发性、可随水蒸气蒸馏、与水不相溶的油状液体。挥发油不溶于水，而易溶于各种有机溶剂，如石油醚、乙醚、二硫化碳、油脂等。在高浓度的乙醇中能全部溶解，而在低浓度乙醇中只能溶解一定数量。

7. 皂苷

皂苷（saponin）是存在于植物界的一类结构比较复杂的苷类化合物，它的水溶液振摇后能产生大量持久性、似肥皂样的泡沫，故名皂苷。按苷元结构可分为甾体皂苷和三萜皂苷。皂苷一般可溶于水，易溶于热水、稀醇，难溶于石油醚、苯、乙醚等亲脂性溶剂。皂苷在含水的丁醇、戊醇中溶解度较大，因此丁醇与戊醇常作为自水溶液中分离皂苷的萃取溶剂。

8. 强心苷

强心苷（cardiac glycoside）是一类对心脏有显著生理活性的甾体苷类。主要用于治疗慢性心功能不全、心房纤颤、心房扑动、阵发性心动过速等心脏疾病。强心苷一般可溶于水、甲醇、乙醇、丙酮等极性较大的溶剂，微溶于乙酸乙酯、含醇三氯甲烷，难溶于乙醚、苯、石油醚等极性小的溶剂。

9. 鞣质

鞣质（tannins）又称单宁或鞣酸，是一类复杂的多元酚性化合物的总称，可与蛋白质结合成致密、韧、不易腐败又难透水的化合物。鞣质能溶于水、甲醇、乙醇、丙酮；可溶于乙酸乙酯、丙酮和乙醇的混合液；难溶或不溶于乙醚、苯、三氯甲烷、石油醚等。

10. 有机酸类化合物

有机酸（carboxylic acid）是指分子结构中具有羧基（不包括氨基酸）的一类酸性有机化合物。有机酸在植物体内大多与钾、钠、钙、镁离子及生物碱结合成盐而存在，常见的有柠檬酸、苹果酸、琥珀酸、草酸等。低级脂肪酸易溶于水和乙醇，随着碳原子数目增多，亲脂性上升，易溶于乙醚、苯、三氯甲烷和热乙醇等有机溶剂。芳香酸难溶于水，易溶于乙醇、乙醚等有机溶剂。多元酸水溶性大于一元酸。有机酸均能溶于碱水。

11. 氨基酸、蛋白质和酶

氨基酸（amino acids）是指既含氨基又含羧基的化合物。广泛存在于植物体内，是组成蛋白质的基本单位。根据分子中氨基、羧基数目及酸碱性，氨基酸可分为中性氨基酸、酸性氨基酸和碱性氨基酸。氨基酸为无色结晶，多数易溶于水，难溶于有机溶剂。

蛋白质（proteins）是由 α-氨基酸通过肽键结合而成的一类高分子化合物。存在于植物的各种组织细胞中，是一切生命活动的物质基础。蛋白质溶于水，不溶于有机溶剂。

酶（enzymes）是一类具有高度催化活性和专一性的特殊蛋白质，大多能溶于水，不溶于乙醇等有机溶剂。

12. 树脂类化合物

树脂（resin）是某些植物在生长时期所产生的一类化学成分比较复杂的混合物，通常存在于植物组织的树脂道中，是植物体受伤后分泌出的液体物质，露置于空气中则渐渐变为固体或半固体状。树脂均不溶于水，可溶于乙醇、丙酮、乙醚等有机溶剂，在碱液中能部分或完全溶解，酸化后又重新析出沉淀。

学习目标检测

一、单项选择题

1. 下列一般被视为有效成分的是（   ）。
   A. 挥发油　　　B. 鞣质　　　C. 树脂　　　D. 蛋白质　　　E. 树胶

2. 有效成分是指（　　）。
A. 具有某种生理活性的单体化合物　　B. 含量高的成分
C. 需要提纯的成分　　D. 无副作用的成分
E. 需要鉴定的成分
3. 下列溶剂中溶解化学成分范围最广的有机溶剂是（　　）。
A. 水　　B. 乙醇　　C. 乙醚　　D. 苯　　E. 石油醚
4. 与水互溶的溶剂是（　　）。
A. 三氯甲烷　　B. 乙酸乙酯　　C. 正丁醇　　D. 乙醇　　E. 氯仿
5. 中药阿片中含多种生物碱，其中吗啡具镇痛作用，可待因具止咳作用，罂粟碱具解痉作用，下列说法最恰当的是（　　）。
A. 吗啡为有效成分　　B. 可待因为有效成分
C. 罂粟碱为有效成分　　D. 三者均为有效成分
E. 三者均为无效成分
6. 天花粉引产的有效成分为（　　）。
A. 生物碱　　B. 淀粉　　C. 多糖　　D. 蛋白质　　E. 单糖
7. 下列哪种成分具有高效抗疟作用？（　　）
A. 天花粉蛋白　　B. 青蒿素　　C. 丹参酮　　D. 麝香酮　　E. 山莨菪碱
8. 下列哪一项不是天然药物化学的研究内容？（　　）
A. 结构特征　　B. 理化性质　　C. 提取分离　　D. 鉴别方法　　E. 制备方法

二、多项选择题

1. 研究天然药物化学的目的是（　　）。
A. 控制中药的质量　　B. 改进中药剂型，提高临床疗效
C. 扩大药源　　D. 为中药炮制提供依据
E. 探索中药防御疾病的原理
2. 天然药物可能以哪些形式入药？（　　）
A. 原生药　　B. 粗提取物　　C. 有效成分　　D. 单味或复方　　E. 有效部位

三、简答题

1. 天然药物化学研究的内容有哪些？
2. 如何理解天然药物中的有效成分与无效成分？

第一章

天然药物化学成分提取分离技术

【学习目标】

◆ 知识目标
1. 掌握常见溶剂提取技术、分离技术和色谱技术的基本原理、操作方法及适用范围。
2. 熟悉各种提取、分离方法的影响因素和优缺点。
3. 了解各种色谱法的特点以及在天然药物活性成分研究与开发中的应用。

◆ 能力目标
1. 能熟练利用合适的方法对常用天然药物活性成分进行提取分离。
2. 能正确计算各种溶剂、试剂的使用量,熟练进行天然药物提取各项工序的操作。
3. 具备正确使用和调节天然药物提取分离设备、器具并对其进行维护保养的能力。

◆ 素质目标
1. 具有爱岗敬业、诚实守信的职业操守与精益求精、专注细致的工匠精神。
2. 严格执行规范操作,具有标准意识和责任担当。
3. 具有人与自然和谐共生的环境保护意识。

【知识导图】

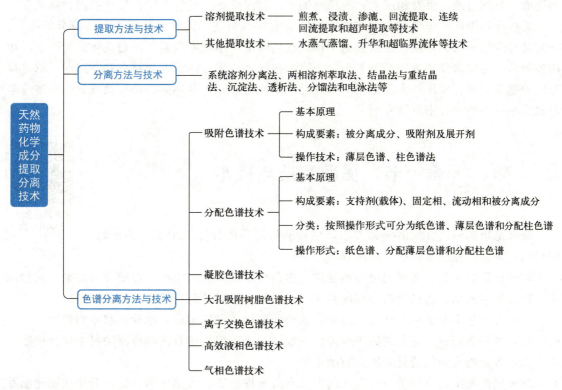

情景导入

20世纪60年代初，全球疟疾疫情难以控制。世界各国无不在苦寻，却未找到理想的抗疟新药。因疟原虫对喹啉类药物已产生抗药性，所以，防治疟疾重新成为全球医药界攻克的目标。1969年中国中医研究院接受抗疟药研究任务，屠呦呦任科技组组长，领导课题组从系统收集整理历代医籍、本草、民间方药入手，在收集2000余方药基础上，编写了640种药物为主的《抗疟单验方集》，并优选出了青蒿作为候选中药，通过科学提取和分离，最终在1971年成功获得青蒿素抗疟疾药物。

讨论：1. 中药提取和分离技术有哪些？

2. 从青蒿中提取青蒿素用的是什么提取方法？

学前导语

天然药物种类繁多，来源广泛，其中所含的化学成分较为复杂。同一种天然药物中，既有有效成分，也有无效成分，想要对其中的有效成分进行研究和应用，必须利用合适的技术进行提取和分离精制。

对天然药物中已知的有效成分进行提取分离时，应对所用提取原料的基源、产地、药用部位和采集时间等进行考查,通过查阅有关资料,设计合理的提取方案,根据具体条件进行目标成分的提取分离;但是,当从天然药物中寻找未知的有效成分或有效部位时,情况较为复杂,通常需要根据预先确定的目标,进行预试验,在适当的活性测试体系指引下,通过逐步提取、分离追踪,以及相应的动物模型筛选,临床验证,反复实践,最终获得目标成分。

天然药物中所含化学成分丰富多样,性质也各不相同,因此天然药物有效成分的提取、分离和鉴定是一项十分艰巨而细致的工作,在实际工作中要做到具体问题具体分析,灵活运用各种适宜的提取分离方法,不能千篇一律,拘泥于一种方法。本项目将对常用的提取分离方法的基本原理、操作技术及适用范围进行概括性地介绍,具体某一类有效成分的提取分离方法将在后续各项目中分别介绍。

第一节 提取方法与技术

天然药物化学化学成分的提取技术

提取是指选用适宜的溶剂和方法,尽可能将所需成分完全地从天然药物中提出,并且避免杂质被提出的过程。

在药材提取之前,必须先进行预处理:将药材干燥并适当粉碎,以增大与溶剂的接触面积,提高提取效率。药材的粉碎程度并非越细越好,不同的药材适合不同的粉碎度。

(1) 含大量多糖类(纤维素、淀粉)成分的药材,宜切小段、薄片,制粗颗粒。

(2) 种子类药材,宜先脱脂再粉碎,一般可选用压榨法或石油醚冷浸法脱去大量油脂。

(3) 含苷类成分的药材要防止被酶水解。

从天然药物中提取化学成分常用的方法有溶剂提取法、水蒸气蒸馏法、升华法和超临界流体萃取法等。

一、溶剂提取法

溶剂提取法是根据不同化学成分在不同溶剂中的溶解度不同,选择对有效成分溶解度大而对其他成分溶解度小的溶剂,将有效成分尽可能完全地从天然药物组织中提取出来的方法。溶剂提取法是实际工作中提取有效成分最常用的方法。

1. 基本原理

溶剂在渗透、扩散作用下,逐渐渗入药材组织细胞内部,溶解可溶性成分,形成细胞内外的浓度差而产生渗透压,在渗透压的作用下带动化学成分不断地往返运动,直到细胞内外溶质的浓度达到动态平衡,实现有效成分的提取(图1-1)。在这一过程中,如何选择溶剂

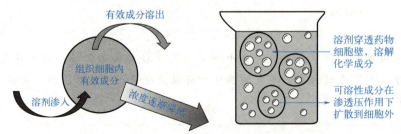

图1-1 溶剂提取法原理示意图

和形成最大浓度差是溶剂提取法的关键。

2. 溶剂的选择

（1）选择原则 溶剂提取法的关键是溶剂的选择，而溶剂的选择应当遵循"相似相溶"的原则，即根据有效成分的极性来选择极性相同或相近的溶剂进行提取，天然药物中的亲水性成分易溶于极性溶剂，亲脂性成分易溶于非极性溶剂。

为了最大程度地将有效成分从天然药物中提取出来，一般要求所选溶剂对有效成分溶解度大，对杂质溶解度小；溶剂与所提成分不能发生化学反应，如果反应也应该是可逆的；并且选择的溶剂应尽可能满足价廉、安全、易得、便于浓缩回收等要求。

溶剂的极性与介电常数 ε 相关，ε 值越大，极性越大。常用溶剂的介电常数见表1-1。

表1-1 常见溶剂的介电常数（ε）

溶剂名称	介电常数	溶剂名称	介电常数
石油醚	1.8	正丁醇	17.5
苯	2.3	丙酮	21.5
乙醚	4.3	乙醇	26.0
氯仿	5.2	甲醇	31.2
乙酸乙酯	6.1	水	80.0

由表1-1可知常用溶剂的极性大小排序如下：

石油醚＜苯＜乙醚＜氯仿＜乙酸乙酯＜正丁醇＜丙酮＜乙醇＜甲醇＜水。

（2）常用溶剂的类型 常用溶剂可以按极性不同分为3类，即水、亲水性有机溶剂和亲脂性有机溶剂。

① 水 水是强极性溶剂，对天然药物的细胞壁穿透力强，可溶解天然药物中的亲水性成分，如无机盐、糖类、鞣质、氨基酸、蛋白质、生物碱盐、大多数苷类、有机酸盐等。有时为了增加某种成分在水中的溶解度，还可选用酸性水或碱性水作为提取溶剂。水作为提取溶剂具有安全、经济、易得等优点。缺点：a. 溶出的水溶性杂质多；b. 水提取液易霉变、保存困难；c. 水提取液中含有多糖等黏度大的成分时，加热易糊化，不易浓缩和过滤；d. 含皂苷类成分的水提液，浓缩时会产生大量泡沫，不易浓缩；e. 水无挥发性且沸点较高，浓缩效率低。

② 亲水性有机溶剂 是指极性大并能与水混溶的有机溶剂，比如甲醇、乙醇、丙酮等，由于甲醇毒性较强，丙酮价格昂贵，所以乙醇最常用。乙醇分子小，极性大，对细胞的穿透能力强，提取范围较广，除了亲水性成分，对一些亲脂性成分也有较好的溶解性。此外，可以通过改变乙醇浓度使提取范围更加广泛，乙醇水溶液中乙醇的含量越高，亲脂性越强，适用于提取亲脂性成分；反之，乙醇含量越低，亲水性越强，适用于提取亲水性成分。乙醇作为提取溶剂的优点：a. 提取液易于保存；b. 乙醇黏度小，易过滤；c. 沸点低，易浓缩回收。缺点是易挥发、易燃、有毒。

③ 亲脂性有机溶剂 是指极性小、与水不相混溶的有机溶剂，如石油醚、苯、乙醚、氯仿等。可用于提取天然药物中的亲脂性成分如挥发油、油脂、叶绿素、树脂、某些游离生物碱及部分苷元等。亲脂性有机溶剂的优点：a. 选择性较强，提取液中杂质较少；b. 与水不能任意混溶，形成两相，可作为萃取剂；c. 沸点较低，提取液易浓缩。缺点：穿透力较弱，一般需要长时间反复提取；毒性大、易燃、价格较贵，对设备要求高。

3. 提取技术

（1）煎煮技术　是指将天然药物加水煮沸，滤过除渣后收取煎煮液的一种传统方法。

① 操作过程　取天然药物粗粉或饮片，置于适当的容器（如砂锅、不锈钢夹层锅等，忌用铜、铁、铝器）内，加水浸没药材，加热煮沸后，保持微沸，煎煮一定时间后，过滤，保留煎煮液，药渣加水重复煎煮2～3次，合并各次煎煮液，浓缩即得。煎煮次数和煎煮时间可以按照投药量及药材质地进行适当增减。

② 特点及适用范围　此法操作简单，提取效率较冷浸法高。但水溶性杂质多，水煎液易发霉。适用于提取易溶于水且对热稳定的成分。含挥发性成分及热不稳定成分的药材不宜使用；多糖类成分含量较高的中药，煎煮后药液黏度较大，过滤困难，也不宜采用煎煮法提取。

（2）浸渍技术　是指在常温或温热条件下用适当的溶剂浸渍药材，以溶出有效成分的一种方法。根据溶剂温度的不同，可以分为冷浸法与温浸法（40～60℃）。

① 操作过程　取一定量的天然药物粗粉装入适宜的容器中，加入适量的溶剂（常用的有水、酸性水溶液、碱性水溶液或稀乙醇），溶剂的用量以能浸没药面为宜，密闭，时常振摇或搅拌，浸渍24h以上，滤过，如此重复2～3次，合并浸出液，浓缩后即得。

② 特点及适用范围　此法操作简便，但提取时间长、溶剂用量大、提取效率低、水浸液易霉变。适用于含挥发性成分或遇热不稳定的成分，或含大量淀粉、树胶、果胶、黏液质的药物的提取。

 拓展链接

屠呦呦与青蒿素

2015年，中国科学家屠呦呦因为发现了治疗疟疾的青蒿素，获得了诺贝尔生理学或医学奖。青蒿素的发现过程可谓历经艰难，从1969年参与"523"抗击疟疾研究项目开始，屠呦呦在抗疟药物研发道路上默默耕耘了50多个春秋。她整理历代中医药典籍，经过大量的反复筛选工作，最终锁定了青蒿。然而使用传统的中药煎煮方法得到的青蒿提取物对于疟原虫的抑制率却很不稳定，经历多次失败，屠呦呦及团队从未想过放弃，他们越挫越勇，终于从葛洪《肘后备急方》中获得启发，重新设计了提取方法：改用低温提取，用乙醚回流或冷浸，而后用碱溶液除掉酸性部位，最终得到了抗疟效果明显的青蒿中性提取物。屠呦呦率领团队持续不断地展开深入研究，成功得到了青蒿素和双氢青蒿素，并在青蒿素"抗疟机理研究""抗药性成因"等方面取得新突破，提出应对"青蒿素抗药性"难题的治疗方案。从中医药的伟大宝库中发掘出来的青蒿素在全世界共治疗了两亿多人，挽救了全球数百万人的生命。

（3）渗漉技术　是指将天然药物粗粉置于渗漉筒中，不断添加新鲜溶剂使其渗过药材，从渗漉筒下端出口流出渗漉液，从而浸出有效成分的一种动态提取方法。

① 操作过程　首先用适量的溶剂（多为水或不同浓度的乙醇）将药材粗粉湿润膨胀，将湿润的药材粗粉分次装入渗漉筒内，力求均匀平实、松紧适宜，药粉装量一般以不超过渗漉筒体积的2/3为宜，上盖纱布或滤纸，再均匀盖上一层干净的细石块或玻璃珠等重物。装筒完成后，缓缓添加溶剂，并从下口排气，继续加入一定量的溶剂浸渍一段时间后，打开下

口活塞开始渗漉，控制流速（宜成滴不宜成线），随时自药面上方补充新溶剂，至收集到的渗漉液为天然药物重量的8～10倍即可，或以有效成分的检识判断是否渗漉完全，渗漉装置见图1-2。

② 特点及适用范围　此法提取过程是一种动态的过程，具有较大的浓度差，因此提取效率较高，但溶剂消耗量大，耗时长，操作烦琐。适用于遇热不稳定的成分的提取。特别适用于剧毒药材、有效成分含量低的药材及贵重药材的浸出。但新鲜易膨胀的药材、无组织结构的药材不适宜用此法提取。

（4）回流提取技术　是指使用有机溶剂（一般易挥发）加热回流提取天然药物有效成分的方法，回流提取装置见图1-3。

① 操作过程　将天然药物粗粉装入适宜的圆底烧瓶中（药材量一般为烧瓶容量的1/3～1/2），添加溶剂至浸过药面1～2cm处，烧瓶上接冷凝管，加热回流1～2h，滤出提取液，药渣再添加新溶剂反复回流2～3次，每次30min，合并滤液，回收溶剂后得浓缩提取物。

② 特点及适用范围　此法采用密闭的装置，可减少溶剂的挥发，避免有毒溶剂对环境的破坏及对操作者的伤害，但受热时间长，溶剂消耗量大、装置较为复杂。适用于对热稳定的化学成分的提取。

（5）连续回流提取技术　是在回流提取技术的基础上，应用挥发性有机溶剂提取天然药物有效成分，能用少量溶剂进行连续循环回流提取，连续回流提取装置见图1-4。

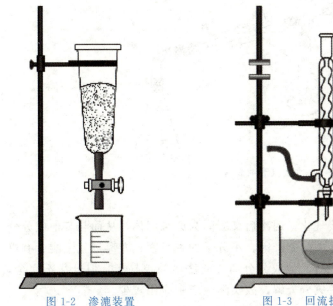
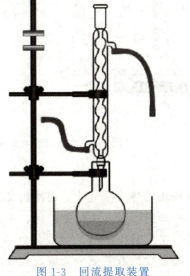
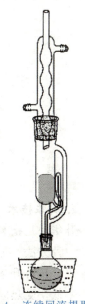

图1-2　渗漉装置　　　　　图1-3　回流提取装置　　　　图1-4　连续回流提取装置

① 操作过程　实验室中常用索氏提取器提取，将药材粉末装于滤纸袋内，放入提取器中，药粉高度应低于虹吸管顶部，提取器下端连接烧瓶（圆底烧瓶内放入几粒沸石，以防暴沸），量取溶剂倒入烧瓶内，提取器上端接冷凝管，水浴加热适当时间，得到提取液。

② 特点及适用范围　此法提取效率高，溶剂用量少，但对装置设备要求高。浸出液受热时间长，故不适用于对热不稳定成分的提取，适用于脂溶性化合物，药量少时多用该法进行提取。

（6）超声提取技术　是一种利用超声波浸提有效成分的方法。基本原理是利用超声波的空化效应和搅拌作用,破坏天然药物的细胞,使溶剂易于渗入细胞内,加强胞内物质的释放、扩散和溶解,加速有效成分的浸出,缩短提取时间,提高提取效率。

① 操作过程　将天然药物粉末置适宜容器内,加入定量溶剂,置超声提取器内,选择适当超声频率提取一段时间(一般只需要数十分钟),过滤即得提取液。

② 特点及适用范围　具有提取时间短、提取效率高、无需加热等优点,能避免高温高压对目标提取成分的破坏。适用于遇热不稳定成分的提取,也适用于各种溶剂的提取。

二、其他提取技术

1. 水蒸气蒸馏技术

水蒸气蒸馏技术是指将含挥发性成分的天然药物粗粉或碎片浸泡湿润后,通入水蒸气蒸馏,药材中的挥发性成分随水蒸气蒸馏而被带出,经冷凝后收集馏出液的一种方法。该方法适用于能随水蒸气蒸馏而不被破坏,与水不发生反应,且难溶于水的挥发性成分的提取。常用于挥发油的提取,部分小分子生物碱如麻黄碱、伪麻黄碱、槟榔碱也可应用本法提取。常用装置包括水蒸气发生器、蒸馏部分、冷凝和接收器(图1-5)。

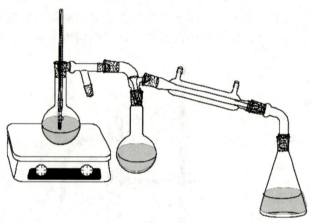

图 1-5　水蒸气蒸馏装置

2. 升华技术

升华法是指某些固体物质受热直接气化,遇冷后又凝固为原来固体,从而与其他成分分离的一种方法。如樟木中的樟脑、茶叶中的咖啡因、小分子的香豆素、游离羟基蒽醌、有机酸等成分具有升华性,可直接用升华法与其他成分分离。此法虽简单易行,但升华不完全,且产率低,受热时间长,还会导致有效成分分解,故实际生产中应用较少。

3. 超临界流体萃取技术

超临界流体萃取(supercritical fluid extraction,SFE)是20世纪60年代兴起的一种新型分离技术,利用某物质在超临界区域形成的流体,对天然药物中有效成分进行萃取分离,集提取和分离于一体。该技术具有提取率高、产品纯度高、操作流程简单、能耗低等优点,且其操作温度低、系统密闭,尤为适合不稳定、易氧化的挥发性成分、脂溶性成分及分子量小的物质的提取分离,已广泛用于香料、食品、石油、化工等领域。

常用作超临界流体的物质有二氧化碳、氧化亚氮、乙烷、乙烯和甲苯等,其中二氧化碳具有无毒、价廉,不易燃易爆,有较低的临界压力($p_c = 7.37$MPa)和临界温度($t_c = $

31.4℃),有利于热敏性物质和易氧化物质的萃取,与大部分物质不发生反应,可循环使用等优点,故被广泛选用于天然药物中有效成分的提取。

(1) 基本原理　超临界流体对溶质的溶解能力很强,且在温度和压力变化时,流体的密度、黏度和扩散系数等随之变化,溶质的亲和力也会随之变化,从而使不同性质的溶质被分段萃取出来,达到萃取、分离的目的。

超临界流体的密度与液体相近,黏度与气体相近,其扩散系数大约是液体的100倍,而溶质的溶解性与溶剂的密度、扩散系数成正比,与黏度成反比。因此,超临界流体对很多物质具有很强的溶解能力,再加上超临界流体的高流动性和扩散能力,能加速溶解平衡,提高萃取效率。

按照溶剂和溶质分离方法的不同可将超临界流体萃取技术分为三种。

① 压力变化法　在一定的温度下,使超临界流体减压、膨胀,从而降低溶剂的密度,进行分离。

② 温度变化法　在恒压下,通过改变温度,将超临界流体与溶质分离。在实际应用中,要根据压力条件决定升温还是降温,一般多采用升温操作。

③ 吸附法　在分离器内装填能吸附萃取物的吸附剂。

(2) 夹带剂的使用　超临界流体萃取技术对不同成分的溶解能力相差很大,这与成分的极性、沸点和分子量密切相关。一般情况下,非极性成分可在低压条件下萃取,比如挥发油、烃、酯、醚、环氧化合物等;极性成分则要在较高的压力下才能被萃取;而高分子化合物(如蜡、蛋白质、树胶等)则很难萃取。

在超临界流体 CO_2 中加入适宜的夹带剂或改良剂,如甲醇、乙醇、丙酮、水等,则可以改善流体的溶解性质,从而使超临界流体萃取技术在生物碱、黄酮类、皂苷类等极性强、分子量较大的非挥发性成分中得到了普遍的应用。如以氨水为改良剂,可从洋金花中提出东莨菪碱;以乙醇为夹带剂,在高压下可从短叶红豆杉中提出紫杉醇。通常,夹带剂的用量不超过15%。

第二节　分离方法与技术

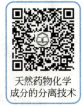

天然药物化学成分的分离技术

天然药物经过提取浓缩后得到的通常是多种成分的混合物,需要进一步分离和纯化,才能得到目标有效成分。常用的分离方法有:系统溶剂分离法、两相溶剂萃取法、结晶法与重结晶法、沉淀法、透析法、分馏法和电泳法等。可以根据所需成分的性质(如溶解度、分子量、在两相溶剂中的分配比等)选择恰当的方法。

一、系统溶剂分离技术

系统溶剂分离技术是根据各成分溶解度的差异,选用不同极性的溶剂组成溶剂系统,按照极性由小到大的顺序,依次对提取液中不同成分进行分离的方法。

1. 操作技术

将提取液适当浓缩,或拌入适量惰性吸附剂混合均匀,如粗硅胶、纤维素粉、硅藻土等,低温或自然干燥后,依次选用不同极性的溶剂(石油醚或苯、乙醚、三氯甲烷、乙酸乙酯、丙酮、乙醇、水),由低极性至高极性分步进行提取分离。根据"相似相溶"原理,总提取物中各类成分可被相应极性的溶剂所分离,可将提取物分成若干部位。

2. 适用范围

适用于有效成分尚未明确的天然药物提取液的分离。

3. 特点

此法是分离天然药物总提取物的最常用方法之一。但是操作烦琐,对微量成分、结构相似成分的纯化分离还有很大限制。

二、两相溶剂萃取技术

两相溶剂萃取法又称液-液萃取法,是指在提取液中加入一种与其不相混溶的溶剂(萃取剂),充分振摇以增加相互接触的机会,使提取液中的某种成分转溶至萃取剂中,而其他成分仍留在原提取液中,待两相完全分层后,分离两相,如此反复数次,最终萃取出所需成分的分离方法。

1. 基本原理

两相溶剂萃取法是利用提取液中各成分在两种互不相溶(或微溶)的溶剂中分配系数不同而达到分离的一种方法。根据分配定律,在一定的温度和压力下,某物质溶解在两种互不相溶的溶剂中,当溶解达到平衡时,该物质在两种溶剂相中的浓度之比为一常数,称为分配系数(K)。

$$K = C_U / C_L$$

K 为分配系数;C_U 表示溶质在上相溶剂中的浓度;C_L 表示溶质在下相溶剂中的浓度。

提取液中各成分在两相溶剂系统中的分配系数相差越大,则分离效果越好。各成分分离的难易程度也可以用分离因子(β)表示。分离因子指 A、B 两种溶质在同一溶剂中分配系数的比值。

$$分离因子:\beta = K_A / K_B (注:K_A > K_B)$$

β 的值越大,说明两种物质分离情况越好。一般来说,当 $\beta \geq 100$,仅作一次简单萃取就可以实现基本分离;当 $100 > \beta \geq 10$,需要萃取 10~12 次才能实现分离;当 $\beta \leq 2$ 时,则需要 100 次以上的萃取才能达到分离;而当 $\beta = 1$ 时,说明两种成分性质非常相似,无法用此法实现分离。

2. 萃取剂的选择原则

①萃取剂与提取液应不相混溶;②有效成分和其他成分在萃取剂中的分配系数相差越大越好;③根据待分离成分的极性选择合适的萃取剂,从水提取液中分离亲脂性强的成分,常选用亲脂性强的有机溶剂如苯、石油醚等;从水提液中分离亲脂性弱的成分,常选用亲脂性弱的有机溶剂如乙酸乙酯、正丁醇等;分离亲水性强的皂苷类成分时多选用水饱和的正丁醇溶液和水作为两相萃取。

3. 简单萃取法

简单萃取法(也称分次萃取法)是实验室常用的一种萃取技术。小量萃取在分液漏斗中进行;中量萃取在较大的下口瓶中进行;大量萃取多在密闭罐中进行。

小量萃取时,除了检漏、加液、振摇、排气、静置等基本操作,还须注意以下几点:①水提液浓度不能过高或过低,相对密度保持在 1.1~1.2 为宜;②第一次萃取时,萃取剂用量一般为水提液的 1/2~1/3,以后的用量可适当减少。遵循"少量多次"的萃取原则,反复萃取 3~4 次即可；③分离液体时，慢慢排气后，下层液由下口放出，上层液由上口倒出，避免污染；④为避免出现乳化现象，可采用水平旋转方式混合，避免剧烈振摇。

若乳化已经形成，可采用以下方法来破坏乳化层：①轻度乳化可用金属丝或玻璃棒在乳化层中搅动使之破坏；②较长时间静置；③将乳化层加热或冷冻；④利用盐析作用，加入少量电解质（如氯化钠）；⑤滴加几滴表面活性更强的低级醇如乙醇、戊醇改变表面张力来破乳；⑥将乳化层抽滤；⑦分出乳化层，再用新溶剂萃取。

4. pH 梯度萃取法

pH 梯度萃取法是根据被分离成分的酸碱性不同进行分离的一种方法。例如，分离某有机溶剂中酸性强弱不同的黄酮苷元成分，可依次选用 pH 由低到高的碱液，如 5％碳酸氢钠、5％碳酸钠、0.2％氢氧化钠、4％氢氧化钠的水溶液进行萃取达到分离的目的。而分离碱性强弱不同的游离生物碱，可用 pH 由高到低的酸性缓冲溶液依次萃取。

5. 逆流连续萃取法

逆流连续萃取法是利用两种互不相溶的溶剂相对密度的不同，使相对密度小的溶剂相作为移动相（或分散相），逆流连续穿过相对密度大的固定相（或连续相），借以交换溶质而达到分离的一种连续萃取技术。此法操作简便，萃取较完全，避免了乳化现象，适合各种密度的溶剂萃取。

6. 逆流分溶法

逆流分溶法（counter current distribution，CCD）亦称为逆流分配法、逆流分布法或反流分布法，以分配定律为基础，利用仪器操作，将混合物在两相溶剂系统中进行反复多次的振摇、静置、分离和转移等萃取操作，使分配系数不同的成分达到分离。CCD 法是一种高效、多次、连续的两相溶剂萃取分离方法，操作条件温和，试样便于回收，适合用于分离中等极性、分离因子较小以及不稳定的物质，甚至对于一些多肽、蛋白质等用色谱法不能分离的高分子化合物都能成功分离。但是，CCD 法操作烦琐，溶剂消耗量大，混合物中的微量成分易损失，且反复多次振摇溶剂系统容易产生乳化现象，因此该法不适合分离微量成分，以及易发生乳化的溶剂系统。

7. 液滴逆流分配法

液滴逆流分配法（droplet counter current chromatography，DCCC）又称液滴逆流色谱法，利用混合物中各成分在两液相间分配系数的差异，让移动相形成液滴通过固定相的液柱实现逆流分配，从而达到分离的目的。DCCC 法具有溶剂用量少、可定量回收试样、无需振摇（不会产生乳化现象）的优点，目前已经广泛应用于皂苷、酸性成分、生物碱、蛋白质、糖类等成分的分离与精制，尤其适用于皂苷类成分的分离。

三、沉淀技术

1. 乙醇沉淀法

天然药物的水提取液经过浓缩后，加入一定量的乙醇（要求体系中含醇量＞80％），使难溶于高浓度乙醇的成分如蛋白质、淀粉、树胶、黏液质、果胶、菊糖等从溶液中沉淀析出，从而实现分离，称为水提醇沉法。同样，在乙醇提取液中加入一定量的水，也可以将叶绿素、树脂等亲脂性成分沉淀析出，称为醇提水沉法。

2. 酸碱沉淀法

酸碱沉淀法是利用某些成分在酸（或碱）中的溶解性不同，在提取液中加入酸（或碱）

以改变成分的存在状态（游离型或解离型），从而改变溶解度实现分离的一种方法。这种沉淀反应是可逆的，适用于酸性、碱性或两性有机化合物的分离。例如，一些具有酚羟基、羧基的难溶于水的酸性成分（例如黄酮苷元、蒽醌苷元、酸性皂苷等），可与碱液结合成盐而溶于水，遇酸后又可生成原来的成分而沉淀析出，从而与其他成分分离；难溶于水的游离生物碱遇酸可生成生物碱盐而溶于酸水中，加碱碱化后，又重新生成游离生物碱而沉淀析出；而某些不溶于水的内酯化合物，遇碱加热开环生成相应的羧酸盐而溶于热碱水，再加酸酸化，内酯环可重新环合沉淀析出。

3. 试剂沉淀法

试剂沉淀法是根据一些化学成分可与某些试剂反应产生沉淀的性质，通过加入特定试剂，使其沉淀，与其他成分分离。例如，生物碱沉淀试剂能使生物碱生成沉淀从酸性溶液中析出，如常见的生物碱试剂雷氏铵盐可与水溶性季铵碱生成难溶于水的生物碱雷氏盐沉淀析出；胆甾醇能与甾体皂苷生成沉淀；用明胶、蛋白质溶液沉淀鞣质等。

四、结晶与重结晶技术

结晶法是利用不同成分在不同温度溶剂下溶解度的差异，使单一成分以结晶状态析出而与其他成分分离的方法。将物质从非结晶状态转为结晶状态的操作称为结晶，此时形成的结晶一般含有较多的杂质，称为粗结晶。将粗结晶进一步精制转为较纯的结晶的过程称为重结晶。

选择恰当的溶剂是结晶的关键，常用的结晶溶剂有水、冰醋酸、甲醇、乙醇、丙酮、乙酸乙酯、三氯甲烷等。当选用单一溶剂不能得到结晶时，可用两种或两种以上溶剂组成的混合溶剂进行结晶操作，常用的有乙醇-水、醋酸-水、乙醚-甲醇、乙醚-丙酮、乙醚-石油醚等。

结晶溶剂应符合以下条件：①不与结晶成分发生化学反应；②对结晶物质的溶解度随温度不同明显变化，加热时溶解度要大、冷却时溶解度要小；③对杂质的溶解度始终非常大（杂质留在母液中）或非常小（杂质过滤时除去）；④溶剂有一定的挥发性，沸点适中；⑤无毒或毒性较小，便于操作，能形成较好的结晶。

1. 操作过程

（1）制备饱和的结晶溶液　当用有机溶剂进行结晶时，需使用回流装置。当以水为溶剂进行结晶时，可直接在石棉网上直火间断加热。

（2）过滤　制备好的饱和溶液要趁热滤过，以除去不溶性杂质，动作迅速，避免在过滤过程中有结晶析出。如饱和溶液的颜色较深，应先加活性炭脱色，再进行过滤。常用的过滤方法有常压过滤和减压过滤。

（3）静置冷却析晶　将过滤后的饱和溶液冷却或蒸发溶剂，使结晶慢慢析出。

（4）抽滤得到结晶　用布氏漏斗进行抽滤，得到结晶。

2. 影响结晶的因素

（1）杂质的干扰　少量或微量杂质存在，也能阻碍或延缓结晶的形成。在制备结晶时，必须注意杂质的干扰，应力求尽可能除去。可选用溶剂溶出杂质，或只溶出所需要的成分；用少量活性炭等进行脱色处理，以除去有色杂质。或通过氧化铝、硅胶或硅藻土短柱处理后，再进行制备结晶。

（2）溶液的浓度　一般来说，浓度越高越有利于结晶的形成，但若溶液浓度过高，溶液的黏度和杂质的浓度也会相应增加，反而不利于结晶。

（3）温度　温度以低温较为有利，若在室温条件下难以析出结晶，可放入冰箱中或冷却结晶。

（4）时间　长时间放置使结晶缓慢析出，所得结晶往往比快速析出的结晶更大，且纯度更高。

（5）晶种　加入晶种或用玻璃棒摩擦容器壁，可加快结晶析出。

五、透析技术

透析技术是利用小分子物质在溶液中可通过半透膜，而大分子成分（如多糖、蛋白质、树脂等）不能通过半透膜的性质从而达到分离的方法。常用的半透膜有动物膀胱膜、火棉胶膜、羊皮纸膜和再生纤维素膜等。此法适用于分离纯化大分子物质如皂苷、蛋白质、多糖、鞣质等。如除去鞣质时，可以在提取液中加入适量明胶溶液使其与鞣质结合成大分子而分离。

六、分馏技术

分馏技术是利用各成分沸点不同，在分馏过程中产生高低不同的蒸气压，收集不同温度的馏分，从而分离混合物的一种方法，包含常压分馏和减压分馏两种类型。此法多用于分离天然药物中的挥发油及一些液体生物碱等成分。一般情况下，如果液体混合物成分间沸点相差较大（100℃以上），通过蒸馏即可达到分离目的；如果沸点相差较小（25℃以下），则需要采用分馏柱；沸点相差越小，需要的分馏装置越精细。分馏法操作简单，但加热过程可能会破坏某些成分。

七、电泳技术

电泳分离是指依靠溶质在电场移动中移动速度不同而分离的方法，溶质必须带电，它本身可以是离子或是由于表面吸附离子而带电。

不同的物质由于其带电性质及其颗粒大小和形状不同，在一定的电场中的移动方向和移动速度也不同，因此可实现分离。物质颗粒在电场中的移动方向，取决于它们所带电荷的种类，带正电荷的颗粒向电场的阴极移动；带负电荷的颗粒则向阳极移动；净电荷为零的颗粒在电场中不移动。

电泳技术可以分离各种有机物（如氨基酸、多肽、蛋白质、酶、脂类、核苷、核苷酸、核酸等）和无机盐，并可以用于分析某种物质的纯度及分子量测定。电泳技术与色谱法、指纹图谱结合起来，还可用于蛋白质结构的分析。

第三节　色谱分离技术

色谱法又称为层析法，是一种现代的物理化学分离分析技术。色谱分离法是天然药物化学最有效、最重要的制备分离、分析技术。色谱分离技术的分离效果好、效率高，分离模式众多，检测手段灵活，尤其是高效液相色谱法等新技术的应用，大大提高了分离能力。近年来，各种色谱新技术的发展，使天然药物的分离朝着自动化、精密化、高速化的方向发展。

色谱技术按照原理不同，可分为吸附色谱、分配色谱、离子交换色谱和凝胶滤过色谱；按操作形式不同，可以分为薄层色谱（thin layer chromatography，TLC）、纸色谱（paper chromatography，PC）和柱色谱（column chromatography，CC）；按流动相不同，可分为液相色谱（liquid chromatography，LC）、气相色谱（gas chromatography，GC）、超临界流体色谱（supercritical fluid chromatography，SFC）。

一、吸附色谱技术

吸附色谱是指以固体吸附剂作为固定相，以液体作为流动相的液-固色谱分离技术。

1. 基本原理

吸附色谱是利用吸附剂对天然药物中各成分吸附能力的不同，以及展开剂对各成分解吸附能力的差异，使各成分实现分离。吸附剂的吸附作用主要有固体表面的作用力、氢键络合、静电引力和范德华力等。吸附剂对各成分吸附能力的大小主要取决于吸附剂本身的结构和性质，被吸附成分的结构和性质以及展开剂的极性大小。

吸附剂对被分离成分的吸附能力越强，被分离成分吸附得越牢固，在色谱中移动的速度越慢，反之则移动速度越快。若所给的吸附剂和展开剂固定时，吸附力的大小主要取决于被分离成分的性质，被分离成分吸附得越牢固，展开的速度就越慢，反之，展开的速度越快，可以根据这样的特点将极性不同的化合物分离。

2. 构成要素

吸附色谱的构成要素有被分离成分、吸附剂（固定相）及展开剂（流动相或洗脱剂）。

（1）吸附剂　需要有较大的表面积和适宜的活性；与流动相溶剂及被分离各成分不发生化学反应；颗粒均匀；在所用各种溶剂中均不溶解。

吸附剂分为亲水性吸附剂和亲脂性吸附剂两种，硅胶、氧化铝和聚酰胺等属于亲水性吸附剂；活性炭属于亲脂性吸附剂。其中硅胶、氧化铝和聚酰胺是最常用的吸附剂。

① 硅胶　硅胶（silica gel）是液相色谱中应用最多的固定相填料，它是液-固吸附色谱的主要固定相，也是液-液分配色谱的重要载体，更是化学键合相填料的主要基质材料。硅胶是多孔性无定形或球形颗粒，属于极性吸附剂。硅胶的吸附机理是硅胶中的硅醇基与某些化合物形成氢键，游离硅醇基数目的多少决定了硅胶吸附作用的强弱。硅胶具有多孔性的硅氧环及—Si—O—Si—的交联结构，由于表面带有硅醇基而呈弱酸性（pH=4.5），常用 $SiO_2 \cdot xH_2O$ 的通式表示。

硅胶能吸附水分形成水合硅羟基而降低吸附能力，当吸水量超过17%时，吸附力极弱，不能用作吸附剂。当硅胶加热到100～110℃时，即可除去绝大多数硅醇基上吸附的水，重新恢复吸附活性，此过程称为活化。需注意的是，当硅胶加热到170℃时，部分硅醇基发生脱水而失去吸附活性，因此，硅胶的活化不宜在较高温度下进行。硅胶适用于中性或酸性成分的分离。

常用的柱色谱硅胶有100～200目、200～300目和300～400目等规格，其中使用最多的是100～200目，常用于复杂样品的初步分离和易分离样品的分离。颗粒更细的硅胶则适用于加压色谱分离，可获得更好的分离效果。

常用薄层色谱用硅胶主要有硅胶 H（不含黏合剂）、硅胶 G（含黏合剂煅石膏）、硅胶 GF_{254}（含煅石膏和一种无机荧光剂），GF_{254} 在 254nm 紫外光下呈强烈黄绿色荧光背景，便于斑点的呈现。

② 氧化铝　氧化铝的吸附能力通常比硅胶更强，非常适用于亲脂性物质的分离制备，并且氧化铝比硅胶具有更高的吸附容量、更低的价格，因此应用较为广泛。

色谱用氧化铝按制备方法不同可分为碱性（pH9.0）、中性（pH7.5）和酸性（pH4.0），其中，中性氧化铝适用于醛、酮、萜、生物碱、皂苷等中性或对酸碱不稳定成分的分离；酸性氧化铝适用于有机酸、氨基酸等酸性成分以及对酸稳定的中性成分的分离；碱性氧化铝适用于碱性和中性成分的分离。其中，中性氧化铝应用最为广泛。氧化铝的活性也与含水量有很大的关系，当环境中湿度较大时，将氧化铝在 110～120℃烘干 0.5～1h 即可保证一般的活度要求。若氧化铝活性太高易使样品发生不可逆吸附而造成较大的样品损失，甚至导致化合物的结构变化。

③ 聚酰胺　聚酰胺是由酰胺聚合而成的高分子化合物，聚酰胺同时具有较好的亲水和亲脂性能，既能够分离水溶性成分，又能够分离脂溶性成分。它不溶于水及常用的有机溶剂，对酸稳定性差，对碱较稳定。一般认为，聚酰胺分子中的酰胺基与酚类化合物的酚羟基、醌类的醌基及脂肪羧酸上的羰基形成氢键而产生吸附。

聚酰胺对化合物吸附力的强弱取决于形成氢键的能力。首先，聚酰胺形成氢键的能力与溶剂有关。一般聚酰胺在水中与化合物形成氢键的能力最强，在有机溶剂中稍弱，在碱性溶剂中最弱。因此，溶剂对聚酰胺的洗脱能力由弱到强的顺序为：水＜甲醇或乙醇＜丙酮＜稀氢氧化钠水溶液或稀氨水＜甲酰胺或二甲基甲酰胺（DMF）。其次，聚酰胺形成氢键的能力与被分离成分的分子结构有关，被分离成分在含水溶剂中的吸附规律是：

a. 与聚酰胺形成氢键基团越多，吸附力越强。例如，间苯三酚＞间苯二酚＞苯酚。

b. 形成氢键基团所处的位置不同，则被聚酰胺吸附的强弱也不同。如间位及对位的吸附力大于邻位。

c. 芳香化程度越高，吸附力越强。

d. 成键位置对吸附能力也有影响，易形成分子内氢键的化合物与聚酰胺的吸附力减弱。

在天然药物有效成分的分离上，聚酰胺色谱应用十分广泛，对极性物质、非极性物质的分离均适用，尤其适宜分离酚类、醌类成分，如黄酮类、蒽醌类等。另外对鞣质的吸附几乎不可逆，吸附力极强，因而可以用于植物粗提取液的脱鞣处理。

(2) 展开剂　色谱用的展开剂应具备纯度高，不含水分，与试样、吸附剂不发生化学反应，对被分离成分有适当的溶解度，黏度小，易挥散等条件。

① 种类　常用的溶剂均可以作为展开剂使用。如正丁醇、乙酸乙酯、三氯甲烷、甲醇、乙醇、水等各种溶剂。展开剂通常是一种或两种及以上的溶剂组成的溶剂系统。

② 解吸附能力　解吸附是展开剂的主要功能。展开剂解吸附能力的大小与吸附剂和被分离成分的性质有关。当选用硅胶或氧化铝等亲水性吸附剂时，展开剂的解吸附能力与极性成正比，即被分离成分的极性越大，展开剂的极性也要越大，否则被分离成分就不能随着展开剂移动而分离开。反之，被分离成分的极性越小，就应当选择极性越小的溶剂作为展开剂。

(3) 被分离成分　亲水性吸附剂，对极性大的被分离成分的吸附能力强、解吸附能力弱，展开的速度慢。反之，对极性小的成分吸附能力弱，解吸附能力强。

被分离成分的极性大小与其结构密切相关。分子中结构母核相同时，极性基团越多，极性越大；分子中双键及共轭双键越多，极性越大；同系物中，分子量越小，极性越大；在同一母核中，不能形成分子内氢键的化合物比能形成分子内氢键的极性大。

常见的取代基极性大小顺序如下：烷基($-CH_2-$)<烯基($-CH=CH-$)<醚基($R-O-R'$)<硝基($-NO_2$)<二甲氨基[$-N(CH_3)_2$]<酯基($-COO-$)<酮基($-CO-$)<醛基($-CHO$)<巯基($-SH$)<氨基($-NH_2$)<酰氨基($-NHCO-$)<醇羟基($-OH$)<酚羟基($Ar-OH$)<羧基($-COOH$)。

3. 操作技术

吸附色谱按照操作方式不同分为薄层色谱法和柱色谱法。

(1) 薄层色谱法　吸附薄层色谱可用于化学成分的分离、定性、定量检查，同时为其他的分析手段提供一定的分离依据。其操作步骤如下：

① 薄层板的制备　按照吸附薄层板按制备过程中是否加入黏合剂将薄层板分为硬板和软板。

a. 硬板的制备　又叫湿法铺板。将吸附剂、黏合剂等按一定比例混合，均匀铺在一块玻璃板上，铺好的薄层板自然干燥后再活化备用。硬板机械强度高，使用广泛。常用的有硅胶 G 板和硅胶 CMC—Na 板，黏合剂分别为煅石膏（G）、羧甲基纤维素钠（CMC—Na）。

b. 软板的制备　又叫干法铺板。直接将活化后的吸附剂倒在玻璃板上，用特制的玻璃棒铺成均匀的薄层。软板制备时，要注意吸附剂用量要适量，玻璃棒推制时力度要均匀，制成表面平整、厚薄均匀的薄层板。

② 点样　将试样溶于少量溶剂中，再用毛细管或微量注射器将试样溶液点在薄层板上。操作时需注意配制样品的溶剂应与展开剂极性相近，易挥发，吸取样液的毛细管管口要平整，点样位置在距薄层板底 1~1.5cm 处，斑点直径不超过 2~3mm 为宜，点样量适中。

③ 展开　待点样溶剂挥散后，将薄层板放入展开缸（盛有展开剂的密闭容器）中，进行展开分离的过程。将盛有展开剂的容器密闭饱和一段时间后，再放入薄层板，放薄层板时需注意不要浸没原点，溶剂展开至薄层板的 3/4 高度就要取出，标记溶剂前沿，挥干溶剂。展开方法一般采用上行法。

④ 显色　取挥去溶剂的薄层板在日光、紫外灯或荧光灯下观察斑点的位置，圈出斑点，

喷显色剂使斑点呈色的过程。对于已知类型的成分可选择专属显色剂，未知成分一般可选用碘蒸气熏或喷5%浓硫酸-乙醇液显色。喷显色剂时要做到细而均匀，具腐蚀性的显色剂只能用在硅胶G板上。

⑤ 计算比移值　比移值（R_f值）表示某一化合物经过展开后在薄层板上的相对位置。计算方法是原点到色斑中心的距离除以原点到溶剂前沿的距离，或为斑点移动的距离与溶剂移动的距离之比。R_f值越大表示该化合物展开速度越快。

> **边学边练**
>
> 薄层色谱板的好坏决定样品的分离效果与结果的重现性，自制用的薄层板规格有10cm×20cm、5cm×20cm、20cm×20cm等，在使用前检查其均匀度，在反射光及透视光下检视，表面应均匀、平整、光滑，并且无麻点、无气泡、无破损及污染。制备硅胶薄层板的具体操作请参见：实训一　硅胶薄层板的制备。

（2）柱色谱法　柱色谱法是指将分离材料装入柱状容器中，以适当洗脱液进行洗脱而使不同成分得到分离的色谱分离方法，也是天然药物成分研究中常用的方法。柱色谱法可分离的样品量大，大多数情况下均用于制备性分离。

其操作步骤如下：

① 装柱　包括干法装柱和湿法装柱两种方法。

干法装柱：直接借助小漏斗将吸附剂均匀装入柱内的方法。

湿法装柱：将吸附剂装入盛有洗脱液的柱内；或先将吸附剂与洗脱液混合成混悬液，再装入柱中。

操作要点：装柱前柱底要垫一层脱脂棉或使用带筛板的色谱柱以防吸附剂外漏；干法装柱时要用橡皮槌轻轻敲打色谱柱外壁，使吸附剂装填连续、均匀、紧密，然后用洗脱剂洗脱并保持一定液面高度；湿法装柱时注意打开下端活塞，洗脱剂始终保持有一定的液面高度。

② 上样　将试样溶于少量的洗脱剂中，再加到色谱柱顶端的操作。

操作要点：将试样溶于少量初始的洗脱剂中制成体积小、浓度高的溶液；加样时沿着柱内壁缓慢加入，始终保持吸附剂上表面平整；加样量为吸附剂的1/60～1/30。

③ 洗脱　将洗脱剂不断加入色谱柱内进行成分分离的操作过程。

操作要点：可预先通过薄层色谱法筛选合适的洗脱剂，一般TLC展开时R_f值为0.2～0.3的溶剂系统是最佳的洗脱系统，采用梯度洗脱的方法，收集洗脱液，用薄层色谱或纸色谱作定性检查，合并同一组分溶液。

④ 收集　洗脱液的收集视具体情况而定，如果试样中各成分有色带，分别收集各色带，如果试样中各成分无色带，常采用等份收集。

收集的各组分洗脱液分别进行适当的浓缩，经薄层色谱检测，合并相同流分，回收溶剂，获得单体。若为混合物，可进一步分离纯化。

二、分配色谱技术

分配色谱是利用混合物中各成分在互不相溶的两相溶剂中分配系数的不同达到分离的色谱技术。

1. 基本原理

分配色谱的基本原理,即分配原理,是利用混合物中各成分在固定相(s)和移动相(m)之间的分配系数(K)的差异使成分得以分离。分配系数是在一定的温度和压力下,溶质在两相间分配达到平衡时,溶质在固定相和移动相之间的浓度的比值。

$$K = C_s / C_m$$

C_s 是某成分在固定相中的浓度,C_m 是某成分在流动相中的浓度。

混合物中某一成分在两相间的分配系数越大,说明该成分在固定相中的浓度越大。分离效果主要取决于分配系数的差异,一般来说,两物质之间分配系数相差越大,分离效果越好。

2. 构成要素

分配色谱由支持剂、固定相、流动相和被分离成分四个要素构成。

(1) 支持剂　又称为载体,在分配色谱中仅作为负载固定相的介质。为中性多孔的粉末;无吸附作用,不溶于所用的溶剂中;可吸收一定量的固定相,不影响流动相的通过;不影响溶剂的性质和组成。

支持剂的种类有吸水硅胶、硅藻土、纤维素粉等。当硅胶含水量超过17%时,就失去了吸附性而成为载体(最多吸水量可达70%以上)。硅藻土也是很好的惰性载体,可吸收其自身重量100%的水,几乎无吸附性能。

(2) 固定相和流动相　分配色谱中固定相和流动相是由二元、三元甚至三元以上溶剂按一定比例组成的复合溶剂系统。选择适当的溶剂系统,可以提高分离的效率。可以通过纸色谱法进行预试验,寻找最佳的分离条件及合适的溶剂系统。

(3) 被分离成分　一般来说,被分离成分的极性大,选用极性大的固定相和极性小的流动相;被分离成分的极性小,则选用极性小的固定相和极性大的流动相。

3. 分类

分配色谱按照操作形式可分为纸色谱、薄层色谱和柱色谱。

按照固定相和流动相极性的不同可分为正相色谱和反相色谱(表1-2)。正相色谱中固定相极性大于流动相极性,在正相色谱中极性小的成分先被展开或洗脱;反相色谱中固定相的极性小于流动相极性,极性大的成分先被展开或洗脱。

表1-2　正相色谱与反相色谱的区别

名称	分类依据	固定相	流动相	适合分离物质	流出次序
正相色谱	固定相极性大于流动相	强极性溶剂如水、缓冲液等	弱极性溶剂:三氯甲烷、乙酸乙酯、正丁醇等	分离水溶性或极性较大的成分,如糖类、苷类、有机酸等	极性小先出
反相色谱	流动相极性大于固定相	液体石蜡、硅油、键合相,如十八烷基硅烷(ODS/C_{18})或C_8键合相	强极性溶剂:甲醇-水、乙腈-水	分离脂溶性成分(非极性),如油脂、游离甾体	极性大先出

4. 操作形式

包括纸色谱、分配薄层色谱和分配柱色谱3种方式。

(1) 纸色谱　以滤纸为支持剂,滤纸上吸附的水(或根据实际分离的需要,经适当处理后滤纸上吸附的溶液)为固定相,用适当的溶剂系统为移动相进行展开,而使试样中各组分达到分离的一种分配色谱法。色谱用滤纸有快速、中速、慢速等不同规格。此法可用于定性、定量分析,也可用于微量物质的制备性分离。具体操作如下:①点样,纸色谱的点样方法与薄层色谱相似。点样量一般是几毫克至几十毫克。②展开,纸色谱展开的器具主要有纸色谱管、市售的色谱圆缸或具盖的标本瓶等。常用上行法展开。③显色,展开结束后,先在日光或紫外灯下观察是否存在有色或荧光斑点,标记斑点位置,然后再根据需要检查的成分喷洒相应的显色剂,显色后再定位。④比移值(R_f值)的计算,方法与薄层色谱相同。

纸色谱对强亲水性成分如氨基酸、糖类、苷类等分离效果比薄层色谱好。但是与薄层色谱相比,纸色谱展开往往需要较长时间,而且不能用腐蚀性强的显色试剂。

(2) 分配薄层色谱 是指以硅胶或硅藻土为载体,与固定相按一定比例混匀后铺在薄层板上,自然干燥后(无需活化)即可应用的平面分配色谱技术。分配薄层色谱的装置和操作与吸附薄层色谱相同,包括制板、点样、展开、显色、计算 R_f 值等步骤,但由于分配薄层色谱所用固定相为液体而非固体吸附剂,需要用支持剂吸着固定,因此制板方法与吸附薄层色谱有所不同。

正相分配色谱中,若以水为固定相,常可制备纤维素薄层板和硅藻土薄层板;若固定相为水以外的其他溶剂,则可用浸渍法、展开法及喷雾法将固定相涂布于铺有支持剂的薄层板上。而在反相分配色谱中,常选用脂肪族碳氢化合物作为固定相,可用5%~10%的正十一烷的石油醚或1%液体石蜡的乙醚溶液以及5%硅酮油的乙醚溶液进行涂布制板,挥去有机溶剂后即得。

(3) 分配柱色谱 将吸附有固定相的支持剂装入色谱柱中,用适量的固定相溶解试样后加样,然后加入固定相饱和的移动相进行洗脱,使试样中各组分因分配系数的不同而达到分离。该法的装置与吸附柱色谱相同,具体操作如下:①装柱,将所选的固定相与支持剂按照(0.5~1):1的用量比置于一定容器内,充分搅拌均匀使支持剂吸着固定相,抽滤除去多余的固定相,然后倒入移动相溶剂中,剧烈搅拌使移动相与固定相之间互相饱和平衡。装柱时先将固定相饱和的移动相溶剂加入色谱柱内,再按湿法装柱的操作装入吸着固定相的支持剂。②加样,在分配柱色谱中,支持剂的一般用量为试样量的100~1000倍,其载样量较吸附柱色谱少。根据试样溶解性能的不同,有三种加样方式:对易溶于固定相者,将试样溶于少量固定相后,加入少量支持剂拌匀,装入柱顶;对可溶于移动相者,将试样直接溶于移动相溶剂后加入柱顶;对在两相中均难溶者,使用低沸点溶剂溶解后,加入干燥的支持剂拌匀,挥去溶剂,再用一定量的固定相拌匀后,装入柱顶。③洗脱,洗脱所用的移动相均需预先使用固定相饱和。洗脱方法与吸附柱色谱相同。④收集,分段定量收集洗脱液,每份洗脱液应采用薄层色谱或纸色谱作定性检查,合并相同成分的洗脱液。

分配色谱中正相分配色谱常用于分离极性较大的成分,如生物碱、糖类、苷类、有机酸等化学成分;反相分配色谱常用于分离极性小的脂溶性化合物,如油脂、高级脂肪酸、游离甾体等成分。

三、凝胶色谱技术

凝胶色谱又被称为分子排阻色谱、凝胶滤过色谱、分子筛色谱、凝胶渗透色谱等,是一种以多孔凝胶为固定相分离大小不同成分的液相柱色谱技术。具有设备简单、操作方便、结果准确、凝胶可反复使用等优点,因而成为天然药物化学和生物化学等研究中常用的分离分析方法。

1. 基本原理

凝胶色谱技术利用分子筛的原理进行分离，因凝胶颗粒具有三维的网状结构，在水中可膨胀并有许多网孔。当溶液通过凝胶颗粒时，溶液中分子直径大于凝胶网孔直径的成分，被排阻在凝胶颗粒之外，随溶剂一起从柱底先行流出；而小分子物质直径小于凝胶网孔，可渗入凝胶颗粒内部，故通过色谱柱时阻力增大、流速变缓，较晚流出。因此样品中的成分会按分子由大到小的顺序先后流出，从而实现分离。

2. 构成要素

凝胶色谱的基本构成要素是固定相、流动相以及被分离成分。

（1）固定相　凝胶色谱的固定相是多孔凝胶（G），主要有葡聚糖凝胶（Sephadex G）和羟丙基葡聚糖凝胶（Sephadex LH-20）。后者是 G-25 经羟基化处理得到的产物，除了保留 Sephadex G-25 原有的分子筛特性，可按分子量大小分离物质外，在极性和非极性溶剂组成的混合溶剂中还起到了反相分配色谱的效果，适用于不同类型的有机物的分离。

① 葡聚糖凝胶的结构　葡聚糖凝胶也称交联葡聚糖凝胶，是由葡聚糖和甘油基通过醚桥相互交联而成的多孔性网状结构。

② 葡聚糖凝胶的性质　葡聚糖分子内含有大量羟基而具有极性，在水中膨胀成凝胶粒子，是一种水不溶性的白色球状颗粒，由于醚键的不活泼性，具有较高的稳定性。不溶于水和盐溶液，在碱性和弱酸性溶液中性质稳定，但在酸性溶液中遇高温加热会促使糖苷键水解，和氧化剂接触会分解，长期不用时宜加防腐剂保存。

③ 凝胶的型号　葡聚糖凝胶（Sephadex G）的商品型号用吸水量（干凝胶每 1g 吸水量×10）来表示。如 Sephadex G-25，表示每克干凝胶的吸水量为 2.5mL。G 型凝胶适用于流动相为水的色谱分离方法，商品型号有 G-10、G-15、G-25、G-50 等。而羟丙基葡聚糖凝胶（Sephadex LH-20）分子中引入了亲脂性基团，除了能在水中溶胀外，也能在有机溶剂如醇、甲酰胺、丙酮等溶剂中溶胀，并在 pH＞2 的无氧化剂溶液中呈稳定状态。故 Sephadex LH 型凝胶应用范围更广，在极性、亲水性和亲脂性流动相中均可应用。

（2）流动相　凝胶色谱的流动相需满足以下条件：必须能够溶解试剂；不能破坏凝胶的稳定性；能润湿凝胶使其膨胀；黏度要低，能保持一定的流动性。常用的极性溶剂有水、各种水溶液或不同比例的甲醇水等；亲脂性溶剂有三氯甲烷、四氢呋喃、甲苯或不同比例的混合溶剂等。分离水溶性试样应选择极性溶剂，分离脂溶性成分应选择亲脂性溶剂。凝胶色谱一般按流动相的不同分为两类，以水溶液为流动相的称为凝胶滤过色谱（GFC），以有机溶剂为流动相的称为凝胶渗透色谱（GPC）。

3. 操作技术

（1）预处理　将干凝胶用合适的流动相（溶剂）充分浸泡膨胀后备用。

（2）装柱　采用湿法装柱，选择合适的经预处理的凝胶装入柱中，放出溶剂，使凝胶沉积，柱床稳定，并注意始终保持一定的液面。

（3）上样　将试样溶于溶剂中，用滴管沿柱壁缓缓注入柱中，加完后打开活塞，使试样完全渗入柱内，再关闭活塞。

（4）洗脱　根据试样性质的不同，选择不同洗脱剂。若固定相为 Sephadex LH-20 的凝胶色谱，洗脱剂可选用甲醇、三氯甲烷-甲醇（1∶1）等有机溶剂。适当控制洗脱速度，若固定相颗粒细或交联度大，则流速可稍快。

（5）收集　洗脱液等体积收集，每一流份经检测后，合并相同组分，再做进一步处理。

(6) 再生 凝胶经多次使用后,通常在50℃左右用含2%氢氧化钠和4%氯化钠的混合液浸泡,再用水洗净,使其再生。

凝胶色谱不仅在分离大分子化合物方面有着广泛的应用,在分离小分子化合物或脱盐、粗略测定高分子物质的分子量等方面均可应用。如使用凝胶色谱分离多糖,可先选用孔隙小的凝胶如G-25、G-50等,脱去无机盐及其他小分子化合物,再选用孔隙大的凝胶如G-150、G-200等分离大分子多糖类,洗脱液为各种浓度的盐溶液以及缓冲液。

四、大孔吸附树脂色谱技术

大孔吸附树脂(macroporous adsorption resin)色谱技术是以大孔吸附树脂为吸附剂,结合分子筛原理进行分离的一种柱色谱技术。大孔吸附树脂因其性质稳定,不溶于酸、碱及有机溶剂,在天然化合物的分离与富集中被广泛应用。

1. 基本原理

大孔吸附树脂主要以苯乙烯、α-甲基苯乙烯、甲基丙烯酸甲酯、丙腈等化合物为原料加入一定量的致孔剂与甲酰胺聚合而成,多为球状,直径一般在0.3~1.25mm,在溶剂中可溶胀。大孔吸附树脂是吸附性和分子筛性原理相结合的分离材料,它的吸附性主要来源于范德华力或氢键作用;而其分子筛性是由于大孔树脂的多孔性结构决定的。有机化合物常由于其吸附力的不同以及分子量大小的差异而实现分离。

2. 构成要素

大孔吸附树脂的构成要素有固定相、流动相和被分离成分。

(1) 固定相 固定相即大孔吸附树脂,是一类不含交换基团且有大孔结构的高分子吸附树脂。根据其骨架材料连接的功能基团不同,可分为非极性、中等极性和极性三类,每一类又按照孔径、比表面积、性质及构成等不同分为许多型号,应用时需视具体情况加以选择。

通常根据被分离成分的极性和分子大小来选择不同极性的大孔吸附树脂,以及决定大孔吸附树脂膨胀体积大小不同的溶剂。如分离大分子的物质选择能使大孔吸附树脂膨胀体积大的溶剂;反之,选用使其膨胀体积小的溶剂。

(2) 流动相 大孔吸附树脂色谱常用的流动相有甲醇、乙醇、丙酮、乙酸乙酯等。非极性大孔吸附树脂流动相的极性越小,洗脱能力越强;极性大孔吸附树脂流动相的极性越小,洗脱能力越弱。

(3) 被分离成分 一般来说,极性大的和分子体积小的化合物在极性大孔吸附树脂上吸附力强,解吸附力弱,洗脱困难;而极性小的和分子体积大的化合物在非极性大孔吸附树脂上吸附力强,解吸附力弱,洗脱困难。

3. 操作技术

(1) 预处理 市售的大孔树脂可能含有未聚合物的单体、致孔剂(多为长链脂肪醇类)、分散剂和防腐剂等,使用前必须经过处理。一般用丙酮加热回流提取以除去杂质,并用水和乙醇浸泡过夜,备用。

(2) 装柱 取浸泡过夜的树脂,采用湿法装柱。用95%的乙醇冲洗柱床,至流出液与水混合无白色浑浊为止,再用去离子水洗至无醇味。

(3) 上样 将试样溶液加入树脂床中。

(4) 洗脱 选择合适的洗脱液进行洗脱。实际工作中,常采用水、浓度由低到高的含水甲(乙)醇溶液依次洗脱。

(5) 收集　分段收集洗脱液,将混合物分为若干组分,通过定性检查,合并同一组分。

(6) 再生　树脂使用一定时间后,其吸附性能降低,此时需经再生处理才可反复利用。乙醇是常用的再生剂,采用80%左右的含水醇、丙酮进行洗涤,再生效果很好。也可以用1mol/L盐酸和1mol/L氢氧化钠溶液顺次浸泡洗涤,最后用蒸馏水洗至中性,浸泡于甲醇或乙醇中贮存,临用前用蒸馏水洗尽醇即可。

五、离子交换色谱技术

离子交换色谱(ion exchange chromatography,IEC)是以离子交换树脂作为固定相,使混合成分中离子型与非离子型成分(或者具有不同解离度的离子化合物)得到分离的一种色谱操作技术。

1. 基本原理

离子交换树脂是一类含有解离性基团(交换基团)的特殊高分子化合物,一般呈球状或无定形粒状。离子交换树脂的解离性基团可与水溶液中的阳离子和阴离子进行可逆的交换反应,随着洗脱剂洗脱能力的增强,被交换的离子按其与交换基团的作用从弱到强的顺序被洗脱下来。根据离子交换树脂所含解离性功能基团的不同,可分为阳离子交换树脂和阴离子交换树脂。在水溶液中,阳离子交换树脂能通过—SO_3H、—COOH或酚羟基中解离的H^+与溶液中的阳离子进行可逆性交换,而阴离子交换树脂能通过伯、仲、叔、季氨基中解离的OH^-与溶液中的阴离子进行可逆性交换。但其本身却不溶于水、酸、碱和有机溶剂。若以R代表离子交换树脂的母体,则其色谱分离的基本原理可表示为:

阳离子交换树脂　$RSO_3^-H^+ + Na^+Cl^- \rightleftharpoons RSO_3^-Na^+ + H^+Cl^-$

阴离子交换树脂　$RN^+OH^- + Na^+Cl^- \rightleftharpoons RN^+Cl^- + Na^+OH^-$

2. 构成要素

离子交换色谱的构成要素有固定相、流动相和被分离成分。

(1) 固定相　固定相为离子交换剂,分为离子交换树脂和硅胶化学键合离子交换剂。常用的是离子交换树脂。

① 种类　按照交换离子的性能不同,可分为阳离子交换树脂和阴离子交换树脂两大类。每类树脂又根据功能基不同分为强酸、弱酸、强碱、弱碱等类型。商品树脂的类型是钠型(阳离子型)和氯型(阴离子型),而交换时用的是氢型和氢氧型。

② 组成　离子交换树脂由树脂母体和交换基团组成。以聚苯乙烯树脂为例,它以苯乙烯为单体,二乙烯苯为交联剂,聚合而成的球形网状结构为母体,然后在母体上再连接许多活性交换基团。这些基团上的氢离子可被其他离子置换。

③ 离子交换树脂的性能　交联度表示离子交换树脂中交联剂的百分含量。如产品型号为732(强酸1×7)的聚苯乙烯强酸型阳离子交换树脂,其中1×7即表示交联度是7%。交联度提示了树脂孔隙的大小。交联度越大,形成的网状结构越紧密,孔隙网眼越小,能交换的离子就小,大离子不易进入树脂颗粒的内部。一般商品树脂的交联度为10%~16%。交换容量表示离子交换树脂的交换能力。

(2) 流动相　常用的流动相有酸、碱、盐的水溶液及各种不同离子浓度的缓冲溶液等,如磷酸盐缓冲液。有时也用有机溶剂如甲醇、乙醇与水缓冲溶液混合使用,以改善被分离成分的溶解度。

（3）被分离成分　被分离成分必须具有一定的离子强度。

3. 影响因素

（1）交换离子的影响　只要能形成离子均可与离子交换树脂进行交换。离子化程度越高越容易进行交换。

（2）温度的影响　一般而言，温度越高，离子交换越快，越容易交换；反之，则不易交换。

（3）溶剂的影响　在水或含水溶剂中容易进行交换，在极性小的溶剂中交换困难。

（4）交换溶液浓度的影响　交换溶液浓度不宜过高，否则会使交换能力大大降低；交换溶液浓度越低，交换速度越快。

4. 操作技术

（1）预处理　离子交换树脂在使用前需经过预处理，将其中的可溶性小分子有机物和铁、钙等杂质除去。根据分离试样中离子的性质，按酸→碱→酸的步骤，处理阳离子交换树脂；按碱→酸→碱的步骤，处理阴离子交换树脂，最终使树脂达到分离要求。

（2）装柱　装柱前先用蒸馏水将树脂充分溶胀，赶尽气泡，然后将溶胀后的树脂加少量的水搅拌，连续倒入色谱柱中（色谱柱要求耐酸、耐碱，柱长为直径的10~20倍），打开活塞，缓缓放出水液，使树脂均匀下沉。

（3）上样　将试样溶液通过离子交换树脂色谱柱进行交换。试样的用量应根据所选择树脂的交换容量来定。将试样溶于适当溶剂中配成浓度较稀的试样液（对离子交换剂的选择性大，有利于分离），按柱色谱的上样方法将试样液加入柱内，打开活塞，当试样液流经离子交换树脂柱时，溶液中的离子与树脂上的解离性基团进行交换，被吸附于树脂上，至试样液流出后，用蒸馏水冲洗树脂柱，将残液洗净。

（4）洗脱　交换后的树脂，再选择适当溶剂洗脱，洗脱原则是选择比已交换的离子更活泼的溶液把已交换的离子替换下来。随着洗脱剂的移动，试样的离子成分在柱上反复进行交换→洗脱→再交换→再洗脱的过程，从而使交换能力不同的离子化合物按序流出。

（5）收集　分段定量收集洗脱液，定性检查合并含有单一成分的洗脱液，再进一步精制。

（6）再生　树脂的再生是指离子交换树脂在使用后失去交换能力，经过适当处理，恢复交换能力的过程。

离子交换色谱是20世纪70年代发展起来的一种新型分析技术。主要用于能产生离子型的成分分离，如氨基酸、肽类、生物碱、有机酸、酚类等，广泛应用于医药、环保（如水质的测定）、食品等多种行业。如用阳离子交换树脂分离去除生物碱酸水液中非生物碱部分等。

六、高效液相色谱技术

高效液相色谱（high performance liquid chromatography，HPLC）又称高压液相色谱、高速液相色谱或高分离度液相色谱等，是色谱法的一个重要分支，以液体为流动相，采用高压输液系统，加快流动相流速的一种高效能液相色谱。该方法已成为化学、医学、工业、农学、商检和法检等领域中重要的分离分析技术。

1. 分类

按照分离原理不同可分为分配色谱、吸附色谱、离子交换色谱和凝胶色谱等；按固定相和流动相极性不同可分为正相色谱和反相色谱；按固定相和流动相的聚集状态不同可分为液-固色谱（LSC）和液-液色谱（LLC）。

2. 组成

高效液相色谱的基本装置包括贮液器、高压泵、进样器、色谱柱及高灵敏度的检测器、数据处理器等。

3. 特点

高效液相色谱法的特点可以概括为"三高一广一快"：

（1）高压　流动相为液体，流经色谱柱时，受到的阻力较大，为了加快流动相通过色谱柱的速度，必须对载液施加高压。

（2）高效　分离效能高，可选择固定相和流动相以达到最佳分离效果，比工业精馏塔和气相色谱的分离效能高出许多倍。

（3）高灵敏度　紫外检测器灵敏度可达0.01ng，进样量在μL数量级。

（4）应用范围广　80%以上的有机化合物可采用高效液相色谱分析，特别是高沸点、大分子、强极性、热稳定性差化合物的分离分析。

（5）分析速度快　载液流速快，通常分析一个样品需要15～30min，有些样品甚至在5min内即可完成，一般小于1h。

此外，高效液相色谱还具有色谱柱可反复使用、样品不被破坏、易回收等优点。制备型的高效液相色谱还能用于较大量分离制备纯度较高的样品，因而在天然药物化学成分的分离、定性检识和定量分析等方面占有越来越重要的地位。

拓展链接

二维液相色谱法

二维液相色谱（2D-LC）是将分离机制不同且相互独立的两支色谱柱串联起来组成的分离系统。样品经过第一维色谱柱进入接口中，通过浓缩、捕集或切割后被切换进入第二维色谱柱及检测器中。二维分离采用两种不同的分离机制分离样品，即利用样品的两种不同特性把复杂的混合物分离成单一组分，这些特性包括分子量、不同基团、不同极性、分子空间构型、酸碱性差别等，将具有不同分离效果的色谱分离模式（如正相色谱、反相色谱、离子交换色谱、分子排阻色谱等）进行组合，使在一维系统中不能完全分离的组分可能在二维系统中得到好的分离。

与传统的一维液相色谱相比，二维液相色谱在对组分复杂试样的分析方面具有独特之处，如分辨率高、峰容量大、灵敏度高、分析速度快、准确性好并使定量分析具有优越性。可用于中药活性物质的筛选，在提高中药质量标准中发挥其信息丰富、分离能力强等技术优势。

七、气相色谱技术

气相色谱（gas chromatography，GC）是一种以气体为流动相的色谱技术，主要用于分离分析挥发性成分。

1. 分类

气相色谱法按照固定相的聚集状态可分为气固色谱法（gas-solid chromatography，

GSC）和气液色谱法（gas-liquid chromatography，GLC）；按色谱分离机制可分为吸附色谱法和分配色谱法两类，一般情况下，气固色谱属于吸附色谱，气液色谱属于分配色谱；按色谱操作形式分类，气相色谱法属于柱色谱，根据所使用色谱柱的内径可分为填充柱色谱法和毛细管柱色谱法两类。一般填充柱是将固定相填充在金属或玻璃的柱管中，内径为 2～4mm。毛细管柱的内径一般为 0.1～1mm；还可根据进样方式分为普通气相色谱法、顶空气相色谱法和裂解气相色谱法。

2. 组成

不同类型气相色谱仪的设计原理基本相同，主要由气路系统、进样系统、色谱柱系统、检测系统、数据记录及处理系统和温控系统组成。

3. 特点

气相色谱法的特点可以概括为"三高一快一少一广"：

（1）高灵敏度　使用的检测器灵敏度高，可检出 10^{-13}～10^{-1}g 的物质，适用于痕量分析。

（2）高选择性　可有效地分离性质极为相近的各种同分异构体、对映体和某些同位素成分。

（3）高分离效能　一般填充柱的理论塔板数可达数千，而毛细管柱最高可达 100 多万，能使难分离物质获得良好的分离。

（4）分析速度快　常规分析只需几分钟到几十分钟即可完成，设备和操作较简单，并可实现自动化分析。

（5）试样用量少　一般气体试样需用几毫升，液体试样用几微升或几十微升。

（6）应用范围广　在气相色谱仪允许的条件下能够气化而不分解的物质，都可以用气相色谱法测定。对部分热不稳定物质或难以气化的物质，通过衍生化后，仍可用气相色谱法分析。主要应用于石油工业、环境保护、临床化学、药物学、食品工业等众多领域。在药学和中药学领域，气相色谱法可用作药物的含量测定和杂质检查、溶剂残留分析、中药挥发性成分的分离分析等。

学习目标检测

一、单项选择题

1. 天然药物有效成分常用的分离方法是（　　）。
   A. 水蒸气蒸馏法　　　　B. 溶剂提取法　　　　C. 两相溶剂萃取法
   D. 回流法　　　　　　　E. 渗漉法

2. 天然药物有效成分最常用的提取方法是（　　）。
   A. 水蒸气蒸馏法　　　　B. 溶剂提取法　　　　C. 两相溶剂萃取法
   D. 沉淀法　　　　　　　E. 盐析法

3. 溶剂提取法的关键是（　　）。
   A. 溶剂的选择　　　　　B. 提取时间　　　　　C. 提取温度
   D. 保持最大的浓度差　　E. 容器的选择

4. 不属于亲脂性有机溶剂的是（　　）。
   A. 三氯甲烷　　　B. 苯　　　C. 正丁醇　　　D. 丙酮　　　E. 乙醚

5. 相似相溶的原则是指（　　）。
   A. 结构相似的成分能互相溶解
   B. 极性相似的溶剂能互相溶解
   C. 性质相似的成分能互相溶解
   D. 极性相似的成分能互相溶解
   E. 分子大小相似的成分能互相溶解
6. 能与水分层的溶剂是（　　）。
   A. 乙醚　　　　　　B. 丙酮　　　　　　C. 甲醇
   D. 乙醇　　　　　　E. 丙酮/甲醇（1∶1）
7. 下列溶剂中溶解化学成分范围最广的溶剂是（　　）。
   A. 水　　　B. 乙醇　　　C. 乙醚　　　D. 苯　　　E. 三氯甲烷
8. 下列方法使用有机溶剂的是（　　）。
   A. 回流法　　　　　B. 煎煮法　　　　　C. 渗漉法
   D. 浸渍法　　　　　E. 水蒸气蒸馏法
9. 通过吸附剂的作用分离化合物的色谱方法是（　　）。
   A. 分配色谱法　　　B. 吸附色谱法　　　C. 离子交换色谱法
   D. 大孔树脂交换法　E. 气相色谱法
10. 从天然药物中提取挥发性的成分宜选用（　　）。
    A. 回流提取法　　　B. 煎煮法　　　　　C. 渗漉法
    D. 水蒸气蒸馏法　　E. 浸渍法
11. 煎煮法不宜使用的器皿是（　　）。
    A. 不锈钢器　B. 铁器　C. 瓷器　D. 陶器　E. 砂器
12. 在浓缩的水提液中，加一定的乙醇，使含醇量达80%不可除去（　　）。
    A. 黏液质　　B. 淀粉　　C. 树胶　　D. 生物碱　　E. 蛋白质
13. 影响提取效率的关键因素是（　　）。
    A. 天然药物粉碎度　B. 温度　　　　　　C. 时间
    D. 浓度差　　　　　E. 溶剂的选择
14. 煎煮法常用的溶剂是（　　）。
    A. 甲醇　　B. 丙酮　　C. 乙酸乙酯　　D. 三氯甲烷　　E. 水
15. 可作为提取方法的是（　　）。
    A. 色谱法　　　　　B. 两相溶剂萃取法　C. 结晶法
    D. 水蒸气蒸馏法　　E. 沉淀法
16. 两相溶剂萃取法的原理是利用混合物中各成分在两相溶剂中的（　　）。
    A. 密度不同　　　　B. 分配系数不同　　C. 移动速度不同
    D. 萃取常数不同　　E. 溶解度不同
17. 萃取时破坏乳化层不能用的方法是（　　）。
    A. 用金属丝搅拌乳化层　B. 加入酸或碱　　C. 热敷乳化层
    D. 将乳化层抽滤　　　　E. 分出乳化层，再用新溶剂萃取
18. 从天然药物的水提取液中萃取强亲脂性成分，宜选用（　　）。
    A. 乙醇　　　　　　B. 甲醇　　　　　　C. 正丁醇
    D. 乙酸乙酯　　　　E. 苯
19. 采用两相溶剂萃取法分离化学成分的原理是（　　）。

A. 两相溶剂互溶　　　　　　　　B. 两相溶剂互不相溶
C. 两相溶剂极性相同　　　　　　D. 两相溶剂极性不同
E. 两相溶剂亲脂性有差异

20. 采用乙醇沉淀法除去水提取液中多糖、蛋白质等杂质时，乙醇的浓度应达到（　　）。
A. 50%以上　　B. 60%以上　　C. 70%以上　　D. 80%以上　　E. 90%以上

21. 不是影响结晶的因素是（　　）。
A. 杂质的多少　　　　　　　　B. 欲结晶成分含量的多少
C. 结晶的温度　　　　　　　　D. 结晶溶液的浓度
E. 欲结晶成分熔点的高低

22. 下列哪种提取方法不需要加热？（　　）
A. 煎煮法　　　　B. 回流法　　　　C. 渗漉法
D. 逆流回流　　　E. 以上都不是

二、多项选择题

1. 用溶剂提取法从天然药物中提取化学成分的方法有（　　）。
A. 渗漉法　　　　B. 两相溶剂萃取法　　　C. 水蒸气蒸馏法
D. 煎煮法　　　　E. 浸渍法

2. 天然药物化学成分的分离方法有（　　）。
A. 结晶和重结晶法　　　　　　B. 水蒸气蒸馏法
C. 离子交换树脂法　　　　　　D. 两相溶剂萃取法
E. 沉淀法

三、简答题

1. 天然药物中有效成分的提取方法有哪些？其中最常用的方法是什么？
2. 溶剂提取法的常用方法有哪些？各有什么特点？
3. 色谱法按照原理不同、操作形式不同、流动相不同分别可以分为哪几类？

第二章

生物碱类化合物

【学习目标】

❖ 知识目标
1. 掌握生物碱类化合物提取、分离精制和检识的基本理论。
2. 熟悉生物碱类化合物的结构分类和理化性质。
3. 了解生物碱的含义、分布及生理活性。

❖ 能力目标
1. 能利用合适的提取、分离方法进行生物碱类化合物的提取与分离精制。
2. 能正确配制常用检识试剂,并利用合适的检识方法进行生物碱类化合物的检识。
3. 能根据生物碱类化合物的理化性质的特点初步设计合理的提取分离及检识方法。

❖ 素质目标
1. 热爱中医药文化,坚定中医药文化自信。
2. 具有严谨认真、细致专注的工作态度和爱岗敬业、诚实守信的职业道德。
3. 具有标准意识、规范操作意识,以及环境保护意识、追求革新的创新意识。

【知识导图】

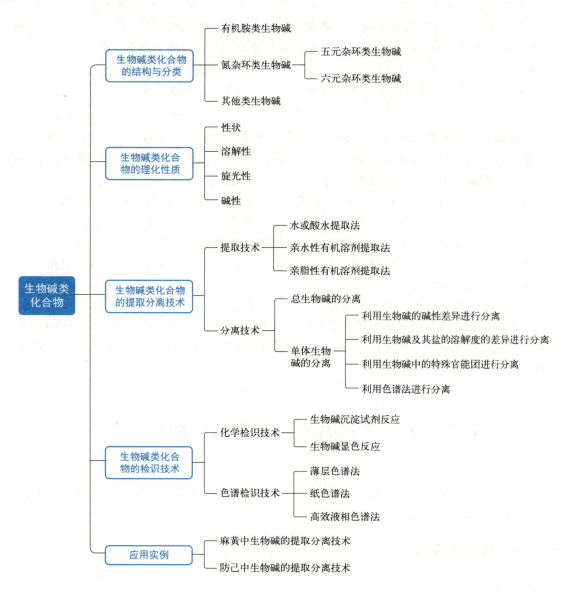

情景导入

为从源头上惩治毒品犯罪，遏制麻黄碱类复方制剂流入非法渠道被用于制造毒品，最高人民法院、最高人民检察院、公安部联合制定的《关于办理走私、非法买卖麻黄碱类复方制剂等刑事案件适用法律若干问题的意见》中指出，以加工、提炼制毒物品制造毒品为目的，购买麻黄碱类复方制剂，或者运输、携带、寄递麻黄碱类复方制剂进出境的，依照刑法第三百四十七条的规定，以制造毒品罪定罪处罚。

> **学前导语**
>
> 麻黄为麻黄科植物草麻黄、中麻黄或木贼麻黄的干燥草质茎,具有发汗散寒、宣肺平喘、利水消肿的功效。曾有记载"麻黄为肺经之专药",麻黄中多种成分具有抗病毒效果,其中主要化学成分是甲基麻黄碱、L-麻黄碱和D-伪麻黄碱等生物碱,对甲型流感病毒的体外增殖具有明显抑制作用。如何从麻黄科植物中提取分离与检识麻黄碱和伪麻黄碱等生物碱呢?
>
> 本章主要介绍生物碱的结构类型与分类、理化性质、提取分离与检识技术。

生物碱是一类含氮的有机化合物,大多数具有氮杂环结构,具有碱性,多具有生物活性。在植物体内,绝大多数生物碱常与共存的有机酸(如酒石酸和草酸等)结合成生物碱盐;少数生物碱与无机酸(如硫酸和盐酸等)成盐;还有的生物碱呈游离状态;极少数以酯、苷、氮氧化物的形式存在。生物碱主要分布于高等植物中,特别是双子叶植物,如毛茛科、防己科、罂粟科、茄科等100多科的植物中。单子叶植物中分布较少,如百合科、石蒜科等。裸子植物中分布更少,如麻黄科的麻黄属等。低等植物中只有极个别植物存在,如麦角菌类。含有生物碱的常见药材有黄连、苦参、麻黄、延胡索、防己、千金藤、颠茄、益母草、槟榔、川乌、黄柏等。

生物碱是天然药物中一类重要的有效成分,目前已分离出10000余种。生物碱具有多方面的生物活性,如麻黄中的麻黄碱具有平喘解痉作用,黄连中的小檗碱具有抗菌消炎作用,长春花中的长春新碱具有抗癌作用,金鸡纳树皮中的奎宁具有抗疟作用,萝芙木中的利血平具有降血压作用。

第一节 生物碱类化合物的结构与分类

天然药物中生物碱种类繁多,化学结构复杂,按照氮原子是否在环内分为有机胺类、氮杂环类和其他结构三大类型。

一、有机胺类生物碱

结构类型见表2-1。

表2-1 有机胺类生物碱的结构及特点

结构类型	结构特点	实例	
		结构及名称	来源及作用
有机胺类	氮原子不在环状结构内	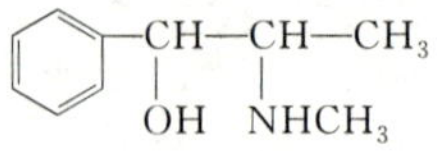 ![麻黄碱结构] 麻黄碱	麻黄为麻黄科植物草麻黄、中麻黄或木贼麻黄的干燥草质茎。麻黄碱是麻黄中有效成分之一,具有平喘等作用

续表

结构类型	结构特点	实例	
		结构及名称	来源及作用
有机胺类	氮原子不在环状结构内	H₃CO, HO, H₃CO 取代苯环-COO(CH₂)₄NH-C(=NH)NH₂ 益母草碱	益母草为唇形科植物益母草的新鲜或干燥地上部分。益母草碱是益母草中的有效成分，具有收缩子宫、镇静及利尿的作用

> **拓展链接**
>
> **陈克恢与麻黄素**
>
> 陈克恢对中药的研究始于美国医学院的实验室，但他一生中最著名的麻黄素研究是1923~1925年间在中国的协和医学院完成的。他与同事共同发现，麻黄素静脉注射可使颈动脉压长时间升高、心肌收缩力增强、血管收缩、支气管舒张，也可使离体子宫加速收缩，对中枢神经有兴奋作用；滴入眼内，可引起瞳孔散大。这些作用都和肾上腺素相同，所不同的是，麻黄素口服有效、作用时间长且毒性较低，并证明它可以治疗过敏性疾病和支气管哮喘，还可用于脊椎麻醉，以防血压下降。自此，麻黄成为了经典药物，用于治疗支气管哮喘及预防支气管痉挛。1924年，他在最有权威的药理杂志上报告了这一发现，并在美国实验生物与医学学会北京分会上作了初步报告，宣布麻黄碱有拟交感神经作用。他的突出贡献是，首先发现麻黄素的药理作用，为推动交感胺类化合物的化学合成奠定了基础，并为从天然产物中寻找开发新药起了典范作用。

二、氮杂环类生物碱

1. 五元杂环类生物碱

结构类型见表 2-2。

表 2-2　五元杂环类生物碱的结构及特点

结构类型	结构特点	实例	
		结构及名称	来源及作用
吡咯类（吡咯环）	吡咯或四氢吡咯	党参碱	党参为桔梗科植物党参、素花党参或川党参的干燥根。党参碱存在党参中，具有降压作用
吲哚类（苯并吡咯环）	苯并吡咯类	毒扁豆碱	毒扁豆为非洲西部产的一种豆科植物的种子。毒扁豆碱是毒扁豆的有效成分，具有抗胆碱酯酶的作用

2. 六元杂环类生物碱

结构类型见表 2-3。

表 2-3　六元杂环类生物碱的结构及特点

结构类型	结构特点	实例 结构及名称	实例 来源及作用
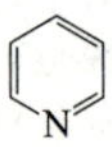 简单吡啶类	吡啶或吡啶衍生物	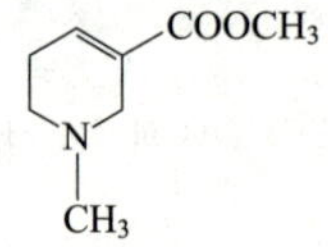 槟榔碱	槟榔为棕榈科植物槟榔干燥成熟种子。槟榔碱是槟榔的有效成分，具有驱绦虫的作用
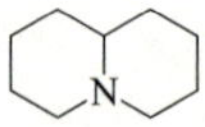 喹诺里西啶类	两个哌啶环共用一个氮原子的稠合衍生物	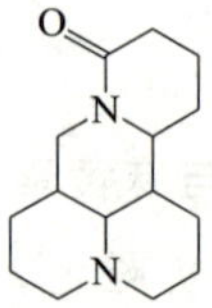 苦参碱 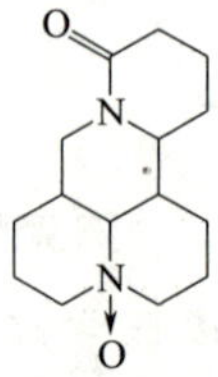　氧化苦参碱	苦参为豆科植物苦参的干燥根。苦参碱和氧化苦参碱是其主要的有效成分，具有抗病毒、抗炎、抗肿瘤及对中枢神经系统的镇静、镇痛和强心、降压、抗心律失常等作用
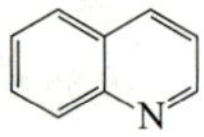 喹啉类	苯并吡啶，氮原子在 α-位	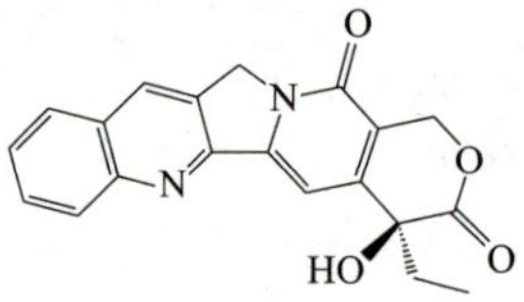 喜树碱	喜树碱是从我国特有的珙桐科植物喜树中提取分离得到的，具有抗肿瘤活性
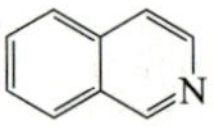 异喹啉类	苯并吡啶，氮原子在 β-位	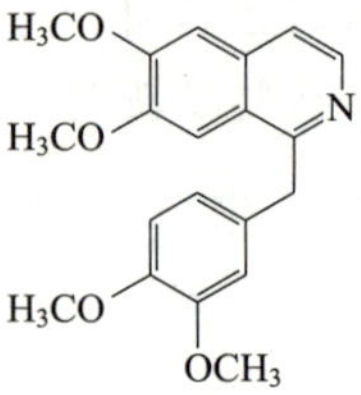 罂粟碱	罂粟为罂粟科植物罂粟的果实。罂粟碱为罂粟的有效成分，具有解痉作用
异喹啉类	苯并吡啶，氮原子在 β-位	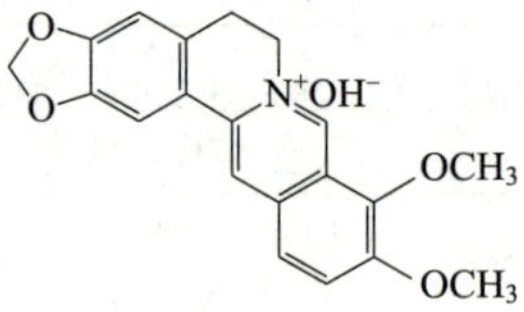 小檗碱	黄柏为芸香科植物黄皮树的干燥树皮。小檗碱是黄柏的有效成分，具有抗菌消炎作用
异喹啉类	苯并吡啶，氮原子在 β-位	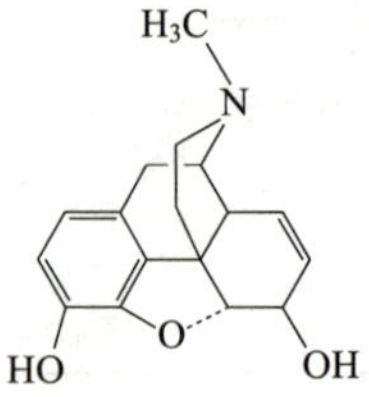 吗啡	罂粟为罂粟科植物罂粟的果实。吗啡为罂粟的有效成分，具有镇痛作用

续表

结构类型	结构特点	实例 结构及名称	来源及作用
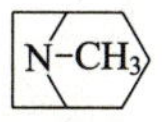 莨菪烷类	莨菪烷与有机酸缩合的酯	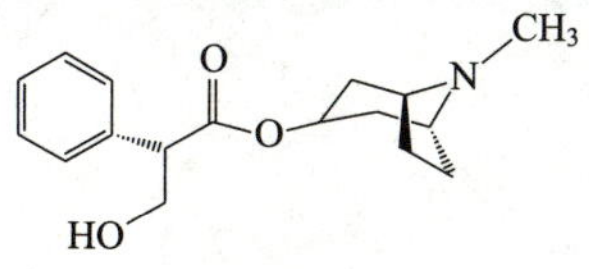 莨菪碱	洋金花为茄科植物白花曼陀罗的干燥花。莨菪碱是洋金花的有效成分,具有解痉、镇痛和解毒作用

三、其他类生物碱

结构类型见表2-4。

表2-4 其他类生物碱的结构及特点

结构类型	结构特点	实例 结构及名称	来源及作用
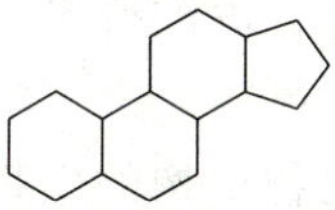 甾体类	有甾体母核	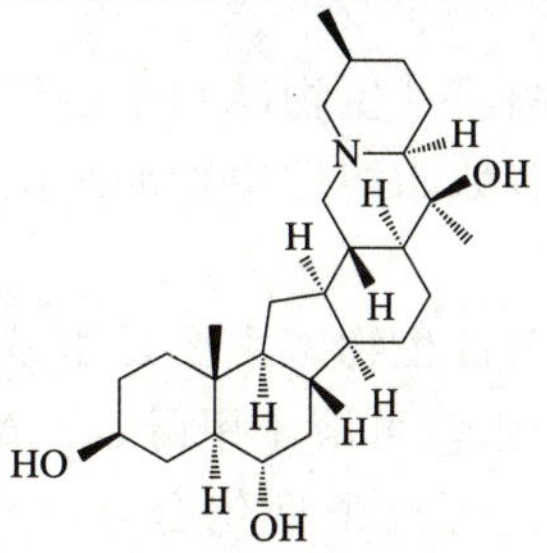 贝母甲素	贝母为百合科植物浙贝母的干燥鳞茎。贝母甲素是贝母的有效成分,具有镇咳、镇静作用
嘌呤类	多氮杂环	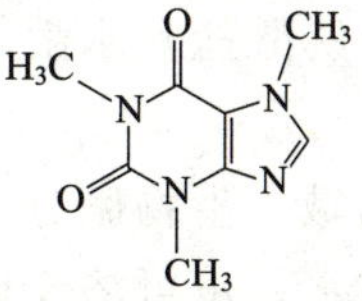 咖啡碱	咖啡碱存在于茶叶和咖啡果中,具有兴奋中枢神经的作用

拓展链接

千金藤素

千金藤素是中药千金藤的活性化学成分,已有40多年的临床应用历史,常用于因肿瘤化疗放疗引起的粒细胞缺乏症,或其他原因引起的白细胞减少症。千金藤素片在国外和国内都已经上市,在临床上已经有40多年的使用历史,主要用于肿瘤病人放化疗所致的白细胞减少症。临床应用结果显示千金藤素对人具有非常好的安全性,未发现明显的毒副作用。2022年5月10日,我国科学家发现的新冠治疗新药获得国家发明专利授权。专利说明书显示,10μmol/L的千金藤素抑制冠状病毒复制的倍数为15393倍。专利发明人北京化工大学生命科学与技术学院院长童贻刚教授表示,从目前的研究数据看,该药物抑制新冠病毒的能力在所有人类发现的新冠病毒抑制剂中排名靠前。与从零开发的新冠药物相比,千金藤素的开发压力相对较小,可以更快地进行动物实验和早期临床试验。千金藤素的新发现,实际是童贻刚团队"老药新用"项目的结果,也是童贻刚团队追求卓越创新的结果。

第二节　生物碱类化合物的理化性质

一、性状

（1）形态　大多数生物碱为结晶形固体；少数生物碱为无定形粉末；个别生物碱在常温下为液体，如分子量小的烟碱和槟榔碱在常温下为液体且具有挥发性；极少数生物碱也具有挥发性，如麻黄碱；个别生物碱还具有升华性，如咖啡因。

（2）颜色　生物碱一般为无色或白色；少数有颜色，如小檗碱显黄色。

（3）气味　大多数生物碱具有苦味或辛味，如小檗碱有苦味；个别生物碱具有甜味，如甜菜碱。

二、溶解性

生物碱按其溶解性分为脂溶性生物碱和水溶性生物碱。

（1）脂溶性生物碱　大多数脂溶性生物碱易溶于氯仿，可溶于甲醇、乙醇、丙酮等亲水性有机溶剂，难溶于水。

（2）水溶性生物碱　水溶性生物碱主要是季铵型生物碱和某些含有氮氧化物结构的生物碱（如氧化苦参碱），易溶于水，可溶于甲醇、乙醇，难溶于氯仿、苯等亲脂性有机溶剂。

（3）生物碱盐　生物碱盐为离子型化合物，具有盐的通性，一般易溶于水，可溶于甲醇、乙醇等醇类溶剂，难溶于亲脂性有机溶剂。一般情况下，无机酸盐水溶性大于有机酸盐，含氧无机酸盐（如硫酸盐、磷酸盐）水溶性大于卤代酸盐（如盐酸盐）；小分子有机酸盐水溶性大于大分子有机酸盐。

（4）含有特殊官能团的生物碱　生物碱分子中具有酚羟基或羧基等酸性基团，称为两性生物碱，这类生物碱既可溶于酸水，也可溶于碱水。具有内酯或内酰胺结构的生物碱，在碱性条件下加热水解开环形成羧酸盐而溶于水。

三、旋光性

多数生物碱分子结构中具有手性碳原子或本身为手性分子，具有旋光性，大多数呈左旋光性。生物碱的旋光性不同，生物活性也有差异。一般情况下，左旋体的生物活性大于右旋体的生物活性。生物碱的旋光性容易受到溶剂、浓度、温度、溶液的pH等因素影响。

四、碱性

（1）生物碱碱性强度的表示方法　大多数生物碱分子上的氮原子具有一孤电子对，能够接受质子或给出电子而显示碱性。

$$\diagdown\!\!\!\!-\!\!\mathrm{N}\!:\,+\mathrm{H}^{+}=\left[\diagdown\!\!\!\!-\!\!\mathrm{N}\!:\mathrm{H}\right]^{+}$$

生物碱的碱性强度一般用酸式解离常数pK_a表示。pK_a值越大，则碱性越强。一般可

根据 pK_a 的大小，将生物碱分为极弱碱（$pK_a<2$）、弱碱（pK_a 2～7）、中强碱（pK_a 7～11）、强碱（$pK_a>11$）。

处于不同基团中氮原子的 pK_a 大小顺序：胍基 [—NHC(=NH)NH$_2$]＞季铵碱＞N-烷杂环＞脂肪杂胺＞N-芳香（杂）胺＞酰胺。

(2) 生物碱碱性强弱与分子结构的关系

① 氮原子的杂化方式　生物碱分子中氮原子的杂化方式有 sp^3、sp^2、sp 三种方式，p 电子成分比例越大，越容易供给电子，则碱性越强。因此其碱性强弱顺序：$sp^3>sp^2>sp$。如四氢异喹啉、异喹啉和氰基（—CN）中的氮原子分别是 sp^3、sp^2、sp 三种方式，其碱性逐渐下降，其中氰基（—CN）的碱性弱近中性。季铵碱由于分子结构中的氮原子以正离子状态存在，且含有羟基以负离子形式存在而显强碱性。

异喹啉　　　　四氢异喹啉　　　　小檗碱
pK_a 5.4　　　pK_a 9.5　　　　pK_a 11.5

② 诱导效应　生物碱分子结构中氮原子邻近有供电子基团（如烷基），可增加氮原子上的电子云密度，碱性增强，如去甲麻黄碱的碱性小于麻黄碱。生物碱分子结构中氮原子邻近有吸电子基团（如苯基、羟基、羰基、酯基、醚基、酰基、双键），可降低氮原子上的电子云密度，碱性降低，如去甲麻黄碱的碱性小于苯异丙胺。

去甲麻黄碱　　　麻黄碱　　　苯异丙胺
pK_a 9.0　　　pK_a 9.58　　pK_a 9.8

③ 共轭效应　生物碱分子结构中氮原子与苯环上大 π 电子形成 p-π 共轭体系，由于电子云密度平均化趋势可使其碱性减弱。如苯胺氮原子上的孤电子对可与苯环上大 π 电子形成 p-π 共轭体系，其碱性（pK_a 4.58）比环己胺（pK_a 10.14）弱得多。如果生物碱分子结构中氮原子处于酰胺结构，其孤电子对与羰基的 π 电子形成 p-π 共轭体系，则碱性很弱，如秋水仙碱（pK_a 1.84）。

环己胺　　　苯胺　　　秋水仙碱
pK_a 10.14　pK_a 4.58　pK_a 1.84

④ 空间效应　在生物碱分子结构中氮原子的附近有立体结构存在时，会阻碍氮原子接收质子，其碱性减弱。如东莨菪碱的碱性（pK_a 7.50）比莨菪碱的碱性（pK_a 9.65）弱，是由于东莨菪碱分子结构中存在的三元环氧取代基对氮原子产生了空间位阻作用而致。

东莨菪碱
pK_a7.50

莨菪碱
pK_a9.65

⑤ 分子内氢键 生物碱分子结构中氮原子上的孤电子对接受质子形成生物碱共轭酸，如在其附近有羟基、羰基等取代基团并且有利于同生物碱共轭酸分子的质子形成分子内氢键缔合，则可增加共轭酸的稳定性，使碱性增强。如麻黄碱和伪麻黄碱均为仲胺衍生物，属中强碱，由于伪麻黄碱的共轭酸可以形成分子内氢键，所以伪麻黄碱的碱性比麻黄碱强。

第三节 生物碱类化合物的提取与分离技术

一、提取技术

生物碱的提取主要采用溶剂提取法，所用的溶剂有酸水、亲水性有机溶剂和亲脂性有机溶剂。少数具有升华性或挥发性的生物碱，可采用升华法或水蒸气蒸馏法提取。

(1) 水或酸水提取法 大多数生物碱在植物中以有机酸盐形式存在，少数为无机酸盐，易溶于水。也可选 0.1%～2% 的硫酸、盐酸或乙酸等为溶剂，使原料中溶解度较小的生物碱有机酸盐转变为溶解度较大的无机酸盐，从而提高溶出率。而弱碱性或中性生物碱则以不稳定的盐或游离碱的形式存在，故常用 0.5%～2% 的乙酸、盐酸等为溶剂。提取以苷形式存在的生物碱，为防止苷键的水解，可用水作为溶剂进行提取。酸水提取法多采用浸渍法、渗漉法，以水提取还可以采用煎煮法。以水或者酸水提取生物碱，其提取液体积较大，浓缩困难，水溶性杂质也较多，常采用有机溶剂萃取，得到总生物碱粗品。

(2) 亲水性有机溶剂提取法 游离生物碱及其盐类一般都能溶于甲醇和乙醇，因此用它们作为生物碱的提取溶剂，大都用 60%～95% 乙醇或酸性乙醇为溶剂。采用的提取方法有浸渍法、渗漉法或回流法。优点是水溶性杂质较少，提取液易浓缩。但脂溶性杂质较多，因此提取液浓缩后需采用酸水溶解，有机溶剂萃取做进一步纯化得到总生物碱。

(3) 亲脂性有机溶剂提取法 大多数脂溶性生物碱可选用三氯甲烷、乙醚或苯等亲脂性有机溶剂提取。采用的提取方法有浸渍法、回流法或连续回流法。优点是选择性高、杂质少，但亲脂性有机溶剂穿透力弱、提取效率较低、成本较高。

二、分离技术

用各种提取技术得到的提取液需要除去杂质并将生物碱混合物进行分离，一般先进行总生物碱的初步分离，再根据溶解性、酸碱性和极性差异进行单体生物碱的分离。

(1) 总生物碱的分离 根据总生物碱中各成分理化性质的差异，按照生物碱的碱性强弱、有无酚羟基和极性大小进行分离，初步分离出弱碱性生物碱、中强碱性生物碱和强碱性生物碱、水溶性生物碱和酚性生物碱、非酚性生物碱等不同的部分。总生物碱的分离流程如图 2-1。

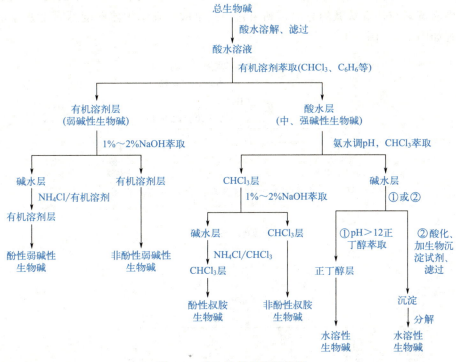

图 2-1　总生物碱分离流程图

(2) 单体生物碱的分离

① 利用生物碱的碱性差异进行分离　总生物碱中各单体生物碱的碱性之间存在一定的差异，可在不同的 pH 条件下分离，称为 pH 梯度萃取法。具体操作方式有两种。

第一种是将总生物碱用酸水溶解成酸水溶液，然后加碱进行梯度碱化，同时用有机溶剂萃取，分别回收有机溶剂，可以将生物碱按碱性由弱到强的顺序分离。第二种是将总生物碱溶于亲脂性有机溶剂，用不同酸度（酸度由弱到强，pH 由大到小）的酸水进行梯度萃取，酸水液分别碱化，同时用有机溶剂萃取，分别回收有机溶剂可以将生物碱按碱性由强到弱的顺序分离。分离流程如图 2-2。

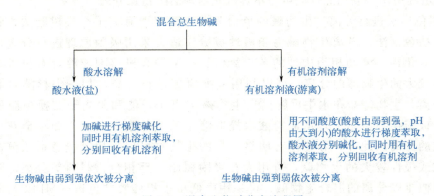

图 2-2　混合生物碱分离流程图

② 利用生物碱及其盐的溶解度差异进行分离　利用总生物碱中各生物碱或生物碱盐溶解度差异，使溶解度不同的生物碱分别析出，以获得多个生物碱单体结晶。例如苦参中苦参碱和氧化苦参碱的分离，利用氧化苦参碱的极性大、亲水性强、难溶于乙醚的性质进行分离。麻黄中麻黄碱与伪麻黄碱的分离，利用它们的草酸盐在水中溶解度不同而进行分离。具体分离流程如图 2-3、图 2-4。

苦参碱和氧化苦参碱混合物
少量$CHCl_3$溶解
$CHCl_3$液
加入10倍量的乙醚
沉淀
(氧化苦参碱)
母液
(苦参碱)

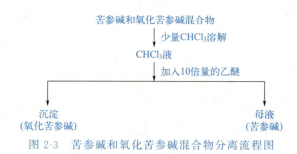

图 2-3　苦参碱和氧化苦参碱混合物分离流程图

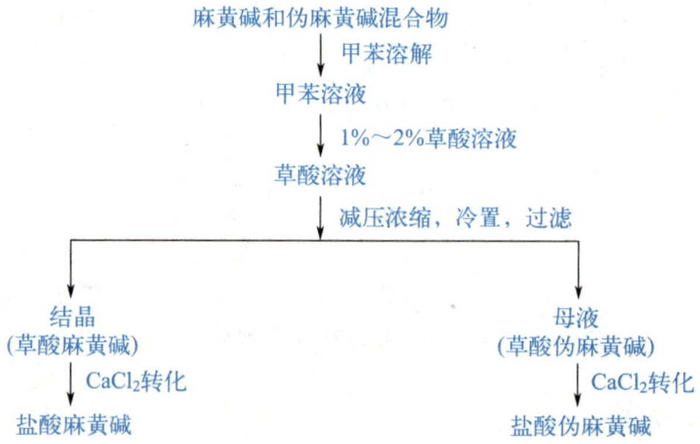

麻黄碱和伪麻黄碱混合物
甲苯溶解
甲苯溶液
1%～2%草酸溶液
草酸溶液
减压浓缩，冷置，过滤
结晶
(草酸麻黄碱)
$CaCl_2$转化
盐酸麻黄碱
母液
(草酸伪麻黄碱)
$CaCl_2$转化
盐酸伪麻黄碱

图 2-4　麻黄碱和伪麻黄碱混合物分离流程图

③ 利用生物碱中的特殊官能团进行分离　含酚羟基的生物碱由于溶于稀氢氧化钠，可将其溶于有机溶剂中，再用稀氢氧化钠水溶液萃取，得到酚性生物碱部位。带羧基的生物碱可用碳酸氢钠水溶液萃取其有机溶剂层，得到酸性生物碱部位。例如从鸦片中提取吗啡，即利用了吗啡具有酚羟基而溶于氢氧化钠溶液的性质，使之与其他生物碱分离。具有内酯或内酰胺结构的生物碱，在碱性条件下加热水解开环形成羧酸盐而溶于水，酸化后又重新环合而从水溶液中沉淀析出，利用此性质可与不具有此结构的生物碱分离。

④ 利用色谱法进行分离　生物碱的色谱分离方法主要有离子交换树脂法、吸附柱色谱法、分配柱色谱法。游离生物碱为脂溶性成分，适合采用吸附原理进行分离，吸附剂多用硅胶、氧化铝，流动相为中性的苯、氯仿、乙醚等有机溶剂或混合有机溶剂。极性相似或极性较大的生物碱的分离，可以利用分配原理进行分离，如三尖杉酯碱和高三尖杉酯碱的分离。生物碱盐在水中可解离出生物碱阳离子，能和阳离子交换树脂发生离子交换反应，被交换到树脂上，从而与酸水提取液中的其他杂质分开，如洋金花中莨菪碱和东莨菪碱的分离。此外，分子量有明显差异的生物碱可以采用凝胶色谱法分离。对于苷类生物碱或极性较大的生物碱，可用大孔吸附树脂、反相色谱材料等分离。对组分较多、极性相似难以分离的混合生物碱，可采用中低压正相硅胶柱色谱（MPLC）和高效液相色谱法（HPLC）等分离。

第四节 生物碱类化合物的检识技术

生物碱的检识技术

一、化学检识技术

（1）生物碱沉淀试剂反应 在酸水溶液或稀醇溶液中，大多数生物碱能和某些试剂生成难溶于水的复盐或分子络合物的反应，称为生物碱沉淀反应，这些试剂被称为生物碱沉淀试剂。生物碱沉淀试剂种类较多，常见的见表2-5。生物碱沉淀反应可以检识天然药物中是否有生物碱类成分的存在，亦可用于分离纯化生物碱。某些生物碱和沉淀试剂反应产生的沉淀具有很好的结晶和一定的熔点，还可用于生物碱的鉴定。在检识生物碱时要在酸性水溶液或在稀醇溶液中进行，在反应前要排除蛋白质、鞣质等杂质干扰，防止出现假阳性反应。仲胺类一般不易和生物碱沉淀试剂反应，如麻黄碱，因此在结构判断时需慎重。

表2-5 常用的生物碱沉淀试剂名称、组成、反应现象及产物

试剂名称	试剂组成	反应现象及产物
碘化铋钾试剂（Dragendoff 试剂）	$BiI_3 \cdot KI$	黄至橘红色沉淀（$B \cdot BiI_3 \cdot HI$）
碘-碘化钾试剂（Wagner 试剂）	$KI \cdot I_2$	棕色至褐色沉淀（$B \cdot I_2 \cdot HI$）
10%硅钨酸试剂（Bertrand 试剂）	$SiO_2 \cdot 12WO_3 \cdot nH_2O$	淡黄色或灰白色无定形沉淀（$4B \cdot SiO_2 \cdot 12WO_3 \cdot 2H_2O$）
饱和苦味酸试剂（Hager 试剂）	2,4,6-三硝基苯酚	黄色晶形沉淀（$B \cdot C_6H_4N_3O_7$）
硫氰酸铬铵试剂（雷氏铵盐）	$NH_4[Cr(NH_3)_2(SCN)_4]$	难溶性紫红色复盐、有一定晶形和熔点（$B \cdot H^+[Cr(NH_3)_2(SCN)_4]^-$）

（2）生物碱显色反应 有些生物碱单体能与一些以浓无机酸为主的试剂反应呈现不同的颜色，这些试剂称为生物碱的显色试剂。不同结构的生物碱和生物碱显色试剂反应呈现不同的颜色，常可以用于检识和鉴别个别生物碱。常见生物碱显色试剂见表2-6。

表2-6 常用的生物碱显色试剂名称、组成及反应物颜色特征

试剂名称	试剂组成	生物碱及颜色特征
Marquis 试剂	0.2mL 30%甲醛溶液-10mL 浓硫酸	可待因：蓝色 吗啡：紫红色
Fröhde 试剂	1%钼酸钠（5%钼酸铵）的浓硫酸溶液	吗啡：紫色渐变为棕绿色 小檗碱：棕绿色 利血平：黄色渐变蓝色
Mandelin 试剂	1%钒酸铵的浓硫酸溶液	吗啡：蓝紫色 可待因：蓝色 阿托品：红色 奎宁：淡橙色

续表

试剂名称	试剂组成	生物碱及颜色特征
浓硫酸试剂	浓硫酸	乌头碱:紫色 小檗碱:绿色 阿托品:不显色
浓硝酸试剂	浓硝酸	小檗碱:棕红色 秋水仙碱:蓝色 咖啡碱:不显色

二、色谱检识技术

(1) 薄层色谱法

① 吸附薄层色谱法　吸附剂通常选用氧化铝、硅胶、活性炭等。

氧化铝显弱碱性且吸附性能较强,常用于亲脂性较强的生物碱的检识。

硅胶由于显弱酸性能与碱性较强的生物碱反应生成盐而使生物碱斑点出现拖尾或形成复斑现象,导致分离效果不好。可采用加碱的方法获得集中的斑点。加碱的方法有3种:第一种方法是在湿法制板时用 0.1~0.5mol/L 氢氧化钠水溶液代替水,使硅胶薄层板显碱性;第二种方法是在展开剂中加入少量的二乙胺、氨水等碱性溶剂使展开剂显碱性;第三种方法是在色谱缸中放入一个盛有氨水的小杯。

展开剂以氯仿或苯为主的混合溶剂,应用时可根据生物碱的极性和种类,必要时也可以加入二乙胺、氨水,确保生物碱以游离形式展开获得较好的分离效果,如硅胶薄层色谱法时展开剂采用三氯甲烷-甲醇-浓氨水(5:0.6:0.2),氧化铝薄层色谱法时展开剂采用苯-丙酮-乙醇(70:16:1)。

② 分配薄层色谱法　用吸附薄层色谱法检识生物碱效果不理想,可选用分配薄层色谱法。支持剂一般选用硅胶或纤维素,固定相根据生物碱的极性进行选择。分离弱极性或中等极性的脂溶性生物碱时,以甲酰胺为固定相,三氯甲烷为主的混合溶剂为展开剂。分离水溶性生物碱或生物碱盐时,以水为固定相,以 BAW 溶剂系统[正丁醇-醋酸-水(4:1:5,上层)]等亲水性有机混合溶剂为展开剂。

薄层色谱展开后,有颜色的生物碱可以在可见光下直接观察斑点,没颜色的生物碱可以在紫外光下观察荧光斑点;化学检识法常用改良碘化铋钾试剂等生物碱沉淀试剂或生物碱显色试剂显色。在喷洒显色剂前,如果展开剂或固定相中含有难挥发的碱或甲酰胺,必须先加热将碱除尽(60~120℃加热)。

(2) 纸色谱法　生物碱的纸色谱的固定相常用水、甲酰胺或缓冲溶液。当检识离子型生物碱时,以水为固定相,以亲水性溶剂如 BAW 溶剂系统为展开剂;当检识游离型生物碱时,以甲酰胺为固定相,以甲酰胺饱和的亲脂性有机溶剂如氯仿为展开剂。纸色谱的显色方法和薄层色谱相同,但含硫酸显色剂不能使用。

(3) 高效液相色谱法　高效液相色谱法分离生物碱时主要采用反相色谱法。常用十八烷基硅烷键合硅胶(ODS)为固定相,以甲醇(乙腈)-水为流动相,并含有 0.01~0.1mol/L 磷酸缓冲液、醋酸钠溶液或碳酸铵等(pH 4~7)。在相同的条件下,各种生物碱均有一定的保留时间,可作为定性参数,如果被测试样与已知对照品保留时间相同,则两者为同一化合物。

> **边学边练**
>
> 小檗碱亦称黄连素，是从中药黄连中分离的一种季铵生物碱，是黄连抗菌的主要有效成分。2020版《中华人民共和国药典》（一部）收载的有盐酸小檗碱、盐酸小檗碱胶囊、盐酸小檗碱片和复方黄连素片。如何从天然药物中提取、分离和检识小檗碱？请参见：实训二　黄连中盐酸小檗碱的提取分离与检识技术。

第五节　应用实例

实例1　麻黄中生物碱的提取分离技术

麻黄为麻黄科草麻黄（*Ephedra sinica* Stapf）、中麻黄（*Ephedra intermedia* Schrenk et C. A. Mey.）或木贼麻黄（*Ephedra equisetina* Bge.）的干燥草质茎。具有发汗解表、宣肺平喘、利水消肿的作用。麻黄中含有多种生物碱，因产地和品种的不同有一定的差异，一般以麻黄碱和伪麻黄碱为主，此外还含有少量甲基麻黄碱、甲基伪麻黄碱和去甲基麻黄碱、去甲基伪麻黄碱。中国药典（2020版）一部中规定其含量，按干燥品计算盐酸麻黄碱和盐酸伪麻黄碱的总量不得少于0.80%。麻黄碱松弛支气管平滑肌、收缩血管，有显著的中枢兴奋作用；伪麻黄碱有选择性地收缩上呼吸道毛细血管，消除鼻咽部黏膜充血、肿胀、减轻鼻塞症状等作用。

麻黄碱和伪麻黄碱易溶于三氯甲烷、苯和乙醇等有机溶剂中，麻黄碱可溶于水，而伪麻黄碱因形成较稳定的分子内氢键难溶于水。盐酸麻黄碱和盐酸伪麻黄碱均易溶于水，草酸麻黄碱难溶于水而草酸伪麻黄碱易溶于水。

从麻黄中提取麻黄碱和伪麻黄碱的常见提取分离流程如图2-5。

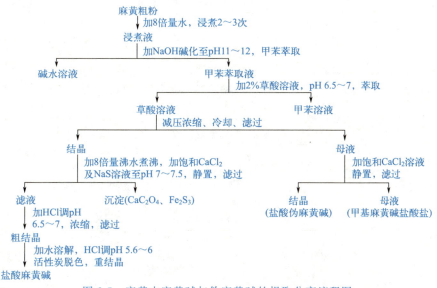

图2-5　麻黄中麻黄碱与伪麻黄碱的提取分离流程图

实例 2　防己中生物碱的提取分离技术

防己为防己科植物粉防己（*Stephania tetrandra* S. Moore）的干燥根。具有祛风止痛、利水消肿的作用。防己中含有多种生物碱，含量在 1.5%～2.3%，主要是粉防己碱（粉防己甲素）、防己诺林碱（粉防己乙素）和轮环藤酚碱。中国药典（2020 版）一部中规定其含量，按干燥品计算含粉防己碱和防己诺林碱的总量不得少于 1.6%。防己总生物碱有镇痛作用，其中粉防己碱作用比较强，还有抗菌、抗过敏、抗心律失常等作用。

粉防己碱和防己诺林碱为脂溶性生物碱，不溶于水、石油醚，可溶于三氯甲烷、乙醚丙酮、乙醇等有机溶剂。粉防己碱极性小于防己诺林碱，能溶于冷苯，防己诺林碱难溶于冷苯。

利用乙醇提取总生物碱。根据粉防己碱和防己诺林碱与酸结合溶于水而难溶于有机溶剂，在碱性条件下易溶于有机溶剂而不溶于水的性质反复处理后，再利用两者在冷苯中的溶解度不同，使之相互分离。提取分离流程如图 2-6、图 2-7。

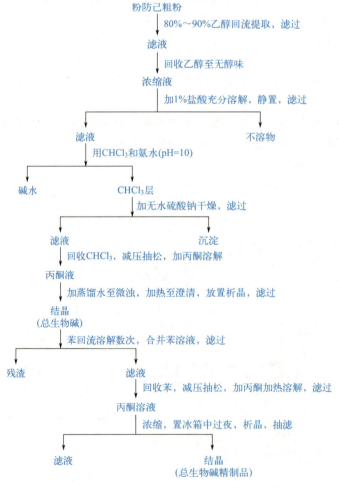

图 2-6　防己总生物碱的提取与精制流程图

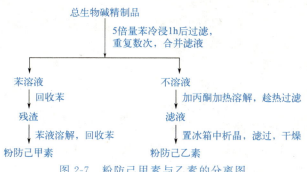

图 2-7 粉防己甲素与乙素的分离图

拓展链接

桑枝总生物碱片

桑枝为桑科植物桑的干燥嫩枝，用于风湿痹病，肩臂、关节酸痛麻木。桑枝总生物碱是以桑枝为药材，经提取、分离、纯化得到的有效组分，对小肠双糖酶具有高度选择性抑制作用，还具有调节糖脂代谢和肠道菌群、刺激 GLP-1 分泌等综合药理活性。我国原创降血糖天然药物桑枝总生物碱片于 2020 年 3 月获批上市，由中国医学科学院、北京协和医学院药物研究所立项研发。最初的研发创意来源于中医古籍，经历了 20 余年时间，攻克了一系列技术壁垒，是在借鉴和汲取祖国中医药古籍精华的基础上，按照现代医药学理念研发的天然药物，是十几年来我国首个获批的中药创新药，也是糖尿病治疗领域唯一的有效组分天然药物。研究历程充分体现了"传承精华，守正创新"的中医药发展理念。

学习目标检测

一、单项选择题

1. 生物碱不具有的特点是（　　）。
   A. 分子中含 N 原子　　　　B. 具有碱性
   C. 分子中多有苯环　　　　D. 显著而特殊的生物活性
   E. N 原子多在环内

2. 属于异喹啉生物碱的是（　　）。
   A. 莨菪碱　　B. 氧化苦参碱　　C. 乌头碱　　D. 小檗碱　　E. 麻黄碱

3. 下列属于挥发性生物碱的是（　　）。
   A. 氧化苦参碱　　B. 麻黄碱　　C. 吗啡　　D. 小檗碱　　E. 莨菪碱

4. 常温下为液体的生物碱是（　　）。
   A. 氧化苦参碱　　B. 麻黄碱　　C. 槟榔碱　　D. 乌头碱　　E. 莨菪碱

5. 水中溶解度最大的小檗碱盐是（　　）。
   A. 磷酸盐　　B. 乙酸盐　　C. 硫酸盐　　D. 盐酸盐　　E. 枸橼酸盐

6. 溶解脂溶性生物碱的最好溶剂是（　　）。
   A. 乙醚　　B. 甲醇　　C. 乙醇　　D. 三氯甲烷　　E. 苯

7. 水溶性生物碱主要是指（　　）。
   A. 芳胺生物碱　　　　B. 仲胺生物碱　　　　C. 叔胺生物碱
   D. 两性生物碱　　　　E. 季铵生物碱
8. 碱性最强的生物碱为（　　）。
   A. 伯胺生物碱　　　　B. 叔胺生物碱　　　　C. 仲胺生物碱
   D. 季铵生物碱　　　　E. 芳胺生物碱
9. 下列生物碱为外消旋体的是（　　）。
   A. 伪麻黄碱　　B. 苦参碱　　C. 阿托品　　D. 醇型小檗碱　　E. 表小檗碱
10. 麻黄碱碱性小于伪麻黄碱是因为（　　）。
    A. 诱导效应　　　　　　　　B. 空间效应
    C. 分子内氢键　　　　　　　D. N 为酰胺型
    E. 氮原子杂化方式不同
11. 下列杂化的氮原子碱性最强的是（　　）。
    A. sp^1　　　B. sp^2　　　C. sp^3　　　D. sp^4　　　E. sp^5
12. 中药的酸水提取液碱化后用三氯甲烷萃取，三氯甲烷层再用酸水萃取，酸水层加碘-碘化钾试剂，能生成红棕色沉淀的是（　　）。
    A. 香豆素　　B. 黄酮　　C. 生物碱　　D. 木脂素　　E. 蒽醌
13. 在下列生物碱的酸水提取液中用三氯甲烷萃取，最易萃出的生物碱是（　　）。
    A. 氧化苦参碱　　B. 秋水仙碱　　C. 麻黄碱　　D. 莨菪碱　　E. 苦参碱
14. 酸水提取法提取生物碱是利用（　　）。
    A. 生物碱盐易溶于水　　　　　B. 生物碱有挥发性
    C. 生物碱和其盐均溶于醇的性质　　D. 生物碱碱性强
    E. 游离生物碱亲脂性强的性质
15. 硅胶薄层色谱法分离生物碱，为防止拖尾可选用（　　）。
    A. 酸性展开剂　　　　B. 中性展开剂　　　　C. 碱性展开剂
    D. 乙酸饱和的展开剂　　E. 醇性展开剂
16. 从苦参总碱中分离苦参碱和氧化苦参碱是利用二者（　　）。
    A. 在水中溶解度不同　　　　B. 在乙醇中溶解度不同
    C. 在氯仿中溶解度不同　　　D. 在苯中溶解度不同
    E. 在乙醚中溶解度不同
17. 含有莨菪类生物碱的天然药物是（　　）。
    A. 黄芩　　B. 黄柏　　C. 洋金花　　D. 黄连　　E. 金银花
18. 生物碱沉淀反应的条件是（　　）。
    A. 碱性水溶液　B. 酸性水溶液　C. 中性水溶液　D. 醇水溶液　E. 水溶液
19. 以 pH 梯度法分离生物碱，其分离条件确定通过（　　）。
    A. 多层缓冲纸色谱　　　　B. 甲酰胺为固定相纸色谱
    C. 聚酰胺薄层色谱　　　　D. 氧化铝薄层色谱
    E. 硅胶薄层色谱
20. 可用来分离麻黄碱和伪麻黄碱的试剂是（　　）。
    A. 草酸　　B. 硫酸　　C. 乙醇　　D. 氯仿　　E. 乙醇

二、多项选择题

1. 下列可作为生物碱沉淀试剂的是（　　）。
   A. 碘化铋钾试剂　　　　B. 雷氏铵盐试剂　　　C. 硅钨酸试剂
   D. 苦味酸试剂　　　　　E. 醋酸铅试剂
2. 影响生物碱碱性强弱的因素有（　　）。
   A. 氮原子的杂化方式　　B. 诱导效应　　　　　C. 共轭效应
   D. 空间效应　　　　　　E. 氢键效应
3. 提取生物碱常用的提取方法有（　　）。
   A. 醇提取丙酮沉淀法　　　　　B. 酸水提取法
   C. 碱提取酸沉淀法　　　　　　D. 醇类溶剂提取法
   E. 亲脂性有机溶剂提取法
4. 硅胶薄层色谱法分离生物碱，为防拖尾可选用（　　）。
   A. 酸性展开剂　　　　　B. 碱性展开剂　　　　C. 中性展开剂
   D. 氨水饱和　　　　　　E. 醋酸饱和
5. 麻黄草中检识麻黄碱的方法有（　　）。
   A. 氯化汞反应　　　　　B. 铜络盐反应　　　　C. 雷氏盐沉淀反应
   D. 碘化铋钾反应　　　　E. 二硫化碳碱性硫酸铜反应

三、简答题

1. 提取天然药物中脂溶性生物碱可选用的溶剂有哪些？
2. 生物碱的碱性强弱与分子结构有何关系？
3. 以麻黄草中麻黄生物碱为例，讨论用离子交换树脂法分离生物碱的原理与步骤。

四、案例分析

从三颗针中提取小檗碱的工艺流程如下，请说明主要步骤的原理及目的。

取三颗针粗粉，①用 0.3% H_2SO_4 溶液渗漉，渗漉液用石灰乳调 pH 10～12，静置，过滤；②滤液加浓 HCl 调 pH3～4，加 NaCl 使其含量达 6%，静置，沉淀，过滤；③得粗制盐酸小檗碱。

第三章

苷类化合物

【学习目标】

❖ 知识目标
1. 能说出糖和苷类化合物的定义、分类及基本结构。
2. 能解释苷键的裂解方法并阐述其规律。
3. 能阐述糖和苷类化合物的检识反应。

❖ 能力目标
1. 熟练掌握苷类化合物提取、分离的基本操作技能。
2. 学会苷键裂解的四种方法。
3. 学会原生苷和次生苷的提取方法。

❖ 素质目标
1. 具有严谨规范的工作态度与精益求精的工匠精神。
2. 具有爱岗敬业、诚实守信的职业道德。
3. 具有知、情、意、行合一的辩证唯物主义思想。

【知识导图】

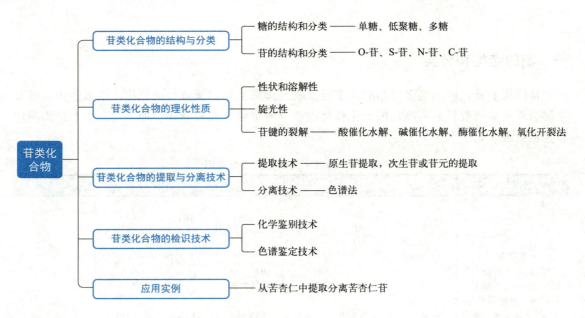

情景导入

据报道，每年医院的急诊都能遇到几例吃杏仁中毒的患者，其中不少是中老年人。患者一般是吃了自家晒的苦杏仁后，出现恶心、呕吐、头昏等症后到医院就诊。苦杏仁中毒时，出现口中苦涩、流涎、头晕、头痛、恶心、呕吐、心悸、四肢无力等症状。较重者胸闷、呼吸困难、呼吸时可嗅到苦杏仁味。严重者意识不清、呼吸微弱，继之意识丧失、瞳孔散大、对光反射消失，最后因呼吸麻痹或心跳停止而死亡。

学前导语

杏仁有两种，一般人们用来煲汤的是"南杏"，也就是甜杏仁；"北杏"就是苦杏仁，苦杏仁常被中医用来与其他中药搭配，治疗感冒、咳嗽、气喘、老年慢性气管炎以及产妇、老人大便秘结等症。苦杏仁含有的苦杏仁苷本身无毒，但它们被 β-葡萄糖苷酶分解后，就会产生有毒的氢氰酸。氢氰酸对人的最低致死量为 0.5～3.5mg/kg（体重）。当咀嚼或破碎含氰苷类植物食品时，其细胞结构被破坏，使得 β-葡萄糖苷酶被释放出来并与氰苷类物质作用产生氢氰酸，氢氰酸可直接损害延髓的呼吸中枢和血管运动中枢。这便是食用新鲜苦杏仁引起氢氰酸中毒的原因。

本章将学习苷类化合物的结构类型、理化性质、提取分离以及成分鉴定。

第一节 苷类化合物的结构与分类

一、糖的结构和分类

从结构上看，糖类是多羟基醛或多羟基酮及其衍生物、聚合物的总称。根据能否水解及水解后获得单糖数目的不同，糖类化合物主要分为单糖、低聚糖和多糖三类。主要结构类型和实例见表3-1。

表3-1 糖的主要结构类型与实例

结构类型	代表成分
单糖类 糖的最小单位，可分为五碳糖、六碳糖、七碳糖。根据取代基不同，又分为氨基糖、去氧糖、糖醛酸、醇糖等	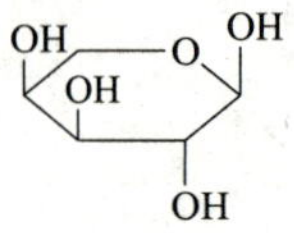 L-阿拉伯糖 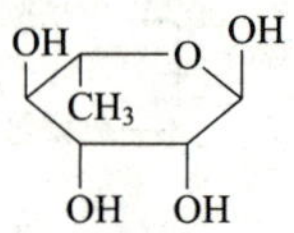　　L-鼠李糖 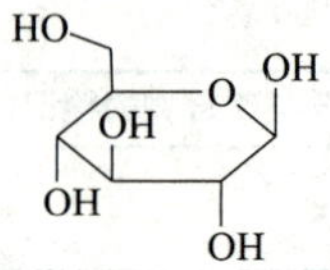　　D-葡萄糖 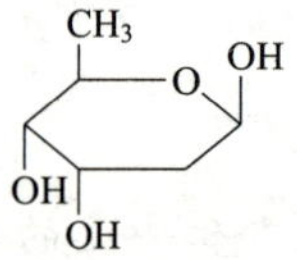 D-洋地黄毒糖 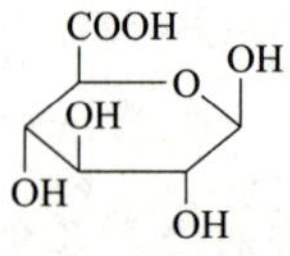　　D-葡萄糖醛酸 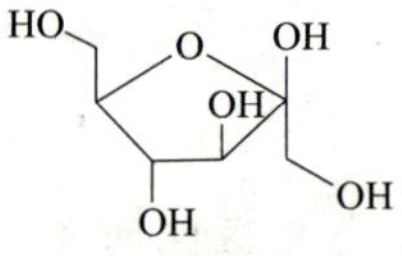　　D-呋喃果糖
低聚糖 由2～9个单糖聚合而成，分为还原性低聚糖与非还原性低聚糖	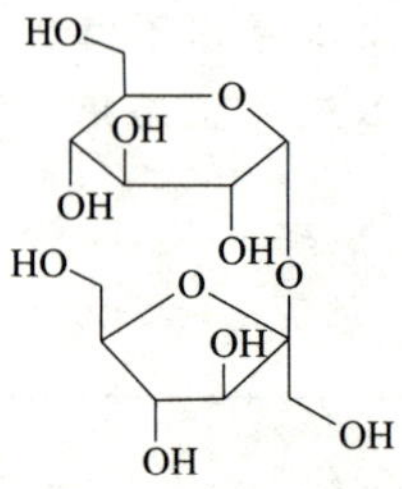 蔗糖 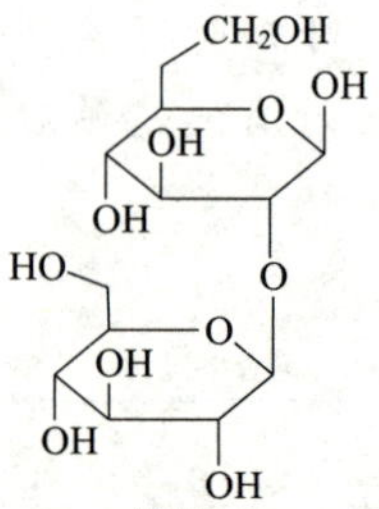　　　　　　　　　　　槐糖 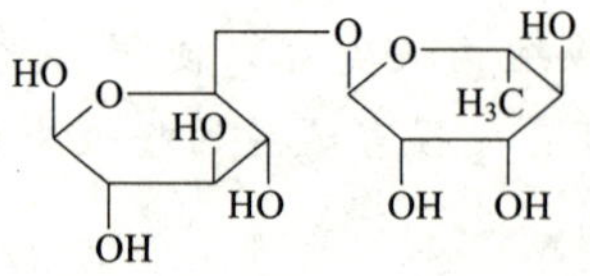 芸香糖 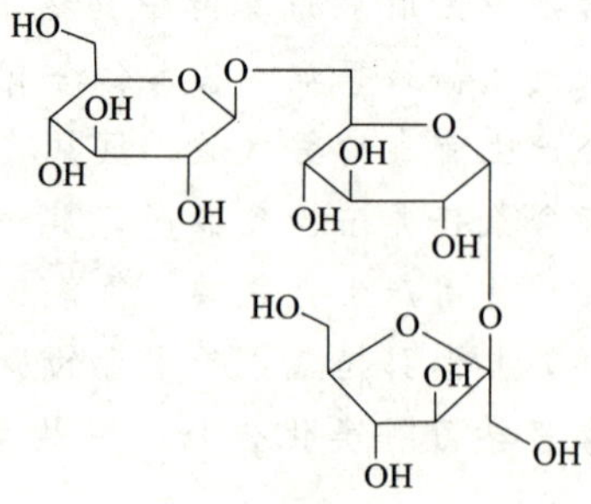　　　　　　　　　　棉子糖

续表

结构类型	代表成分
多糖 由10个以上单糖分子聚合而成，分为均多糖与杂多糖	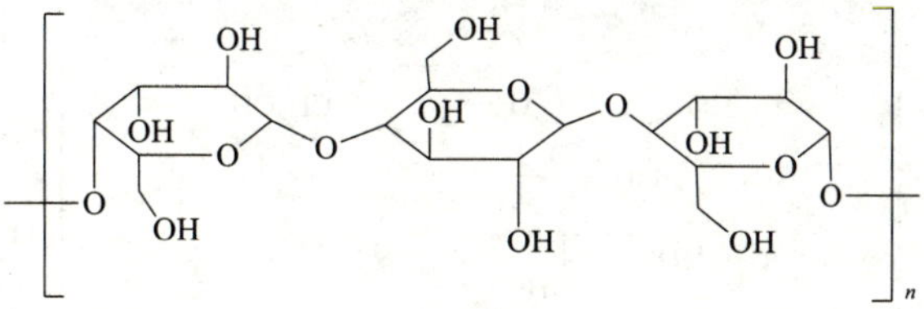 纤维素

 拓展链接

我国原创治疗阿尔茨海默病的新药来自海洋

2019年11月2日，国家药品监督管理局有条件批准了甘露特钠胶囊（商品名"九期一"）上市注册申请。

甘露特钠胶囊（GV-971）是由上海药物研究所、中国海洋大学和上海绿谷制药历时22年共同研制、开发的，具有完全自主知识产权的国产创新药，也是全球首个糖类多靶抗阿尔茨海默病创新药物。用于治疗轻度至中度阿尔茨海默病，改善患者认知功能。这款中国原创、国际首个靶向脑-肠轴的阿尔茨海默病治疗新药，将为广大阿尔茨海默病患者提供新的治疗方案，造福阿尔茨海默病患者和家庭。

二、苷的结构和分类

苷类是指糖或糖的衍生物端基碳原子上的羟基与非糖物质脱水缩合而形成的一类化合物。其中的非糖部分又称苷元。苷元与糖的连接键称为苷键。苷键上的原子称为苷键原子，常见的苷键原子有O、S、N、C四种。

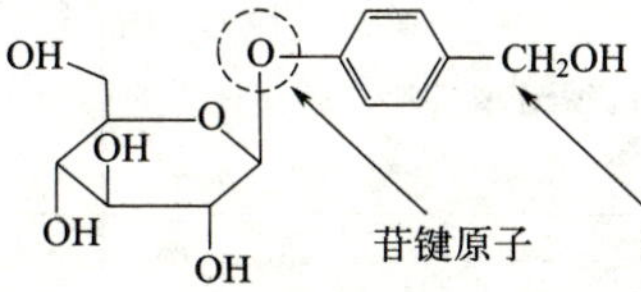

根据苷键的构型不同，苷分为α-苷、β-苷两大类，在自然界D-糖常形成β-苷，L-糖常形成α-苷。组成苷的糖，有单糖、低聚糖。苷的结构类型见表3-2。

表3-2 苷的结构类型、活性成分

结构类型		活性成分	主要来源	作用
氧苷 （O-苷）	醇苷	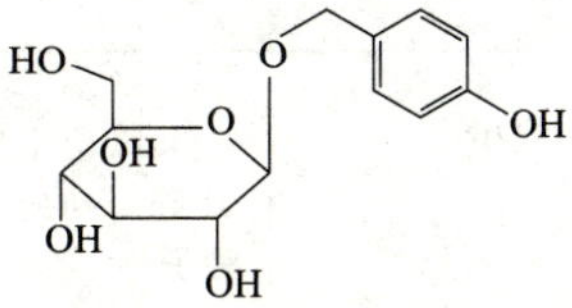 红景天苷	来源于景天科植物大花红景天的干燥根及根茎	改善心脏功能。可治疗老年冠心病

续表

结构类型		活性成分	主要来源	作用
氧苷（O-苷）	酚苷	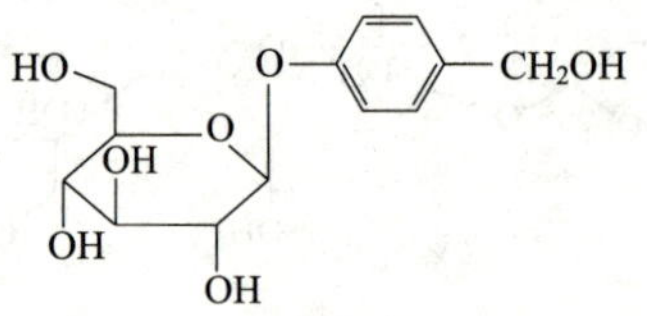 天麻苷	来源于兰科植物天麻的干燥块茎	镇静、催眠、镇痛。可治疗眩晕症、神经性头痛、面瘫症
	酚苷	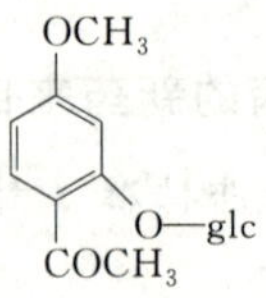 丹皮苷	来源于毛茛科植物牡丹的干燥根皮	抗菌、镇痛、镇静
	氰苷	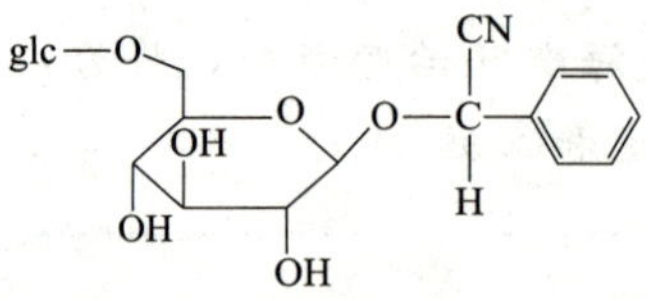 苦杏仁苷	来源于蔷薇科植物山杏、西伯利亚杏、东北杏或杏的干燥成熟种子	止咳化痰
	酯苷	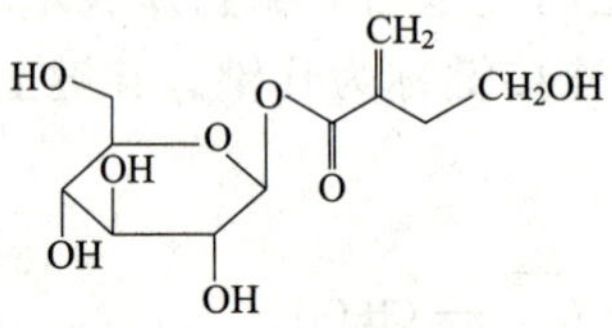 山慈菇苷A	来源于兰科植物杜鹃兰、独蒜兰或云南独蒜兰的干燥假鳞茎	抗真菌
吲哚苷		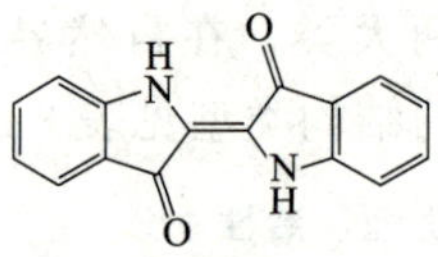 靛蓝	来源于十字花科植物菘蓝、爵床科植物马蓝、蓼科植物蓼蓝、马鞭草科植物大青木的干燥叶	抗病毒
硫苷（S-苷）		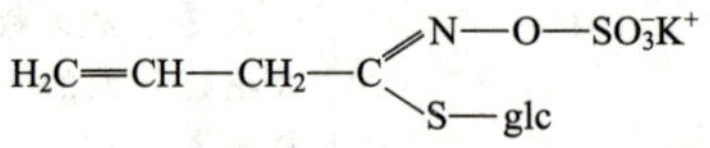 黑芥子苷	来源于十字花科的黑芥子的干燥成熟种子	抗炎、止痛

续表

结构类型	活性成分	主要来源	作用
氮苷（N-苷）	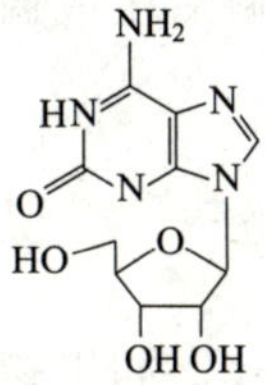 巴豆苷	来源于大戟科植物巴豆的干燥成熟果实	抗菌。可治疗肠梗阻、白喉和小儿腹泻
碳苷（C-苷）	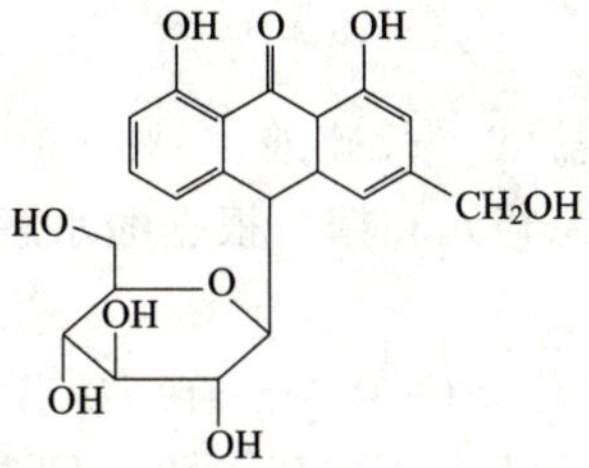 芦荟苷	来源于百合科植物库拉索芦荟、好望角芦荟或其他同属近缘植物叶的汁液浓缩干燥物	泻下

另外，依据苷在植物体内的存在状态不同，可将苷分为原生苷和次生苷；依据苷结构中单糖数目的不同，苷又分为单糖苷、双糖苷、三糖苷；依据苷元结构不同，苷可分为黄酮苷、蒽醌苷、香豆素苷等；依据糖链的数目不同，分为单糖链苷、双糖链苷；依据苷的生物活性，分为强心苷、皂苷等。

第二节 苷类化合物的理化性质

糖和苷类的理化性质

苷类化合物是由糖、苷键和苷元三部分组成，由于苷元的结构不同，性质也有很大的差别，其共性主要体现在苷结构中糖和苷键的部分。

一、性状和溶解性

苷类化合物大多数是固体。其中，含糖基少的苷类可形成结晶，含糖基多的苷类有吸湿性，一般为无定形粉末。多数苷无色，个别因苷元结构带有共轭系统或助色基团而有颜色，如黄酮苷、蒽醌苷等。苷类一般无味，但也有因苷元和糖的影响而具苦味、甜味、辛辣味的苷，如龙胆苦苷、甜菊苷、皂苷等。

苷类的溶解性与苷元和糖的结构有关。苷类结构中因含有糖基，具有亲水性，可溶于水、亲水性有机溶剂，不溶或难溶于亲脂性有机溶剂。苷类亲水性的大小与糖基数目、糖基的性质、苷元的性质有关。C-苷与O-苷不同，在所有溶剂中均难溶或不溶。

苷元部分因不含糖，显亲脂性，不溶或难溶于水，可溶于亲水性有机溶剂如甲醇、乙醇、丙酮，易溶于亲脂性有机溶剂如乙酸乙酯、三氯甲烷、乙醚等。

二、旋光性

苷类均有旋光性，天然苷类多具左旋光性，水解后生成糖而呈右旋。通过比较水解前后旋光性的变化，可初步判断苷类成分的存在。

三、苷键的裂解

苷键具有缩醛的性质，在一定条件下，易发生化学和生物裂解成为糖和苷元。通过苷键的裂解反应，可获得苷键的构型、苷元与糖及糖与糖之间连接方式的信息。能使苷键裂解的方法有酸催化水解法、碱催化水解法、酶催化水解法、氧化开裂法。

1. 酸催化水解法

苷键易被稀酸催化水解，常用的酸为稀盐酸、稀硫酸、8%～10%甲酸、40%～50%乙酸等。酸水解反应比较剧烈，水解产物一般为苷元和糖。根据酸水解的原理，分析苷类酸催化水解，难易有如下规律：

（1）苷键原子不同　水解易难顺序为 N-苷＞O-苷＞S-苷＞C-苷。N 电子云密度大，易接受质子。而 C 上无共享电子对，电子云密度小，不能质子化，最难水解。

（2）糖的种类不同　①呋喃糖苷较吡喃糖苷易水解，如呋喃型果糖与吡喃型葡萄糖，水解难易不同；②酮糖苷较醛糖苷易水解，因为酮糖多为呋喃糖；③吡喃糖苷中，C_5 取代基越大越难水解，水解速率为：五碳糖苷＞甲基五碳糖苷＞六碳糖苷＞七碳糖苷＞糖醛酸苷；④去氧糖最易水解，水解的易难顺序为：2,6-二去氧糖苷＞2-去氧糖苷＞6-去氧糖苷＞2-羟基糖苷＞2-氨基糖苷。

（3）苷元结构不同　芳香族苷较脂肪族苷易水解。芳香族苷因苷元部分有供电子基，水解比脂肪族苷容易，某些酚苷，如蒽醌苷、香豆素苷不用加酸，只需加热即可水解。

（4）难水解的苷　对难水解的苷常需要在剧烈条件下进行，如增加酸的浓度和水解时间、提高温度等，但剧烈的水解条件会引起苷元结构的改变。因此，最好采用两相酸水解法，即向待水解液中加入与之不相混溶的有机溶剂，使苷元生成后马上转溶于有机溶剂中，减少与酸的接触时间，从而获得真正的苷元。

2. 碱催化水解法

苷键具有缩醛结构，对碱性试剂比较稳定，不易发生碱水解。但有些特殊的苷如酯苷、酚苷、烯醇苷和 β 位有吸电子基团的苷类易发生碱水解。如靛苷、藏红花苦苷等。

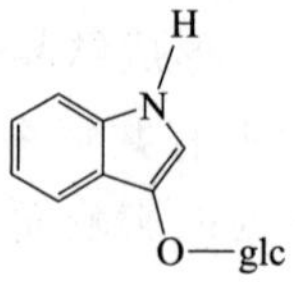

靛苷 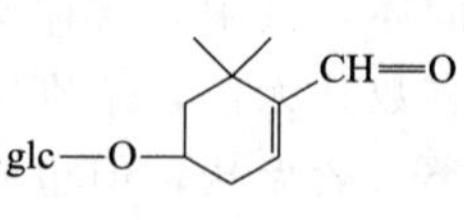　　　　　藏红花苦苷

3. 酶催化水解法

酶是生物催化剂。酶水解和酸水解不同，水解条件温和（30～40℃），且对水解部位有较高的专属性，即一种酶通常仅能水解一种特定构型的苷键而对其他部位无作用。通过酶水解，可获知苷键的构型、苷元与糖、糖与糖的连接方式等信息。利用酶水解，可获得次生苷和低聚糖，保持苷元的结构。

常用的酶有：转化糖酶，只水解 β-果糖苷键；麦芽糖酶，只水解 α-D-葡萄糖苷键；苦杏仁酶，只水解 β-葡萄糖苷键；纤维素酶，只水解 β-D-葡萄糖苷键。苷在植物体内常与自身水解酶共存，若需要获得原生苷，在天然药物的采收、加工、贮藏、提取过程中，要特别注意天然药物中的内存酶对所含苷的影响。

苦杏仁苷的酶催化水解过程如下：

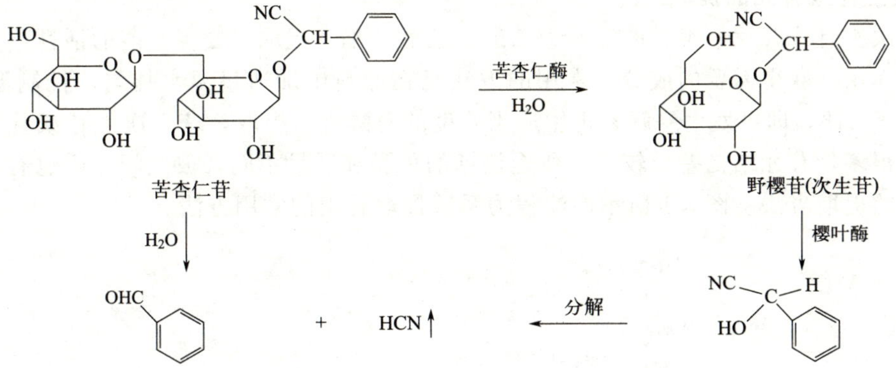

4. 氧化开裂法

Smith 降解法是常用的氧化开裂法。某些苷在进行酸水解时难水解或苷元结构发生变化，应采用氧化裂解法断裂苷键，从而获得完整的苷元。人参、柴胡、远志等的皂苷，用 Smith 降解法获得真正的苷元。

Smith 降解法反应分三步：①在水或稀醇溶液中，用 $NaIO_4$ 在室温条件下将苷分子中糖上的邻二羟基氧化开裂为二元醛；②将二元醛用 $NaBH_4$ 还原成相应的二元醇；③调节 pH 至 2 左右，室温放置，水解生成苷元、多元醇、羟基乙醛。反应式如下：

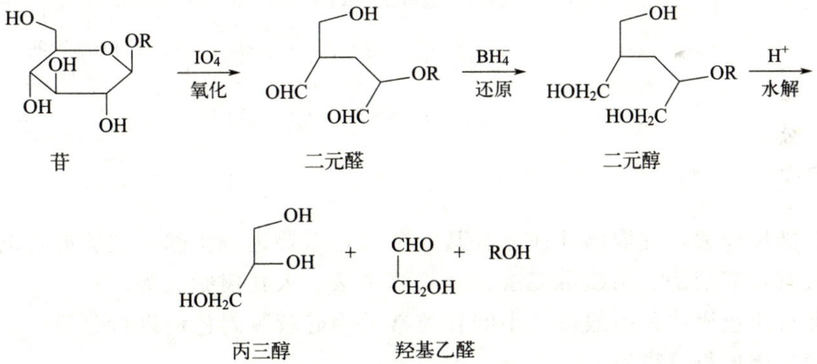

第三节 苷类化合物的提取与分离技术

一、提取技术

苷的提取多用溶剂法，由于天然药物中原生苷、次生苷、苷元的性质不同，提取方法也有些不同。

1. 原生苷的提取

提取原生苷，常用的溶剂为水或乙醇。天然药物中的苷都有水解酶存在，提取原生苷时，要设法破坏或抑制与之共存酶的活性。常用的方法有：直接用沸水提取；用甲醇或60%以上的乙醇作溶剂提取；将药材先用一定量的 $CaCO_3$ 拌匀后再用沸水提取等。若用现代微波技术提取原生苷，可直接灭酶。

2. 次生苷或苷元的提取

提取次生苷或苷元，常用的溶剂为乙醇、乙酸乙酯。提取时要保存酶的活性，充分利用酶的水解作用，获得需要的成分。常用的方法是在原料中加适量温水拌匀，控制温度35℃左右，放置24h，即可发生酶解，再用适当浓度的乙醇进行提取，获得次生苷或苷元。由于苷的种类很多，苷元结构差异较大，所连接糖的种类和数量不同，彼此间性质也有差异，很难有统一的提取方法。图3-1 所示的流程为系统提取苷类的常用方法。

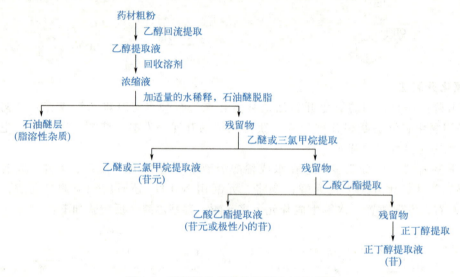

图3-1 系统提取苷类的常用方法流程图

二、分离技术

苷类由于极性较大，提取物往往含有其他杂质，需要进一步除去这些混存的杂质才能分离。纯化方法有：溶剂法、铅盐沉淀法、凝胶滤过法、大孔树脂法等。

分离苷类常用色谱法，一般极性小的苷类常采用硅胶吸附色谱进行分离，极性较大的苷类多采用分配色谱进行分离。

第四节 苷类化合物的检识技术

一、化学鉴别技术

1. Molish 反应

又称 α-萘酚-浓硫酸反应。溶液中含有糖或苷即可发生此反应。

取供试液,加3% α-萘酚乙醇溶液摇匀,沿管壁滴加浓硫酸,出现两液层,观察两层交界面处,应呈紫红色环。

2. Fehling 反应

又称斐林反应,是还原性糖的检识反应,产生砖红色氧化亚铜沉淀。

3. Tollen 反应

又称托伦反应、银镜反应,用于还原性糖的检识,析出的银在试管壁则呈光亮银镜,在薄层板或滤纸上为褐色斑点。

二、色谱鉴定技术

1. 纸色谱

糖类极性大,适合进行纸色谱鉴定,展开剂一般常用水饱和的有机溶剂,如正丁醇-乙酸-水(4:1:5上层,BAW)、水饱和的苯酚。R_f 与糖结构中碳原子数、羟基数有关,在单糖中碳原子少的糖 R_f 比碳原子多的大,酮糖比醛糖大,去氧糖则更大。R_f 还与溶剂的含水量有关,因此在配制展开剂时要特别注意。纸色谱分离后斑点的显示,常用硝酸银试剂,产生棕褐色斑点。

2. 薄层色谱

常用硅胶做固定相,极性较大的溶剂系统做展开剂,如正丁醇-乙酸-水(4:5:5上层)、三氯乙烷-甲醇-水(65:35:10下层)。糖的极性大,点样量不宜大于 5μg,否则易出现拖尾,使 R_f 下降,影响分离效果。若将硅胶用 0.03mol/L 硼酸溶液或一些无机盐的水溶液如 0.02mol/L 硼酸盐缓冲液、0.1mol/L 亚硫酸氢钠水溶液等代替水调制硅胶铺薄层板,有利于斑点的集中,则样品承载量可明显提高,分离效果也有所改善。

薄层色谱的显色剂除用硝酸银外,还可用硫酸水或乙醇溶液、茴香醛-浓硫酸等试剂。

从苦杏仁中提取分离苦杏仁苷

第五节 应用实例

实例 从苦杏仁中提取分离苦杏仁苷

苦杏仁为蔷薇科植物山杏、西伯利亚杏、东北杏或杏的干燥成熟种子。具有降气平喘、润肠通便之功效。用于咳嗽气喘、胸满痰多、血虚津枯、肠燥便秘。

苦杏仁中含苦杏仁苷约 2%,脂肪油约 50%,以及苦杏仁酶、樱叶酶、油酸等成分。常见从苦杏仁中提取分离苦杏仁苷的流程如图 3-2 所示。

分析:

苦杏仁苷为双糖苷,极性大,易溶于水,可溶于沸乙醇中,难溶于乙醚。药材中含有苦杏仁

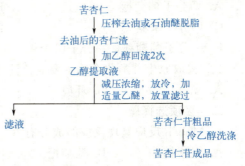

图 3-2 苦杏仁中提取分离苦杏仁苷的流程

酶、樱叶酶等水解酶，因此，本流程采用乙醇为提取溶剂。

苦杏仁为种子类药材，含有大量脂肪油，阻碍溶剂对苦杏仁苷的提取，因此，在提取苦杏仁苷之前，通过压榨法或石油醚脱脂法除去油脂，从而提高提取效率。

学习目标检测

一、单项选择题

1. 属于氮苷的是（　　）。
   A. 黑芥子苷　　　B. 天麻苷　　　C. 山慈菇苷　　　D. 巴豆苷　　　E. 苦杏仁苷
2. 下列不属于苷的水解的是（　　）。
   A. 酸水解　　　　　　B. 盐水解　　　　　　C. 酶水解
   D. 碱水解　　　　　　E. 氧化开裂法水解
3. 获得原生苷，常用的提取方法是（　　）。
   A. 热水提取　　　B. 冷水提取　　　C. 乙醚提取　　　D. 酸水提取　　　E. 碱水提取
4. 下列可发生 Fehling 反应的是（　　）。
   A. 蔗糖　　　　　　　B. 甲壳素　　　　　　C. 葡萄糖
   D. 纤维素　　　　　　E. 硫酸软骨素
5. 属于氰苷的是（　　）。
   A. 红景天苷　　　B. 苦杏仁苷　　　C. 芦荟苷　　　D. 丹皮苷　　　E. 天麻苷
6. 低聚糖包含的单糖数为（　　）个。
   A. 2～3　　　　　B. 2～5　　　　　C. 2～9　　　　　D. 2～10　　　　E. 3～10
7. 最易水解的苷是（　　）。
   A. C-苷　　　　　B. N-苷　　　　　C. O-苷　　　　　D. S-苷　　　　　E. 氰苷
8. 可发生碱水解的是（　　）。
   A. 山慈菇苷　　　B. 芦荟苷　　　　C. 红景天苷　　　D. 苦杏仁苷　　　E. 巴豆苷
9. 下列酸水解最难水解的是（　　）。
   A. 葡萄糖苷　　　　　B. 鼠李糖苷　　　　　C. 葡萄糖醛酸苷
   D. 洋地黄毒糖苷　　　E. 芸香糖苷
10. 洋地黄毒糖属于（　　）。
    A. 五碳糖　　　　B. 去氧糖　　　　C. 糖醛酸　　　　D. 羟基糖　　　　E. 氨基糖
11. 芸香糖的组成为（　　）。
    A. 两分子葡萄糖　　　　　　B. 两分子鼠李糖
    C. 两分子果糖　　　　　　　D. 一分子葡萄糖，一分子果糖
    E. 一分子葡萄糖，一分子鼠李糖
12. 提取原生苷类化合物主要应该注意的是（　　）。
    A. 温度　　　　　B. 环境　　　　　C. 压力　　　　　D. 湿度　　　　　E. 粉碎度

二、多项选择题

1. Molish 反应呈现反应的成分有（　　）。
   A. 鼠李糖　　　　B. 葡萄糖　　　　C. 苷　　　　　　D. 芸香糖　　　　E. 苷元
2. 酶催化水解的特点是（　　）。

A. 有专属性 B. 反应较温和
C. 可以得到次生苷 D. 需 35℃ 左右的温度
E. 需要在干燥的环境中进行

3. 用硅胶薄层色谱检识糖时，为提高点样量，可在铺板时加入（　　）。
A. 硼酸盐　　　B. 硫酸　　　C. 醋酸　　　D. 亚硫酸氢钠　　　E. 氢氧化钠

4. 酸催化水解的特点是（　　）。
A. 剧烈而彻底　　　B. 得到次级苷　　　C. 得到单糖
D. 得到苷元　　　E. 反应选择性高

5. 属于氧苷的是（　　）。
A. 红景天苷　　　B. 芦荟苷　　　C. 靛苷　　　D. 黑芥子苷　　　E. 天麻苷

6. 下列属于具有 β-D-构型的糖是（　　）。

A. 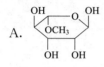 B.  C.

D. E.

7. Molish 反应用的试剂有（　　）。
A. α-萘酚　　　B. 磷酸盐　　　C. 稀硫酸　　　D. 浓硫酸　　　E. 氢氧化钠

8. 苦杏仁苷是（　　）。
A. 原生苷　　　B. 氧苷　　　C. 单糖苷　　　D. 氰苷　　　E. 双糖苷

9. 提取原生苷可选择的方法有（　　）。
A. 将药材用 $CaCO_3$ 拌匀后再用沸水提取 B. 冷水
C. 热水提取 D. 乙醚提取
E. 60% 以上的乙醇

10. Smith 裂解法用到的试剂有（　　）。
A. 氢氧化钠　　　B. 四氢硼钠　　　C. 过碘酸钠　　　D. 稀盐酸　　　E. 甲酸

三、简答题

1. 简述苷的分类。
2. 简述苷键酸水解的影响因素。
3. 如何用化学方法鉴别葡萄糖、丹皮苷和丹皮酚？

四、案例分析

中药天麻中含有天麻苷、天麻素、天麻多糖等化合物，请设计提取分离天麻苷的流程。

天麻苷　　　　　天麻素

第四章

黄酮类化合物

【学习目标】

❖ 知识目标
1. 掌握黄酮类化合物的结构特征、分类、理化性质及显色反应。
2. 理解黄酮类化合物的提取、分离方法的基本原理。
3. 了解黄酮类化合物的定义、分布和药用价值。

❖ 能力目标
1. 熟练判断黄酮类化合物的结构类型和不同黄酮化合物的酸性强弱。
2. 能正确配制常用检识试剂，并利用合适的检识方法进行黄酮类化合物的检识。
3. 能根据黄酮类化合物的理化性质初步设计合理的提取分离及检识方法。

❖ 素质目标
1. 具有"大健康"理念，发挥天然药物"治未病"的养生保健作用；深入领会中国文化道法自然、和合致中的哲学智慧。
2. 具有规范化操作意识和严谨的工作作风。
3. 逐渐养成良好的逻辑思维能力，和分析解决问题、综合归纳能力。

【知识导图】

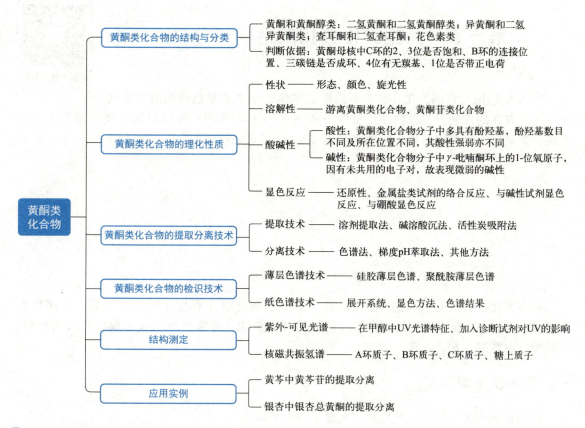

> **学前导语**
>
> 我国是世界上大豆栽培及食用、治疗疾病历史最悠久的国家，《神农本草经》《本草纲目》《名医别录》及《食疗本草》都有大豆药用的记载。《神农本草经》曰："生大豆，味甘平，除痈肿，煮汁……止痛。"经科学研究发现大豆及其制品中含丰富黄酮类化合物，其中大豆异黄酮对女性体内雌激素具有双向调节作用，具有抗衰老、防癌抗癌、防止骨质疏松等功能，从而使得大豆及其制品，尤其是对于含有大豆异黄酮等的食品大受欢迎，身价倍增。

本项目主要介绍黄酮类化合物的结构类型与分类、理化性质、提取分离与检识技术。

黄酮类化合物广泛存在于自然界的植物中，属植物次生代谢产物。自 1814 年第一种黄酮类化合物白杨素被发现以来，目前发现的黄酮类化合物共 10000 余种。多数分布于双子叶植物、裸子植物中，如唇形科、芸香科、伞形科、豆科、菊科与银杏科中。在植物体内，黄酮类化合物大部分以与糖结合成苷的形式存在，部分以游离态的形式存在。

黄酮类化合物具有广泛的生物活性，如黄芩中的黄芩苷具有抗菌消炎作用，葛根中的异黄酮具有扩冠、抗心肌梗死和心律失常作用；银杏双黄酮具有良好的防治心血管疾病作用；槐米中的芦丁可以降低血管脆性及异常的通透性；黄芪总黄酮具有细胞免疫、降血糖、降血脂作用；淫羊藿苷对多种神经系统疾病如脑缺血、阿尔茨海默病、帕金森病、多发性硬化症和抑郁症等有很好的改善作用等等。

第一节 黄酮类化合物的结构与分类

黄酮类化合物的结构与分类

1952年以前，黄酮类化合物主要是指基本母核为2-苯基色原酮的一系列化合物。现在的黄酮类化合物则泛指两个苯环（A环与B环）通过中间三碳链相互连接而成的一类化合物。黄酮类化合物大多具有 $C_6—C_3—C_6$ 的结构通式，在A环和B环上常有羟基、甲氧基、异戊烯基等取代。

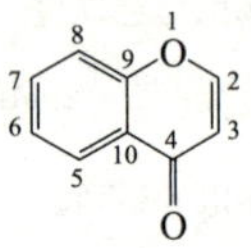

色原酮 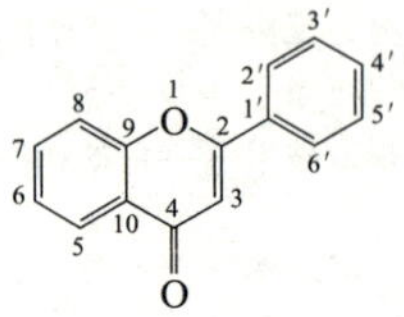　　　2-苯基色原酮 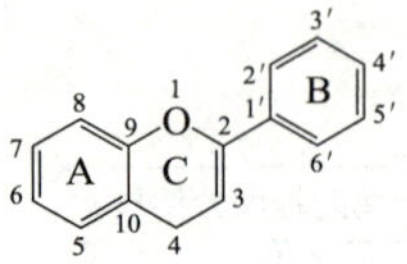　　　C_6-C_3-C_6'

黄酮类化合物根据 C_3 位是否有羟基、中间三碳链氧化程度、B环（苯基）连接位置（2-位或3-位）、三碳链是否构成环状，将黄酮分为黄酮、黄酮醇、二氢黄酮、二氢黄酮醇、异黄酮、查耳酮、花色素等。

一、黄酮及黄酮醇类

黄酮及黄酮醇类的结构类型及实例如表4-1所示。

表 4-1 黄酮及黄酮醇类的结构类型及实例

结构类型	结构特点	实例	
		结构及名称	来源及作用
黄酮类	C环是γ-吡喃酮结构，B环与 C_2 位相连，C_3 无羟基，C_2—C_3 位双键	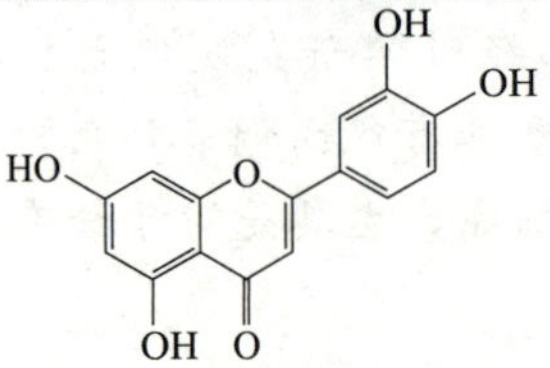 木犀草素	菊花为菊科、菊属的多年生宿根草本植物。具有疏散风热、平肝明目、清热解毒的功效。木犀草素是菊花中有效成分之一，具有抗菌、抗炎、抗氧化、抗肿瘤作用，用于止咳、祛痰、消炎、降尿酸等
		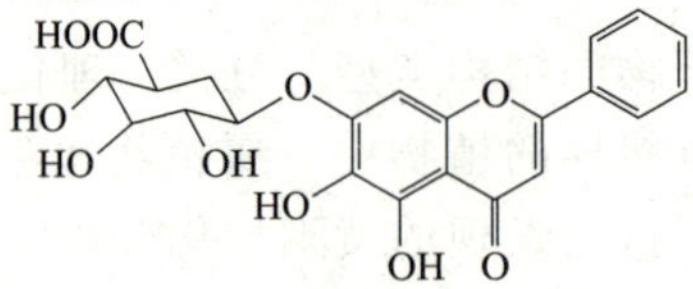 黄芩苷 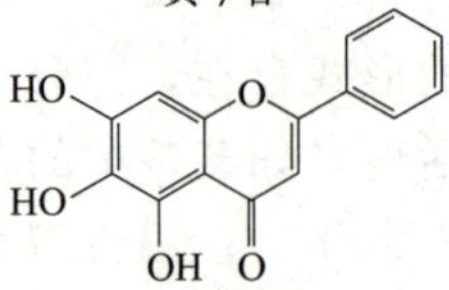	黄芩为唇形科、黄芩属植物。抗菌成分主要有黄芩苷、次黄芩素等，黄芩苷具有抗菌、解毒、降压、降转氨酶作用；黄芩素具有降低脑血管阻力，改善脑血循环，增加脑血流量及抗血小板凝聚的作用，临床用于脑血管病后瘫痪的治疗
		黄芩素	

续表

结构类型	结构特点	实例 结构及名称	实例 来源及作用
黄酮醇类	C环是γ-吡喃酮结构，B环与C_2位相连，C_3有羟基，C_2—C_3位双键	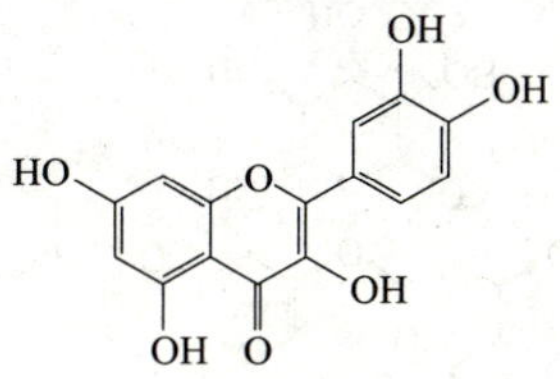 槲皮素 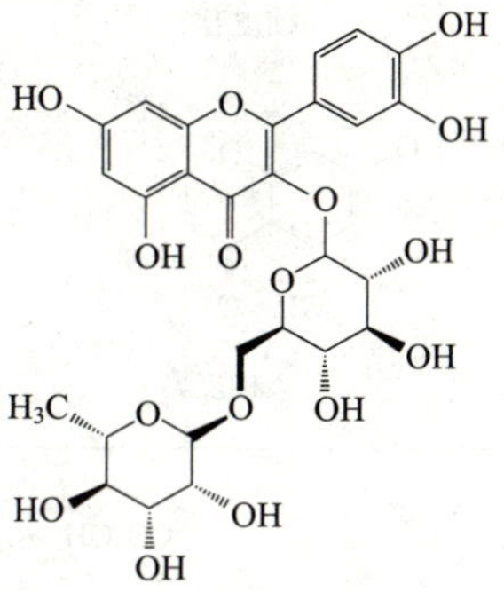 芦丁	槐米为豆科植物槐的干燥花蕾及花。其中含有的槲皮素具有抗炎、止咳祛痰等作用。而芦丁是槲皮素的3-O-芸香糖苷，用于治疗毛细血管脆弱引起的出血病，并用作高血压的辅助治疗剂

二、二氢黄酮及二氢黄酮醇类

二氢黄酮及二氢黄酮醇类的结构类型及实例如表4-2。

表4-2 二氢黄酮及二氢黄酮醇类的结构类型及实例

结构类型	结构特点	实例 结构及名称	实例 来源及作用
二氢黄酮类	C环是γ-吡喃酮结构，B环与C_2位相连，C_3无羟基，C_2—C_3位双键被饱和	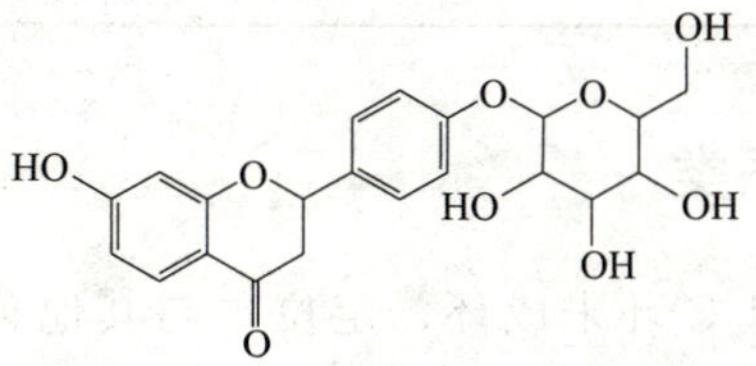 甘草苷 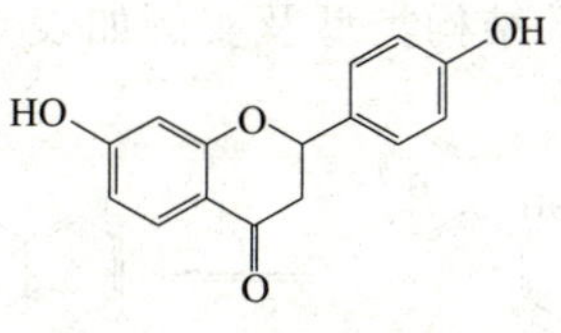 甘草素	甘草为豆科甘草属多年生草本植物。有清热解毒、祛痰止咳的功效。其主要成分甘草苷具有抑制溃疡作用。甘草素是甘草苷的苷元

第四章 黄酮类化合物

结构类型	结构特点	实例	
		结构及名称	来源及作用
二氢黄酮类	C环是γ-吡喃酮结构,B环与C_2位相连,C_3无羟基,C_2—C_3位双键被饱和	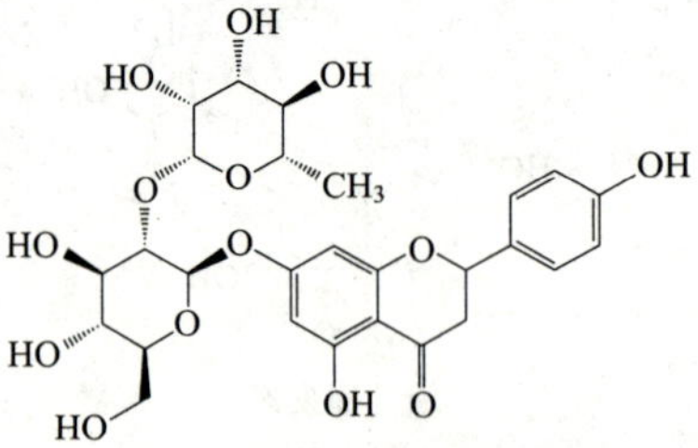 柚皮苷 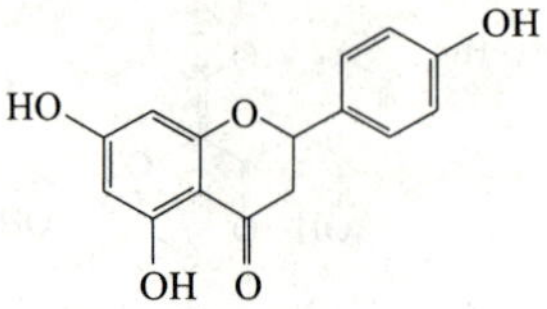 柚皮素	柚为芸香科柑橘属植物,以果皮及叶入药。叶全年可采,果皮于果熟时收集。柚中含柚皮苷、新橙皮苷等。具有抗菌、抗炎、抗癌、解痉、利胆作用。柚皮素是柚皮苷的苷元
二氢黄酮醇类	C环是γ-吡喃酮结构,B环与C_2位相连,C_3有羟基,C_2—C_3位双键被饱和	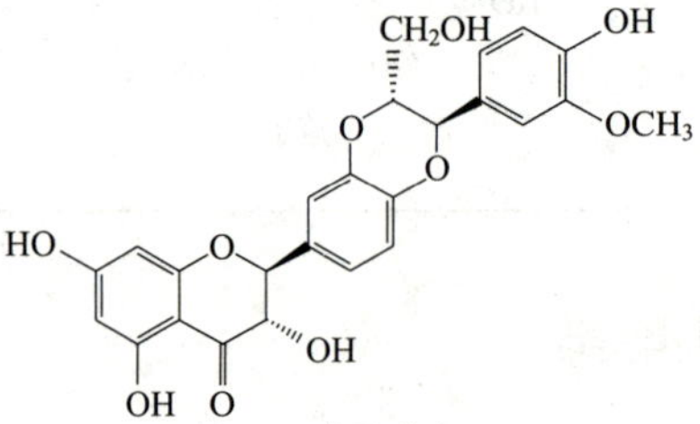 水飞蓟宾 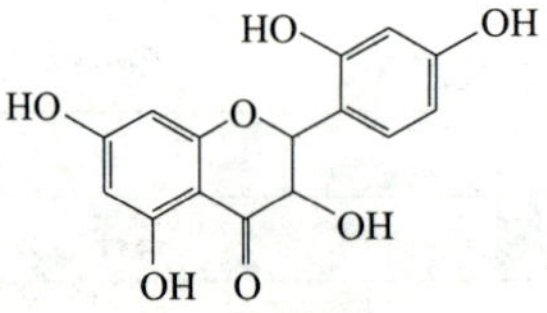 二氢桑色素	水飞蓟是菊科植物水飞蓟的干燥成熟果实。其有效成分水飞蓟宾,有保肝作用。治疗急慢性肝炎、肝硬化、代谢中毒性肝损伤。 桑枝为桑科植物桑的干燥嫩枝。其有效成分二氢桑色素,具有抗菌、抗病毒、抗癌作用

三、查耳酮及二氢查耳酮类

查耳酮的主要结构特点是 C 环未成环,定位也与其他黄酮不同,可以看作是二氢黄酮在碱性条件下水解的产物,二者互为同分异构体,在植物体内共存,二者随着结构转变颜色亦不同。查耳酮及二氢查耳酮类的结构类型及实例如表 4-3。

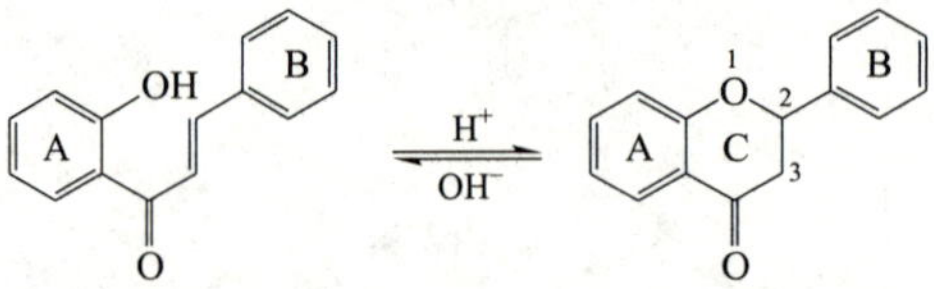

查耳酮深黄色 ⇌(H⁺/OH⁻) 二氢黄酮无色

表 4-3　查耳酮及二氢查耳酮类的结构类型及实例

结构类型	结构特点	实例 结构及名称	实例 来源及作用
查耳酮类	二氢黄酮 C 环的 1,2 位键断裂的开环衍生物	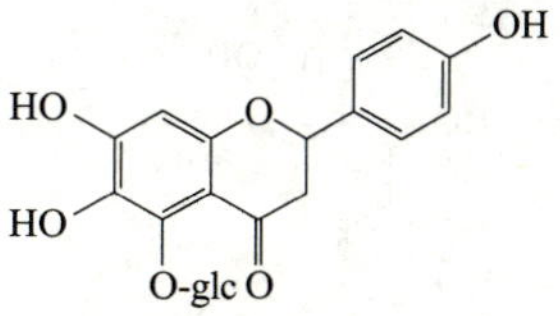 新红花苷 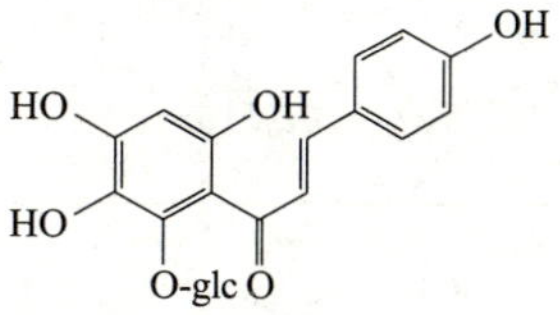 红花苷 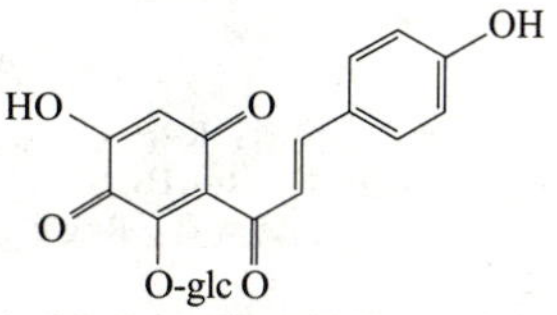 醌式红花苷	为菊科植物红花的干燥花。具有活血通经、散瘀止痛之功效。红花的化学成分有红花苷、新红花苷、红花醌等。开花初期,花冠呈淡黄色,此时花中主要含有无色的新红花苷及微量的红花苷;开花中期,花冠呈深黄色,此时主要成分为红花苷;开花后期或采收干燥过程中花冠变成红色,主要由于酶的作用,将红花苷氧化成红色醌式红花苷
二氢查耳酮类	为查耳酮 α,β-双键还原而成	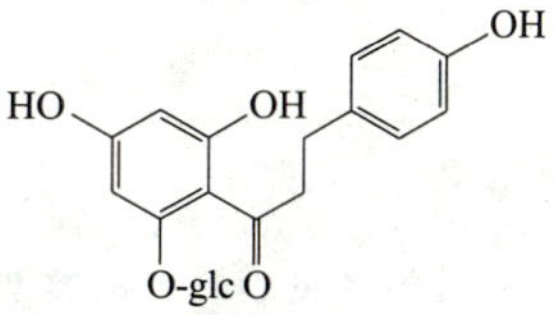 梨根苷	二氢查耳酮类在植物界分布很少,蔷薇科梨属植物根皮和苹果种仁中含有梨根苷

四、异黄酮及二氢异黄酮类

异黄酮及二氢异黄酮类的结构类型及实例如表 4-4 所示。

表 4-4　异黄酮及二氢异黄酮类的结构类型及实例

结构类型	结构特点	实例 结构及名称	实例 来源及作用
异黄酮类	B 环与 C_3 位相连,C_2—C_3 位双键	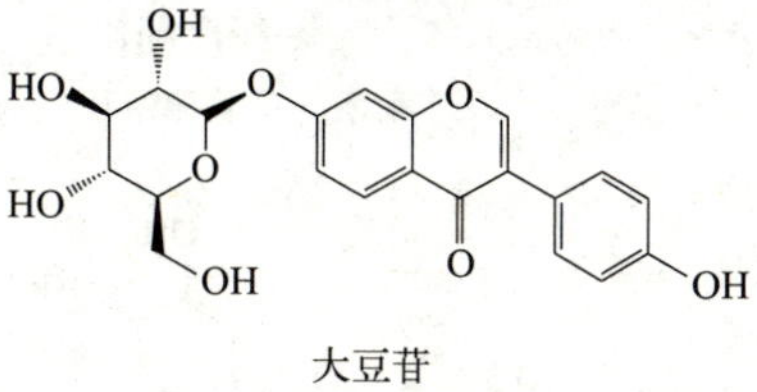 大豆苷 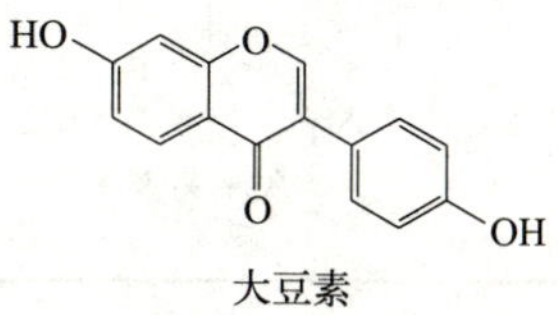 大豆素	葛根为豆科植物野葛的干燥根。有解肌退热、生津止渴等功效。主要活性成分为大豆素、大豆苷、葛根素等

续表

结构类型	结构特点	实例 结构及名称	实例 来源及作用
异黄酮类	B 环与 C_3 位相连，C_2—C_3 位双键	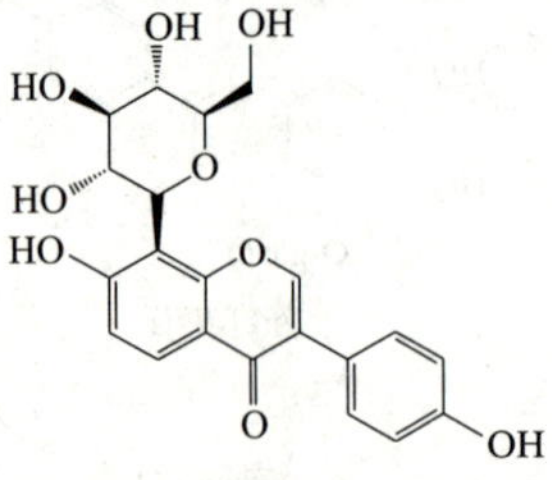 葛根素	葛根为豆科植物野葛的干燥根。有解肌退热、生津止渴等功效。主要活性成分为大豆素、大豆苷、葛根素等
二氢异黄酮类	为查耳酮 α、β-双键还原而成	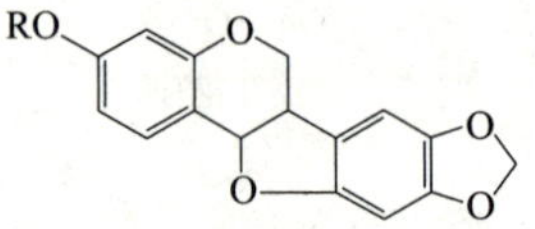 高丽槐素：R=H 紫檀素：R=CH_3 三叶豆紫檀素：R=glc	山豆根为豆科植物越南槐的干燥根及根茎。含有紫檀素、三叶紫檀素苷和高丽槐素，属于二氢异黄酮衍生物。具有清火解毒、消肿止痛作用

五、其他类

其他类黄酮的结构类型及实例如表 4-5 所示。

表 4-5　其他类黄酮的结构类型及实例

结构类型	结构特点	实例 结构及名称	实例 来源及作用
花色素类	C 环没有羰基，1 位氧原子以盐的形式存在	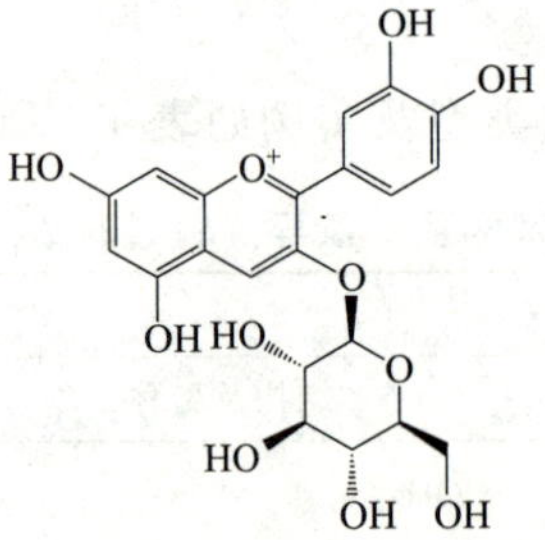 矢车菊素-3-O-葡萄糖苷 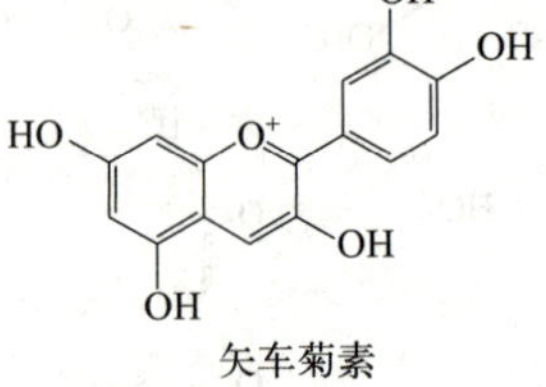 矢车菊素	花色素又称花青素，是植物中的茎、叶、花、果等呈现蓝、紫、红等颜色的化学成分。如矢车菊为菊科矢车菊属一年生或二年生草本植物。具有消炎杀菌、美容养颜的功效

续表

结构类型	结构特点	实例 结构及名称	实例 来源及作用
黄烷类	C环为六元氧杂环,4-位无羰基(根据C环3,4位是否有含氧取代,可分为多种亚型,如黄烷-3-醇,黄烷-4-醇和黄烷-3,4-二醇等,是构成鞣质的基本单元)	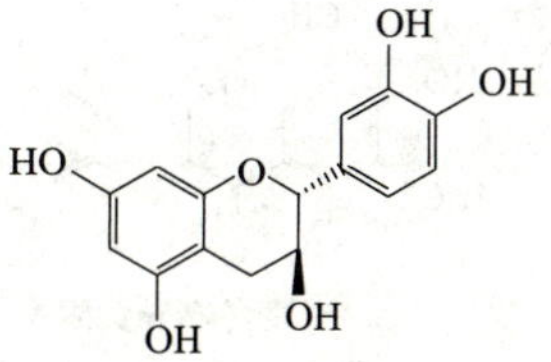 (+)-儿茶素 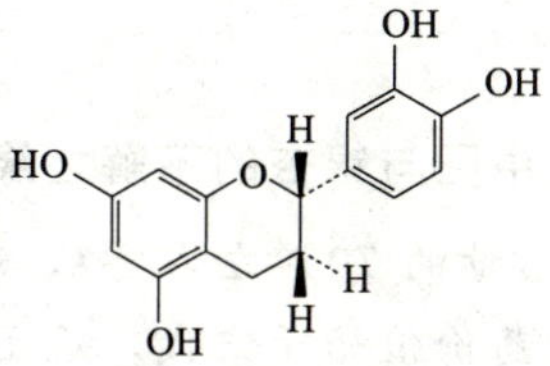 (-)-表儿茶素	儿茶为豆科植物儿茶的去皮枝、干的干燥煎膏;有活血止痛、止血生肌、收湿敛疮、清肺化痰的功效。其有效成分儿茶素(黄烷-3-醇)在银杏、罗布麻、槟榔、茶叶中存在,具有防治心血管疾病、预防癌症等功能
橙酮类	C环含氧五元环,母核碳原子的编号与其他黄酮类不同	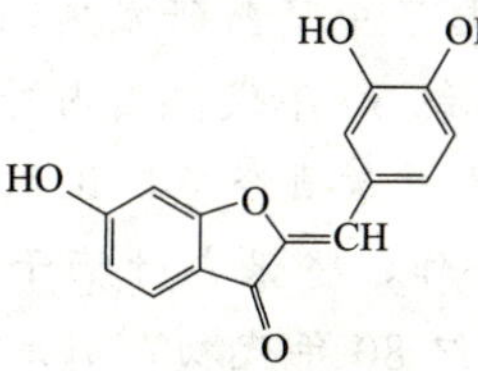 硫磺菊素	源自漆树科黄栌属木材或菊科金鸡菊属或向日葵属及大丽花属黄色变种植物。硫磺菊素是细胞碘化甲腺氨酸脱碘酶的抑制剂
双黄酮类	两分子黄酮衍生物聚合生成的二聚物	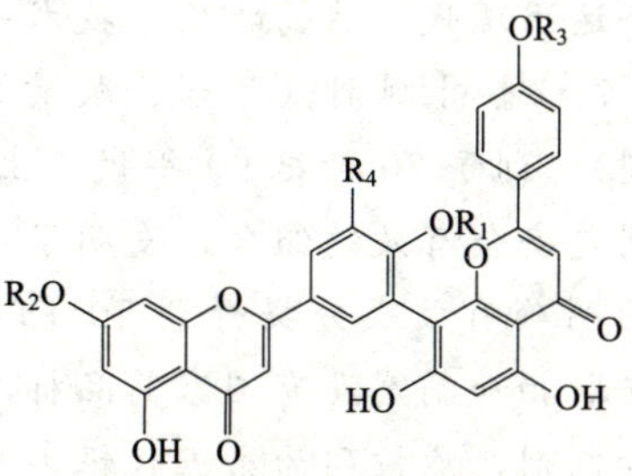 去甲银杏双黄酮(白果素) $R_1=CH_3$, $R_2=R_3=R_4=H$ 银杏双黄酮(银杏素) $R_1=R_2=CH_3$, $R_3=R_4=H$ 异银杏双黄酮(异银杏素) $R_1=R_3=CH_3$, $R_2=R_4=H$	银杏叶为银杏科植物银杏的干燥叶,含有多种双黄酮,如银杏素、白果素、异银杏素等,对治疗冠心病、心绞痛、脑动脉硬化、老年性痴呆等有疗效
苯并色酮类	苯环与色原酮的2,3位并合而成,具有$C_6—C_1—C_6$骨架	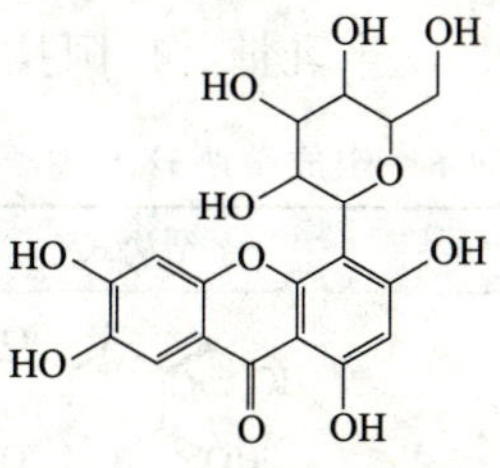 异芒果素	石韦为水龙骨科植物庐山石韦、石韦或有柄石韦的干燥叶,具有利尿通淋、清肺止咳、凉血止血的功效。其中有效成分异芒果素具有止咳祛痰功效

续表

结构类型	结构特点	实例 结构及名称	实例 来源及作用
高异黄酮类	与异黄酮相比，其B环和C环之间多了一CH₂—	麦冬高异黄酮A	麦冬为百合科植物麦冬的干燥块根，具有养阴生津、润肺清心功效。其有效成分麦冬高异黄酮A具有提高蛋白酶活性、调节细胞骨架重建的作用

> **拓展链接**
>
> ### 中国与银杏的不解之缘
>
> 中国银杏资源丰富，占世界总量的70%左右。从《神农本草经》开始便有银杏的记载，而银杏（白果）、银杏叶的医药价值始于宋代，后元代《日用本草》、明代《本草品汇精要》《本草纲目》及清代《本经逢原》等药籍均有记述。
>
> 20世纪20～30年代，我国掀起了中草药研究热潮，医药学者开始分析银杏的化学成分，进行药效及毒理学研究。20世纪50年代，国内外不断丰富对银杏的论述内容。1969年11月，北京市科委科研立项，拨出专项经费，组织北京友谊医院、朝阳医院、中医医院等医院与北京制药工业研究所合作，将银杏叶晒干、粉碎、压制成片，取名为"6911片"，用于冠心病的治疗。在20世纪80年代初，浙江康恩贝制药股份有限公司（原浙江兰溪制药厂）与中国科学院上海药物研究所科研人员全力攻关，首次从银杏叶中提取出药用成分，并开发出国内第一个运用现代天然药物化学技术手段研制上市的银杏叶制剂"天保宁"。中国已批准生产116个银杏叶制剂（片剂、胶囊剂、软胶囊、注射剂、颗粒剂、分散片、滴丸、口服液等剂型）。到了20世纪90年代，上海市中药研究所所长谢德隆教授发现比德国银杏叶发明专利更安全有效的组合，发明了"双重高分子材料吸附，双重固液去除"创新工艺，使提取物明确有效成分提升到50%以上，并获中、美、英、澳四国发明专利，结束了我国银杏提取物和制剂没有国家药品标准和自主知识产权的历史，也是目前国际上质量最好的银杏叶制剂，原被列为第五代银杏叶制剂。为区别于其他银杏叶制剂，原卫生部将其命名为"银杏酮酯"。

黄酮类化合物天然多以苷的形式存在，由于糖的种类、数目、连接位置、连接方式以及苷元的不同，可以形成各种黄酮苷。组成黄酮苷的糖类主要分为单糖类、双糖类、三糖类。

单糖类：D-葡萄糖、L-鼠李糖、D-半乳糖、L-阿拉伯糖、D-葡萄糖醛酸等，见表4-6。

表4-6 组成黄酮苷的主要单糖

中文名	结构式	表达符号
D-葡萄糖		D-glc

续表

中文名	结构式	表达符号
D-半乳糖	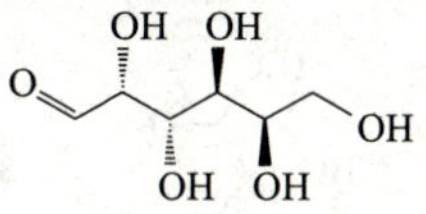	D-gal
D-甘露糖	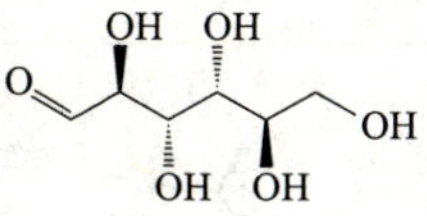	D-man
L-鼠李糖	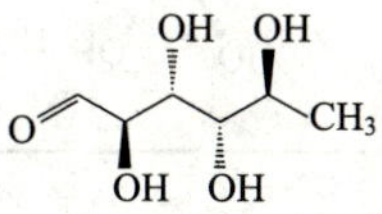	L-rha
L-阿拉伯糖	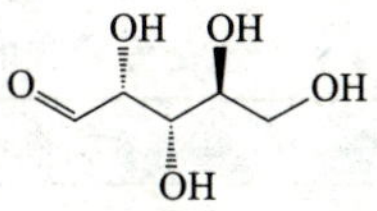	L-ara
D-木糖	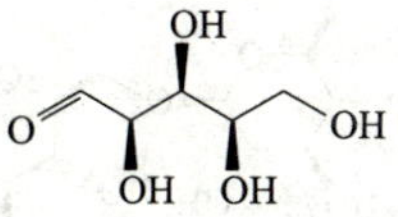	D-xyl
D-葡萄糖醛酸	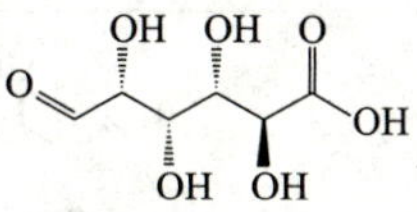	D-glu A

双糖类：芸香糖、槐糖、新橙皮糖、刺槐二糖、龙胆二糖等，见表4-7。

表 4-7 组成黄酮苷的主要双糖

中文名	结构式	表达符号
芸香糖	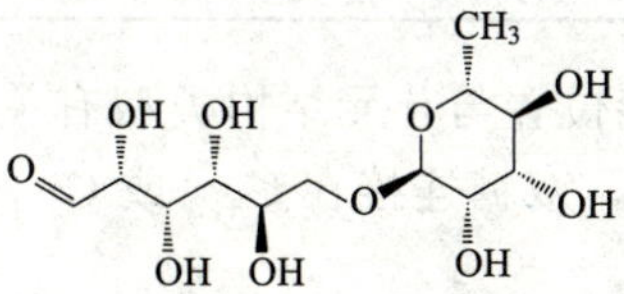	rhaα1→6gal
槐糖	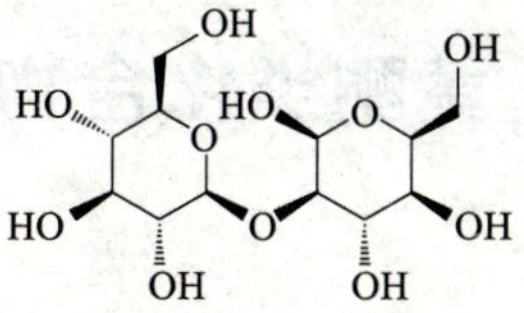	glcβ1→2glc
新橙皮糖	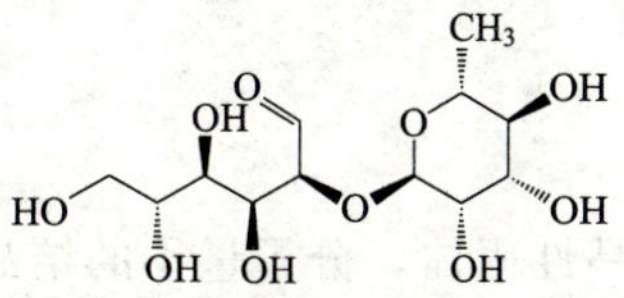	rhaα1→2glc

续表

中文名	结构式	表达符号
刺槐二糖	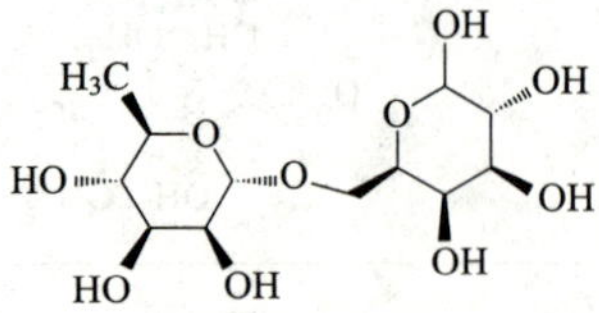	rhaα1→6gal
龙胆二糖	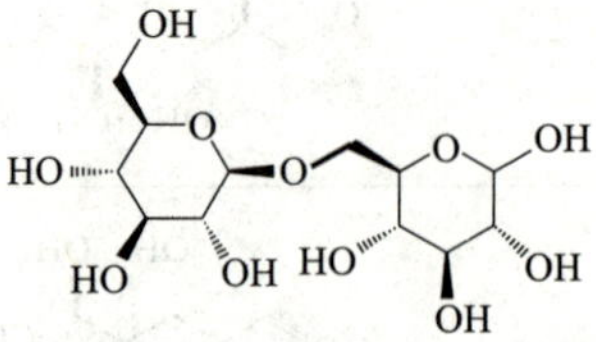	glcβ1→6glc

三糖类：槐三糖、龙胆三糖等，见表4-8。

表4-8　组成黄酮苷的主要三糖

中文名	结构式	表达符号
龙胆三糖	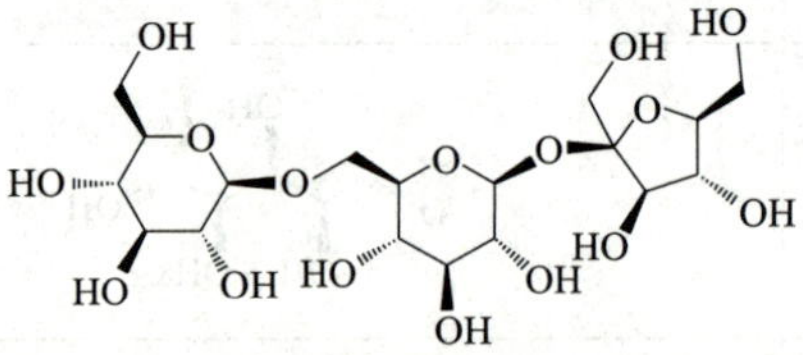	glcβ1→6glcβ1→2fru
槐三糖	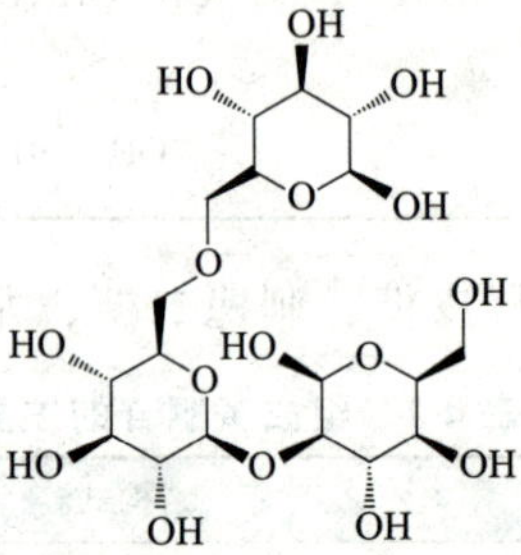	glcβ1→2glcβ1→2glc

在黄酮-O-苷中，糖的连接位置与苷元结构类型有关。黄酮醇类化合物单糖苷常连接在苷元的 C_3、C_7、$C_{3'}$、$C_{4'}$ 位上，双糖连接在 $C_{3,7}$ 或 $C_{3,4'}$ 及 $C_{7,4'}$ 上。

第二节　黄酮类化合物的理化性质

一、性状

1. 形态

黄酮类化合物苷元常为结晶性固体，分子量小的结晶性好，分子量大的结晶性差。黄酮苷类多为无定形粉末。

2. 颜色

黄酮类化合物的颜色主要与分子中是否存在交叉共轭体系，以及助色团（—OH、—OCH$_3$ 等）的种类、数目和位置有关。交叉共轭体系是指两个双键互不共轭，但分别与第三个双键共轭形成的体系，交叉共轭体系长的容易呈色。以黄酮为例，其色原酮部分原本无色，但在 2-位上引入苯环后，即形成交叉共轭体系，通过电子转移、重排，使共轭链延长，因而呈现出颜色。

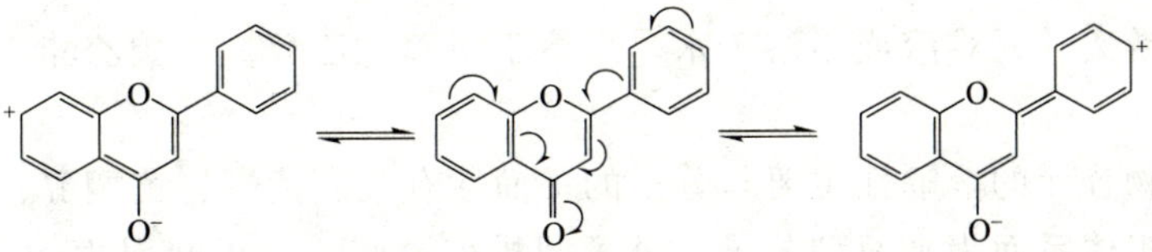

一般情况下，黄酮、黄酮醇及其苷类、查耳酮多为黄色，二氢黄酮、二氢黄酮醇及二氢查耳酮因 C_2、C_3 间的双键被氢化饱和，无交叉共轭体系而几乎无色。异黄酮类 B 环与色原酮环共轭链短，不显色或仅显微黄色。花色苷及其苷元一般具有鲜艳的颜色，并随 pH 不同而改变，显红色（pH<7）、紫色（pH=8.5）、蓝色（pH>8.5）等颜色。

> **拓展链接**
>
> ### 花儿为什么这样红？
>
> 裕民县位于塔额盆地南缘，是新疆乃至全国主要的红花产区之一，有着"中国无刺红花之乡"的美称。一般红花要采摘五六次，从 6 月底持续到 9 月初。
>
> 红花中含有红花苷（黄色）、新红花苷（无色）和醌式红花苷（红色）等化学成分，红花苷为查耳酮结构，新红花苷为二氢黄酮结构。开花的不同时期，花冠呈现不同的颜色。开花初期，花冠呈淡黄色，此时花中主要含有无色的新红花苷及微量的红花苷；开花中期，花冠呈深黄色，此时主要成分为红花苷；开花后期或采收干燥过程中，主要由于酶的作用，将红花苷氧化成红色的醌式红花苷，因此花冠变成红色。

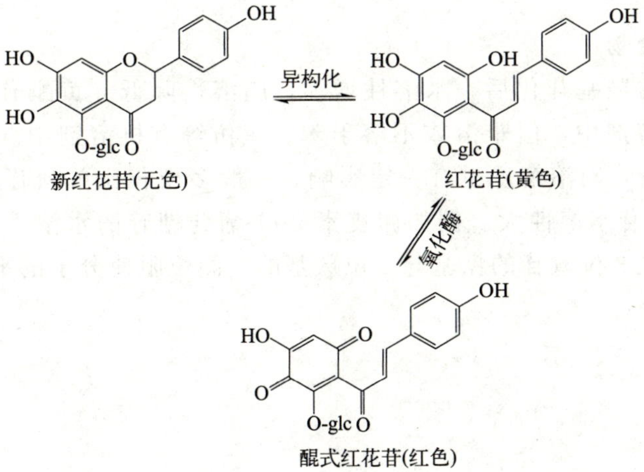

3. 旋光性

黄酮的苷元中，二氢黄酮、二氢黄酮醇、黄烷及黄烷醇具有手性碳，具旋光性，其余类型的游离黄酮类化合物无旋光性。黄酮苷类由于结构中含糖的结构，故均有旋光性，且多为左旋体。

二、溶解性

1. 游离黄酮类化合物

一般来说，游离苷元难溶或不溶于水，易溶于甲醇、乙醇、乙酸乙酯、乙醚等有机溶剂及稀碱液中。

黄酮类化合物苷元的溶解性主要与分子的平面性有关。黄酮、黄酮醇、查耳酮等分子中因为含有交叉共轭体系而为平面型分子，分子间排列紧密，分子间引力大，因而难溶于水；非平面型分子二氢黄酮、二氢黄酮醇由于2,3位的碳碳双键被还原氢化，形成近似半椅式结构，破坏了分子的平面性，分子间排列不紧密，分子间引力下降，有利于水分子进入，水中溶解度稍大；异黄酮类B环受4位羰基的立体障碍，分子平面性下降，亲水性比平面性分子增加；花色素苷元（花青素）类以离子形式存在，具有盐的通性，水溶度较大。

黄酮苷元的溶解性还和取代基的种类、数目和位置有关。结构中羟基数目越多则亲水性越强，羟基甲基化后亲水性降低，亲脂性增加。如川陈皮素（5,6,7,8,3′,4′-六甲氧基黄酮）可溶于石油醚。黄酮类化合物大多为羟基化合物，不溶于石油醚，借此可与脂溶性杂质分开。

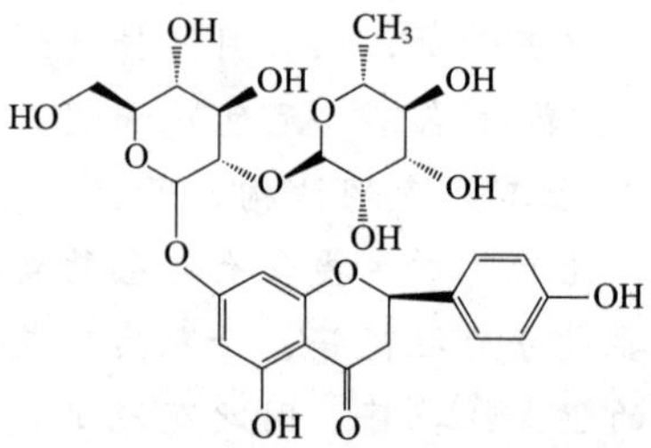

川陈皮素(5,6,7,8,3′,4′-六甲氧基黄酮)

2. 黄酮苷类化合物

黄酮类化合物的羟基苷化后，水溶性增加，脂溶性降低。黄酮苷一般易溶于水、甲醇、乙醇等强极性溶剂中，但难溶或不溶于苯、氯仿等有机溶剂中。苷分子中糖基的数目多少和结合的位置，对溶解度也有一定影响。一般多糖苷比单糖苷水溶性大，C_3-羟基苷比相应的 C_7-羟基苷水溶性大。例如槲皮素-3-O-葡萄糖苷的水溶性比槲皮素-7-O-葡萄糖苷大，主要原因是3位氧苷的糖基与4位羰基的空间位阻使分子的平面性减弱，因而水溶性增大。

三、酸碱性

1. 酸性

黄酮类化合物分子中多具有酚羟基，显一定酸性，可溶于碱性溶液中。酚羟基的数目不同及所在位置不同，其酸性强弱亦不同。

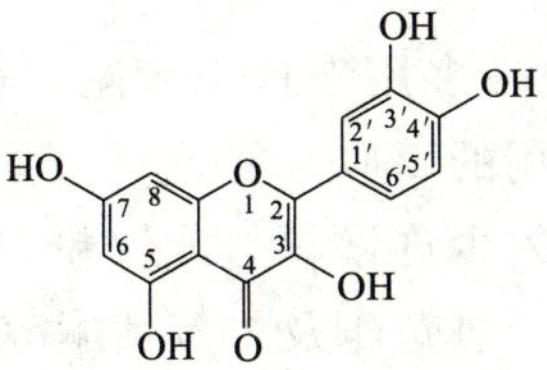

酸性强弱顺序依次为：7,4′-二羟基＞7-或4′-羟基＞一般酚羟基＞5-羟基或3-羟基。

黄酮类化合物的 C_7 或 $C_{4'}$-酚羟基因 p-π 共轭效应和 C_4-羰基的吸电子诱导效应的影响，C_7 与 $C_{4'}$ 羟基解离度大，故酸性较强；C_3 和 C_5-酚羟基因在羰基的邻位，虽有 p-π 共轭效应和 C_4 羰基的吸电子诱导效应的影响，但因与羰基形成分子内氢键，故酸性最弱。可根据黄酮类化合物酸性强弱不同，进行黄酮的提取、分离及鉴定。

课堂互动

分析下列化合物酸性强弱顺序？

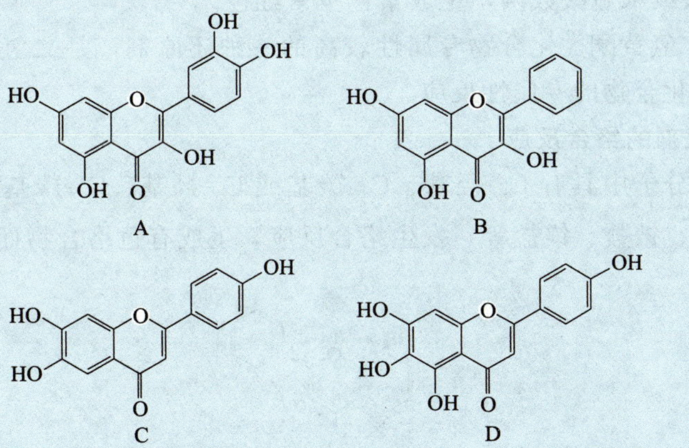

2. 碱性

黄酮类化合物分子中 γ-吡喃酮环上的 1-位氧原子，因有未共用的电子对，故表现微弱的碱性，可与强无机酸，如浓硫酸、浓盐酸等生成锌盐，但生成的锌盐不稳定，加水可分解。

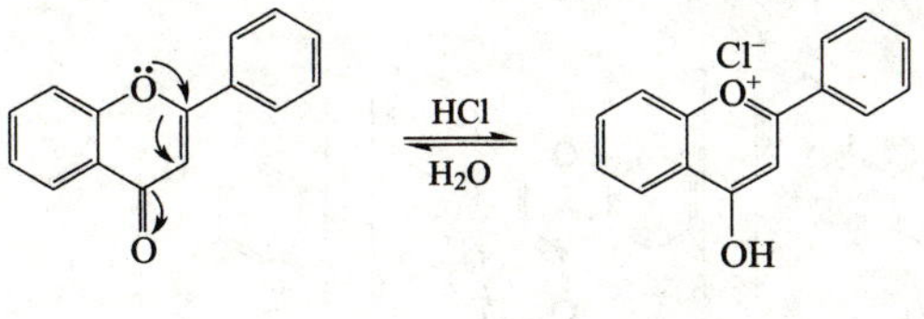

四、显色反应

黄酮类化合物的显色反应主要是利用分子中酚羟基位置和 γ-吡喃酮环的性质，可分为还原反应和与金属盐类的络合反应。

1. 还原性

（1）盐酸-镁粉（或锌粉）反应 多用来检识黄酮、黄酮醇、二氢黄酮及二氢黄酮醇类化合物，是鉴定黄酮类化合物最常用的反应。

将试样溶于甲醇或乙醇中，加入少许镁粉（或锌粉）振摇，滴加几滴浓盐酸，1~2min内即可显色。多数黄酮、黄酮醇、二氢黄酮及二氢黄酮醇类化合物显橙红至紫红色，个别显紫至蓝紫色。查耳酮、橙酮、异黄酮、儿茶素类几乎不显色，除个别例外；花色素和部分橙酮、查耳酮等在只有浓盐酸的情况下也会显红色，必要时应做空白对照试验，即在试液中只加浓盐酸，不加镁粉，若产生红色则表明溶液中含有花色素类、某些橙酮或查耳酮类化合物。

盐酸-镁粉反应机制机理过去解释是由于生成花色苷元所导致，而现在认为显色可能是形成阳碳离子的缘故。

（2）四氢硼钠（钾）反应 二氢黄酮、二氢黄酮醇类与四氢硼钠（$NaBH_4$）反应呈红至紫红色，其他黄酮类化合物均不显色。

在试管中加入 0.1mol 含有试样的乙醇或甲醇溶液，加入等量 2% $NaBH_4$ 的甲醇溶液，1min 后，加浓盐酸或浓硫酸数滴，生成紫色至紫红色。

$NaBH_4$ 是对二氢黄酮类化合物专属性较高的一种还原剂，是二氢黄酮、二氢黄酮醇类区别于其他黄酮类化合物的专属性反应。

2. 金属盐类试剂的络合反应

黄酮类化合物分子中具有 C_3-羟基、C_4-羰基或 C_5-羟基、C_4-羰基或邻二酚羟基，可与金属离子（如铝盐、锆盐、镁盐等）发生络合反应，生成有色络合物而用于鉴别。

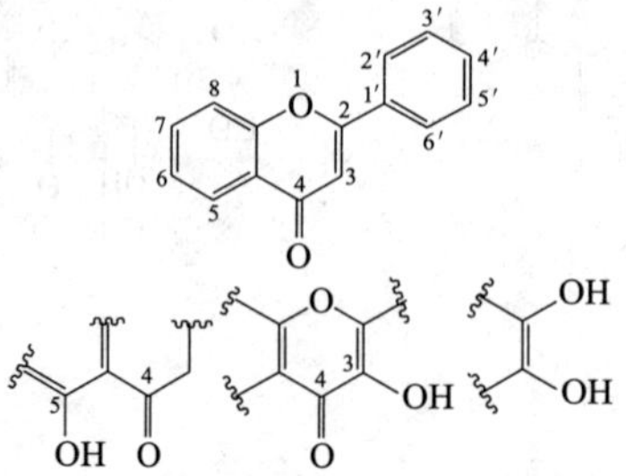

（1）三氯化铝反应 常用试剂为1%三氯化铝或硝酸铝溶液，生成的络合物多呈黄色，在紫外光灯下显鲜黄色荧光，而 $C_{4'}$-羟基黄酮醇或 C_7,$C_{4'}$-二羟基黄酮醇显天蓝色荧光。可用于黄酮类化合物薄层色谱和纸色谱的定性分析。

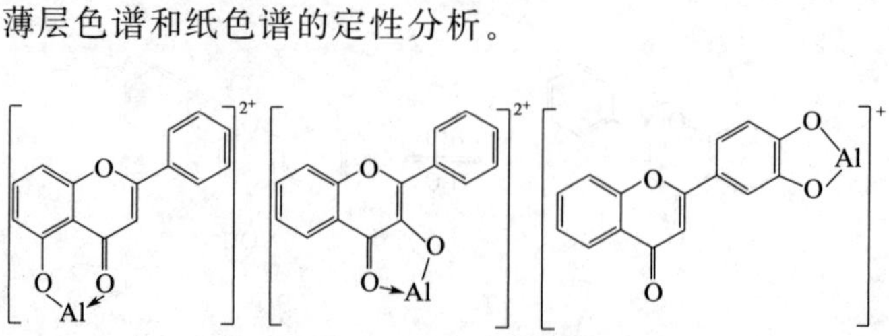

（2）锆盐-枸橼酸反应 常用试剂为 2%二氯氧化锆（$ZrOCl_2$）甲醇溶液和 2%枸橼酸甲醇溶液。具有 C_3-羟基或 C_5-羟基的黄酮类化合物均可生成黄色的锆盐络合物。

两种络合物对酸稳定性不同，加入 2%枸橼酸甲醇溶液后，由于 C_3-羟基与 C_4-羰基络合物稳定性强，不因弱酸加入而分解，C_3-羟基黄酮溶液仍呈鲜黄色；C_5-羟基与C_4-羰基络合物稳定性差，在弱酸作用下即可分解，C_5-羟基黄酮的黄色溶液显著褪色。该反应常用于鉴别和区别C_3-羟基黄酮和C_5-羟基黄酮。

(3) 氯化锶（$SrCl_2$）反应　试剂为0.01mol/L氯化锶甲醇液。取少许样品置试管中，溶解于甲醇溶液（1mL），再滴加氨性甲醇溶液和氯化锶甲醇溶液，分子中具有邻二酚羟基结构的黄酮类化合物生成绿至棕色乃至黑色沉淀。

(4) 醋酸镁反应　试剂为1‰醋酸镁甲醇溶液。实验常在滤纸（纸色谱）上进行，在滤纸上滴加供试溶液，喷以醋酸镁甲醇溶液，加热干燥后于紫外光灯下观察，二氢黄酮、二氢黄酮醇类呈天蓝色荧光，若有C_5-羟基，色泽更为明显。而黄酮、黄酮醇及异黄酮类呈黄至橙黄至褐色。

该反应常用于二氢黄酮、二氢黄酮醇类化合物与其他的黄酮类化合物的区别。

(5) 三氯化铁反应　试剂为1‰三氯化铁水溶液或醇溶液，三氯化铁反应是常用的酚类显色剂。多数黄酮类化合物因分子中含有酚羟基，与三氯化铁水溶液或醇溶液可产生正反应，呈现颜色，但一般含有氢键缔合的酚羟基（C_3-OH，C_5-OH或邻二酚羟基）时，才呈更明显的颜色（可呈红、绿等）。

3. 与碱性试剂显色反应

黄酮类化合物在碱性试剂（常见氨气或碳酸钠溶液）下，可发生结构的转化或共轭体系变化，在日光或紫外光下呈现颜色。该反应常用来鉴别黄酮类化合物类型和推测某些结构特征。

在日光及紫外光下，通过纸斑反应，观察样品用氨蒸气和其他碱性（碳酸钠水溶剂）试剂处理后的颜色变化情况。用氨蒸气处理后呈现的颜色露置空气中随即褪去；而经碳酸钠水溶液处理后呈现的颜色置空气中却不褪色。

(1) 黄酮类化合物　在冷或热的氢氧化钠碱性溶液中显黄至橙红色。

(2) 黄酮醇类　在碱液中先呈黄色，通入空气后，因C_3-羟基易氧化，溶液即转变为棕色。

(3) 查耳酮和橙酮类　遇碱液能很快显红色或紫红色。

(4) 二氢黄酮类　在冷碱中呈橙色~黄色，放置一段时间或加热则呈深红色至紫红色，二氢黄酮遇碱液开环生成查耳酮结构。

(5) 具有邻二酚羟基结构的黄酮类　在碱液中不稳定，易氧化生成黄色至棕色絮状沉淀。

（6）具有邻三酚羟基结构的黄酮类　在碱液（稀氢氧化钠溶液）中能产生暗绿色或蓝绿色纤维状沉淀。

4. 与硼酸显色反应

在无机酸或有机酸存在条件下，C_5-羟基黄酮及 $C_{2'}$-羟基查耳酮可与硼酸反应，呈亮黄色。一般在草酸存在的条件下，溶液显黄色并有绿色荧光；但在枸橼酸-丙酮存在的条件下，溶液显黄色，没有荧光。

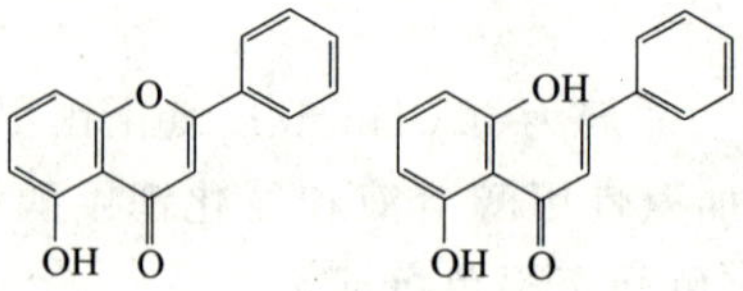

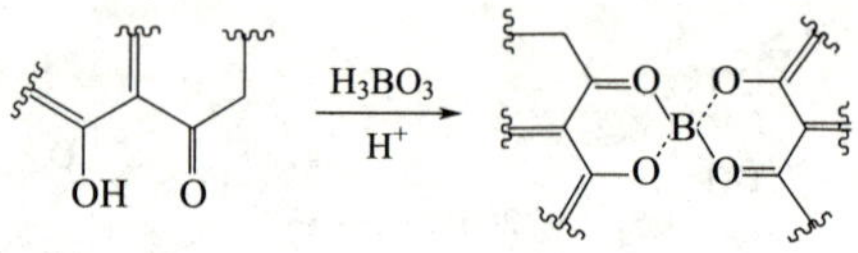

> **课堂互动**
>
> 下列化合物可以用哪些显色反应进行鉴别？

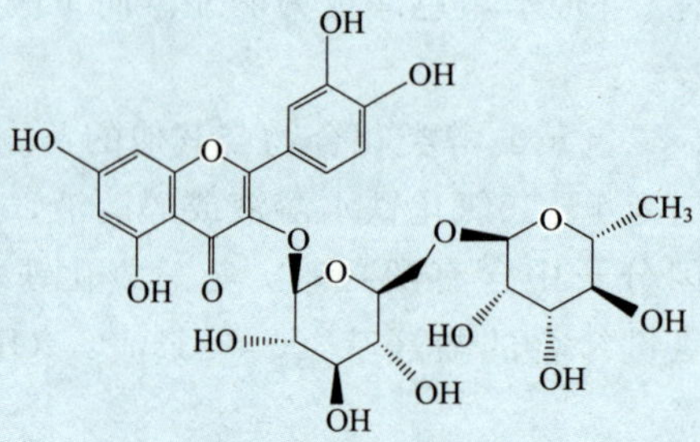

第三节　黄酮类化合物的提取与分离技术

一、提取技术

黄酮类化合物的提取，主要依据被提取物的性质及共存的杂质而定。黄酮苷类主要存在于植物的花、叶、果等组织中，游离苷元存在于木质部中。黄酮苷类以及极性稍大的苷元（如羟基黄酮等），一般可用丙酮、乙酸乙酯、乙醇等或极性较大的混合溶剂如甲醇-水（1∶1）进行提取。一些寡糖苷则可用沸水提取。大多数黄酮苷元宜用极性较小的溶剂，如乙醚、三氯甲烷、乙酸乙酯等有机溶剂提取；而亲脂性较强的多甲氧基黄酮类游离苷元则可用苯等低极性有机溶剂进行提取。

1. 溶剂提取法

（1）醇提取法　乙醇或甲醇是最常用的提取黄酮类化合物的溶剂。稀醇（60%左右）适于提取黄酮苷类，90%～95%的高浓度醇适于提取黄酮苷元。提取方法包括冷浸法、渗漉法和回流法等。大多数黄酮苷元也可用极性较小的溶剂，如用氯仿、乙醚、乙酸乙酯等提取，而对多甲氧基黄酮，甚至可用苯进行提取。黄酮苷类以及极性较大的黄酮苷元（如羟基黄酮、双黄酮、橙酮、查耳酮等），也可用乙酸乙酯、丙酮、乙醇、甲醇、水或某些极性较大的混合溶剂如甲醇（乙醇）-水（1:1）进行提取。例如，银杏叶总黄酮的提取方法为乙醇加热回流提取，收率大大高于煎煮法。

（2）水提取法　用热水可以提取黄酮苷类。常用的提取方法有浸提法、煎煮法等。热水提取具有成本低、安全、设备简单、适合工业化生产等优点。缺点是水溶性杂质多，影响精制和分离，纯化处理时可将溶液浓缩后加入多倍量的浓醇（水提醇沉），以沉淀除去蛋白质、多糖类等水溶性杂质。

（3）系统溶剂提取法　常用极性由小到大的溶剂依次将黄酮类化合物按相应的极性顺序分别提取出来。例如可先用石油醚或正己烷脱脂，然后用苯提取含多个甲氧基的黄酮苷元；用氯仿、乙醚、乙酸乙酯等可以提取出大多数的黄酮苷元；再用丙酮、乙醇、甲醇等提取多羟基黄酮苷元；最后用稀醇、沸水提取黄酮苷类。

2. 碱溶酸沉法

黄酮类化合物结构中多具有酸性的酚羟基，可与碱作用成盐而溶于水；加酸后溶液中又析出黄酮沉淀。故可用碱溶酸沉法提取黄酮类物质。该方法简便、经济，在实际生产中应用广泛。

当药材中含有鞣质、含羧基的果胶、黏液质等水溶性杂质时，如花、果类药材，可用石灰乳或石灰水［$Ca(OH)_2$］进行提取，使上述含羧基的杂质生成钙盐沉淀，不被提取出来，有利于黄酮类化合物的纯化处理。对于一些黄酮类化合物含量特别高的植物，可以直接应用碱提酸沉法获得较纯的单一成分。工业上生产芦丁、橙皮苷、黄芩苷的提取工艺中就是采用了本方法。

使用碱溶酸沉法提取黄酮类化合物时，应注意所用的碱液浓度不宜过高，以免加热时破坏黄酮母核；在加酸酸化时，pH不宜过低，以免生成𰘓盐，致使析出的黄酮类化合物又重新溶解于溶液中，降低产品收率。

3. 活性炭吸附法

主要适用于黄酮苷类的精制。在植物的甲醇粗提取溶液中，分次加入活性炭，搅拌，静置，直至定性检查上清液显阴性（无黄酮反应），过滤，收集吸附苷的炭粉，再依次用沸水、沸甲醇、7%酚/水溶液、15%酚/醇溶液逐一洗脱，对各部分洗脱液进行定性检查或采用纸色谱鉴定。实验证明，大部分黄酮类可溶于7%酚/水洗脱液中，其洗脱液经减压蒸发浓缩至较小体积，再用乙酸除去残留的酚，余下水层减压浓缩可得较纯的黄酮苷类成分。

二、分离技术

黄酮类化合物的分离主要根据被分离化合物极性的大小、分子中含有酚羟基数目的多少、分子量的大小、化合物的酸性强弱及是否含有特殊的官能团，来选用合适的方法。目前常用分离方法有以下几种。

1. 色谱法

分离黄酮类化合物所用的吸附剂或载体有硅胶、聚酰胺、葡聚糖凝胶、大孔吸附树脂、硅藻土及纤维素粉等，其中以硅胶、聚酰胺最为常用。

（1）硅胶柱色谱法　此法应用范围最广，主要适于分离黄酮、二氢黄酮、二氢黄酮醇及高度甲基化（或乙酰化）的黄酮及黄酮醇类。少数情况下，在加水去活化后也可用于分离极性较大的化合物，如多羟基黄酮醇及其苷类等。供试硅胶中混存的微量金属离子，应预先用浓盐酸处理去除，以免干扰分离效果。常采用三氯甲烷-甲醇混合溶剂作洗脱剂，若分离黄酮苷类，可用三氯甲烷-甲醇-水或乙酸乙酯-丙酮-水作洗脱剂。

（2）聚酰胺柱色谱法　聚酰胺对各种黄酮类化合物（包括苷元和苷），都有较好的分离效果。其吸附强度主要取决于黄酮类化合物分子中羟基的数目与位置及溶剂与黄酮类化合物或与聚酰胺之间形成氢键缔合能力的大小。

聚酰胺柱色谱法可用于分离各种类型的黄酮类化合物（包括苷及苷元）。黄酮类化合物在聚酰胺柱上洗脱时大体有如下规律：

① 苷元相同，洗脱先后顺序一般是：三糖苷＞双糖苷＞单糖苷＞苷元。

② 母核上增加酚羟基，洗脱速度相应减缓。

③ 当分子中羟基数目相同时，羟基位置对吸附有影响，4 位羰基及邻位的羟基（3-OH 或 5-OH）易形成分子内氢键，其与聚酰胺的吸附力减小，易被洗脱下来。处于羰基间位或对位的羟基吸附力大于羰基邻位的羟基。洗脱顺序先后是：羰基邻位羟基的黄酮＞羰基间位的羟基或对位羟基的黄酮。

④ 分子中芳香核、共轭双键多者吸附力强，容易被吸附，如查耳酮往往较相应的二氢黄酮难以洗脱，故洗脱先后顺序为：二氢黄酮＞查耳酮。

⑤ 不同类型的黄酮类化合物，洗脱的先后顺序一般是：异黄酮＞二氢黄酮醇＞黄酮＞黄酮醇。

⑥ 洗脱剂的影响　聚酰胺与黄酮类化合物在水中形成氢键的能力最强，在有机溶剂中较弱，在碱性溶剂中最弱。各种溶剂在聚酰胺柱上洗脱能力由弱到强依次为：水＜甲醇或乙醇（浓度由低到高）＜丙酮＜稀氢氧化钠水溶液或氨水＜甲酰胺＜二甲基甲酰胺＜尿素水溶液。

（3）葡聚糖凝胶柱色谱法　主要使用 Sephadex G 型（适用于水溶性成分的分离）和 Sephadex LH-20 型（可用于亲脂性成分的分离）。

分离原理是：分离游离黄酮时，主要依靠氢键吸附作用，其吸附程度取决于游离酚羟基的数目；分离黄酮苷时，则分子筛作用占主导。洗脱规律是，苷元的羟基数目越多，越难以洗脱；黄酮苷类大体上是按分子量由大到小的顺序流出柱体。洗脱先后顺序，如芹菜素＜木犀草素＜槲皮素＜杨梅素；山柰酚-3-O-半乳糖-7-O-鼠李糖苷＜槲皮素-3-O-芸香糖苷＜槲皮素-3-O-鼠李糖苷。

葡聚糖凝胶柱色谱常用的洗脱剂：碱性水溶液（如 0.1mol/L 氨水），含盐水溶液（如 0.5mol/L 氯化钠等）；醇及含水醇，如甲醇、甲醇-水（不同比例）、叔丁醇-甲醇（3∶1）、乙醇等；其他溶剂，如含水丙酮、甲醇-氯仿等溶剂。

（4）大孔树脂吸附柱色谱法　适合工业化生产，目前已较多地用于黄酮类化合物的分离富集。

大孔吸附树脂是一类有机高分子聚合物吸附剂，具有物理化学稳定性高、吸附选择性独特、不受无机物存在的影响、再生简便、解吸条件温和、使用周期长、节省费用等优点。常用的大孔吸附树脂型号有 D101、D301 和 AB-8 型等。而树脂的种类、样品液浓度、pH、流速、洗脱剂种类和用量等因素均对分离效果有影响。

2. 梯度 pH 萃取法

适用于酸性强弱不同的黄酮苷元分离。

根据黄酮类苷元酚羟基数目及位置不同，其酸性强弱也不同的性质，可以将混合物溶于有机溶剂（如乙醚）中，之后依次用 5%NaHCO$_3$、5%Na$_2$CO$_3$、0.2%NaOH 及 4%NaOH 水溶液萃取，来达到分离的目的。一般规律如下：

酸性：

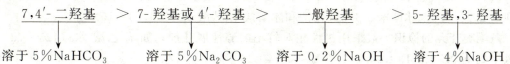

注意：萃取时采用不同浓度的碱液，碱性强弱应由弱到强，才能将黄酮类化合物由强到弱依次萃取出来，从而达到分离的目的。

3. 其他方法

由于黄酮类化合物大多数含有多个酚羟基，黄酮苷含有糖基，花色素类为离子型化合物，故可以采用反相柱色谱或反向高效液相色谱进行分离。常用的洗脱剂为含有一定比例的甲酸或乙酸的水-甲醇溶剂系统或水-乙腈溶剂系统。

第四节　黄酮类化合物的检识技术

黄酮类化合物的检识常用薄层色谱技术和纸色谱技术。

一、薄层色谱技术

薄层色谱法是分离和鉴定黄酮类化合物的常用方法，通常采用硅胶薄层色谱和聚酰胺薄层色谱。

1. 硅胶薄层色谱

用于分离与鉴定弱极性的黄酮类化合物。

分离黄酮苷元，常用的展开剂有甲苯-甲酸甲酯-甲酸（5∶4∶1），可根据分离成分极性大小适当调整甲苯与甲酸的比例；分离黄酮苷元的衍生物（甲醚化或乙酰化化合物）极性较小，可以用苯-丙酮（9∶1）、苯-乙酸乙酯（3∶1）等弱极性展开剂。

2. 聚酰胺薄层色谱

主要用于分离含游离酚羟基的黄酮苷元及其苷类。

大多数黄酮类化合物有一定的极性，聚酰胺对黄酮类化合物吸附能力较强，因此需要能破坏其氢键缔合的展开剂（极性较强的溶剂）。大多数展开剂中含有醇、酸或水。分离鉴定黄酮苷元常用的展开剂有三氯甲烷-甲醇-丁酮（12∶2∶1）、三氯甲烷-甲醇（94∶6）、苯-甲醇-丁酮（90∶6∶4）等。分离鉴定黄酮苷类成分则需要更强的展开剂，常用的展开剂有甲醇-水（1∶1）、甲醇-乙酸-水（90∶5∶5）、乙醇-水（3∶2）、丙酮-水（1∶1）、三氯甲醇-甲醇-丁酮（63∶25∶10）等。

二、纸色谱技术

纸色谱（PC）适用于各种天然黄酮类化合物及其苷类的混合物。混合物的分离鉴定通常采用双向色谱法。

1. 展开系统

黄酮苷类的检识，一般第一向多选醇性溶剂为展开剂，如正丁醇-醋酸-水（4∶1∶5上层，BAW）或叔丁醇-冰醋酸-水（3∶1∶1，TBA）或水饱和的正丁醇。第二向多为水性展开剂，如2%~6%冰醋酸、3%氯化钠和冰醋酸-浓盐酸-水（30∶3∶10）等。

黄酮类苷元的检识一般采用极性相对较小的醇性展开剂，如苯-乙酸-水（125∶72∶3）、三氯甲烷-醋酸-水（13∶6∶1）、苯酚-水（4∶1）等。

花色素及花色苷元的检识可用含盐酸或醋酸的溶液进行展开。

2. 显色方法

多数黄酮类化合物在纸色谱上用紫外光检查时可以看到有色斑点，以氨蒸气处理后产生明显的颜色变化，此外还可以用2%$AlCl_3$甲醇液喷雾后在紫外光灯下观察荧光斑点。

3. 色谱结果

不同结构类型黄酮类化合物在纸色谱上展开时常出现在特定区域，借此可推测它们的结构类型以及判定是否成苷以及含糖及数量。黄酮类化合物的结构类型与纸色谱时 R_f 之间大致有以下规律。

（1）醇性展开剂

① 同一类型黄酮苷元，分子中羟基数目越多，极性越强，R_f 值越小，羟基甲基化后，极性降低，R_f 值增大。

② 苷元相同时，R_f 值大小顺序为：苷元＞单糖苷＞双糖苷。以BAW系统为例，多数黄酮苷元（花色苷元除外）R_f 值在0.7以上，而黄酮苷则小于0.70。

③ 苷元不同时，R_f 值大小顺序为：平面型分子＞非平面型分子；母核相同时，R_f 值大小顺序为：2-羟基＞3-羟基＞4-羟基＞5-羟基黄酮。

（2）水性展开剂

① 苷元相同时，R_f 值大小顺序为：苷元＜单糖苷＜双糖苷。苷元几乎留在原点，苷类 R_f 值可以在0.5以上，且糖链越长，R_f 值越大。

② 不同类型黄酮中苷元相同时，平面型分子如黄酮、黄酮醇、查耳酮、橙酮等，用3%~5%乙酸做展开剂时，几乎停留在原点不动，R_f 值＜0.02；非平面型分子如二氢黄酮（醇）、二氢查耳酮等，因亲水性较强，R_f 值较大（0.10~0.30）。

> **边学边练**
>
> 在国家药品监督管理局官网查询，目前有161家企业生产芦丁的相关产品，芦丁的化学结构有什么特点？如何分辨芦丁和槲皮素？它们之间有什么关系？请参见：实训三 槐米中芸香苷的提取分离及槲皮素的制备与检识技术。

第五节 结构测定

一、黄酮类化合物的紫外-可见光谱特征

紫外-可见光谱法（UV）是鉴定黄酮类化合物结构的一种重要手段，一般测定程序如下：①测定试样在甲醇溶液中的紫外光谱；②测定试样在甲醇溶液中加入各种诊断试剂后得到的紫外及可见光谱。常用的诊断试剂：甲醇钠（NaOMe）、醋酸钠（NaOAc）、醋酸钠/硼酸（NaOAc/H_3BO_3）、三氯化铝（$AlCl_3$）及三氯化铝/盐酸（$AlCl_3$/HCl）等；③若试样为黄酮苷类，则可进行水解或甲基化后再水解，并测定苷元或其衍生物的 UV 光谱。

各种诊断试剂的详细配制方法及测定程序可参看有关文献。将上述各种光谱图数据进行对比分析，可获知有关结构的重要信息。

1. 黄酮类化合物在甲醇溶液中的 UV 光谱特征

大多数黄酮化合物如黄酮、黄酮醇，因分子中存在如下所示的桂皮酰基及苯甲酰基组成的交叉共轭体系，故其甲醇溶液在 200～400nm 的区域内存在两个主要的紫外吸收带，称为峰带Ⅰ及峰带Ⅱ。带Ⅰ在 300～400nm 区间（B环桂皮酰基的吸收峰）、带Ⅱ在 220～280nm 区间（A环苯甲酰基系统的吸收峰）。

不同类型的黄酮化合物的带Ⅰ或带Ⅱ的峰位、峰形和吸收强度不同，根据它们的紫外-可见光谱特征可以大致推测黄酮类化合物的结构类型，如表 4-9、图 4-1 所示。

表 4-9 黄酮类化合物 UV 吸收光谱的主要特征（甲醇）

结构类型	峰位/nm		峰型
	带Ⅰ	带Ⅱ	
黄酮	304～352	240～280	带Ⅰ、带Ⅱ等强
黄酮醇	352～385	240～280	带Ⅰ、带Ⅱ等强
异黄酮	310～330(肩峰)	245～270	带Ⅱ(主峰)强、带Ⅰ弱
二氢黄酮(醇)	300～330(肩峰)	270～295	带Ⅱ(主峰)强、带Ⅰ弱
查耳酮	340～390	220～270(低强度)	带Ⅰ(主峰)强、带Ⅱ弱
橙酮	370～430	230～270(低强度)	带Ⅰ(主峰)强、带Ⅱ弱

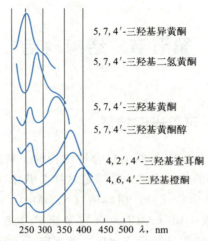

图 4-1　不同类型黄酮化合物的 UV 吸收光谱

① 黄酮及黄酮醇类　从图 4-1 可见,黄酮和黄酮醇的紫外-可见光谱图形相似,均出现两个主峰光谱,且两峰图形相似,强度相近。但两者的带Ⅰ位置不同,黄酮带Ⅰ位于 304~350nm,而黄酮醇带Ⅰ位于 352~385nm。黄酮、黄酮醇母核上,C_7 及 $C_{4'}$-位引入 —OH、—OCH_3 等供电基,相应吸收带向红位移(表 4-10)。

表 4-10　B 环上引入羟基对黄酮类化合物 UV 吸收光谱带Ⅰ的影响

化合物	B 环羟基位置	带Ⅰ峰位/nm	
3,5,7-三羟基黄酮(高良姜素)	—	359	
3,5,7,4'-四羟基黄酮(山柰酚)	4'	367	↓红移
3,5,7,3',4'-五羟基黄酮(槲皮素)	3',4'	370	
3,5,7,3',4',5'-六羟基黄酮(杨梅素)	3',4',5'	374	

黄酮、黄酮醇的 A 环增加含氧基团,主要影响带Ⅱ的峰位,使得带Ⅱ红移(表 4-11),但对带Ⅰ无影响,或影响甚微。C_3 位或 C_5 位引入羟基,因能与 C_4 位的 C=O 形成氢键缔合,前者使带Ⅰ红移,后者使带Ⅰ和带Ⅱ均红移。

表 4-11　A 环上引入羟基对黄酮类化合物 UV 吸收光谱带Ⅱ的影响

化合物	A 环羟基位置	带Ⅱ峰位/nm
黄酮	—	250
5-羟基黄酮	5	268
7-羟基黄酮	7	252
5,7-二羟基黄酮	5,7	268
5,6,7-三羟基黄酮(黄芩素)	5,6,7	274
5,7,8-三羟基黄酮(去甲黄芩素)	5,7,8	281

② 异黄酮、二氢黄酮(醇)类　紫外光谱的共同特征是 A 环苯甲酰系统引起的带Ⅱ吸收为主峰,其 B 环因不与 C 环上的 α,β-不饱和羰基共轭(或共轭很弱),使得其带Ⅰ消失或强度减弱(图 4-1)。因此,很容易与黄酮(醇)类带Ⅰ弱、带Ⅱ强区别。

异黄酮类化合物主峰带Ⅱ位于245～270nm范围，二氢黄酮和二氢黄酮醇的带Ⅱ位于270～295nm范围。因此，异黄酮带Ⅱ峰位要小于二氢黄酮（醇），据此可相互区别。这三类化合物当A环含氧取代基增加时，则带Ⅱ红移，但一般不受B、C环含氧取代基增加的影响。

③ 查耳酮及橙酮类　带Ⅰ吸收强度很高，为主峰；带Ⅱ的吸收较弱，为次强峰（图4-1）。利用这一特征可与上述几类黄酮化合物相区别。如表4-9所示，查耳酮的带Ⅰ通常在340～390nm间，橙酮带Ⅰ一般在370～430nm范围内。与黄酮（醇）类相同，当B环引入氧取代基时，也会使相应的带Ⅰ发生红移。

2. 加入诊断试剂对黄酮类化合物UV吸收光谱的影响

利用紫外光谱进行黄酮类化合物的结构测定时，除直接测定相应的谱图外，还可向其甲醇溶液中分别加入各种化学试剂，如甲醇钠（NaOMe）、醋酸钠（NaOAc）、醋酸钠/硼酸（NaOAc/H_3BO_3）、三氯化铝/盐酸（$AlCl_3$/HCl）等，能使黄酮的酚羟基离解或形成络合物等，进而光谱发生变化。再次测定图谱，并比较加入化学试剂前后图谱的变化情况，以帮助推断黄酮化合物酚羟基等取代基的位置或数目。见图4-2和表4-12。由此可判断各类化合物的结构。

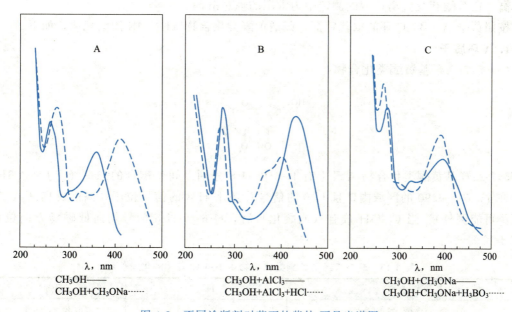

图4-2　不同诊断剂对芦丁的紫外-可见光谱图

表 4-12 加入诊断试剂的黄酮化合物 UV 图谱及结构特征的归属

诊断试剂	峰带 Ⅱ	峰带 Ⅰ	归属
NaOMe		红移 40~60nm,强度不降	有 4'-OH
		红移 50~60nm,强度下降	有 3-OH,但无 4'-OH
NaOAc(未熔融)	红移 5~20nm		有 7-OH
NaOAc(熔融)		红移 40~65nm,强度下降	有 4'-OH
NaOAc/H₃BO₃		红移 12~30nm	B 环有邻二酚羟基
	红移 5~10nm		A 环有邻二酚羟基(但不包含 5,6-位)
AlCl₃ 及 AlCl₃/HCl		AlCl₃ 图谱 = AlCl₃/HCl 图谱	结构中无邻二酚羟基
		AlCl₃ 图谱 ≠ AlCl₃/HCl 图谱	结构中有邻二酚羟基
		AlCl₃/HCl 图谱 = CH₃OH 图谱	无 3-OH 及 5-OH
		AlCl₃/HCl 图谱 ≠ CH₃OH 图谱	可能有 3-OH 及(或)5-OH

上述为一般规律,实际操作中需结合化学方法及其他光谱特征进行综合分析做出判断。

同一试剂在重复测定时,以甲醇为溶剂的紫外-可见光谱以及加入甲醇钠的紫外-可见光谱的重现性较好,而加入其他诊断试剂的光谱的重现性较差。对于鉴定来说,紫外-可见光谱的谱线形状十分重要,位移几个纳米的偏差不必介意。

二、黄酮类化合物的核磁共振氢谱

核磁共振氢谱(^{1}H-NMR)是黄酮类化合物结构分析的一种重要方法。根据氢质子共振吸收峰的化学位移(峰位)、耦合常数(峰形)、峰面积(峰强)等特征参数,获得黄酮类化合物母核类型,取代基种类、位置和数目等结构信息。黄酮类化合物可选用溶剂有氘代三氯甲烷(CDCl$_3$)、氘代二甲基亚砜(DMSO-d_6)、氘代吡啶(C_5D_5N-d_5)、氘代丙酮[(CD$_3$)$_2$CO]等溶剂进行测定。其中,DMSO-d_6 能溶解多数黄酮类化合物,各质子信号分辨率高,在黄酮苷及游离黄酮的测定中为常用的理想溶剂。

按照黄酮 A、B、C 环的取代特征,归纳黄酮类化合物 ^{1}H-NMR 图谱规律,如下:

1. A 环质子

(1) 5,7-二羟基黄酮类化合物

5,7-二羟基黄酮类化合物 A 环上有 H-6 和 H-8 分别以间位耦合的二重峰($J=2.5$Hz)出现在 $\delta 5.70\sim 6.90$ 的区域内,且 H-6 的信号总是比 H-8 的信号位于较高的磁场区(二氢黄酮类可能例外)。当 C_7-OH 成苷(或醚化)后,H-6 和 H-8 信号均向低磁场方向位移,见表 4-13。

表 4-13 5,7-二羟基黄酮类化合物中 H-6 和 H-8 的化学位移

黄酮类化合物	H-6	H-8
黄酮、黄酮醇、异黄酮	6.00~6.20d	6.30~6.50d

续表

黄酮类化合物	H-6	H-8
黄酮、黄酮醇、异黄酮的 7-O-糖苷	6.20~6.40d	6.50~6.90d
二氢黄酮、二氢黄酮醇	5.75~5.95d	5.90~6.10d
二氢黄酮、二氢黄酮醇的 7-O-糖苷	5.90~6.10d	6.10~6.40d

注：d 为二重峰。

（2）7-羟基黄酮类化合物

7-羟基黄酮类化合物 A 环上有 H-5、H-6、H-8 三个芳香质子。H-5 位于 C_4 羰基的去屏蔽区，受羰基去屏蔽效应影响，又与 H-6 邻位耦合，故以二重峰（$J=9.0Hz$）出现在较低的磁场区域（$\delta 8.0$ 左右）。H-6 因与 H-5 的邻位耦合（$J=9.0Hz$）和 H-8 的间位耦合（$J=2.5Hz$）故以一个双二重峰（四重峰）出现。H-8 因与 H-6 的间位远程耦合，故显现一个裂距较小的二重峰。7-羟基黄酮类化合物的 H-6 和 H-8 的化学位移值比 5,7-二羟基黄酮类化合物的相应质子的化学位移值大，且相互位置可能出现颠倒，见表 4-14。

表 4-14　7-羟基黄酮类化合物中 H-5、H-6、H-8 的化学位移

黄酮类化合物	H-5	H-6	H-8
黄酮、黄酮醇、异黄酮	7.90~8.20d	6.70~7.10dd	6.70~7.00d
二氢黄酮、二氢黄酮醇	7.70~7.90d	6.40~6.50d	6.30~6.40d

注：d 为二重峰，dd 为双二重峰。

2. B 环质子

$4'$-氧取代和 $3',4'$-二氧取代是黄酮类化合物的 B 环上常见的两种取代模式。

（1）$4'$-氧取代黄酮类化合物

$4'$-氧取代黄酮类化合物 B 环四个质子可以分成 H-$2'$、H-$6'$ 和 H-$3'$、H-$5'$ 两组，由于具有对称性可构成 $AA'BB'$ 系统，谱形与 AB 耦合系统相似，其每组质子均表现为二重峰（$J=8.5Hz$），位于 $\delta 6.50\sim 7.90$ 区域，比 A 环质子处于稍低的磁场区。H-$2'$、H-$6'$ 的化学位移值总是比 H-$3'$、H-$5'$ 的化学位移值大，主要是因 C 环羰基对 H-$2'$、H-$6'$ 的去屏蔽效应及 $4'$-OR 取代基的屏蔽作用。H-$2'$、H-$6'$ 的具体峰位，取决于与 C 环的氧化水平，见表 4-15。

表 4-15 4′-氧取代黄酮类化合物中 H-2′、H-6′及 H-3′、H-5′的化学位移

黄酮类化合物	H-2′、H-6′	H-3′、H-5′
黄酮	7.70～7.90d	
黄酮醇	7.90～8.10d	
二氢黄酮	7.10～7.30d	6.50～7.10d
二氢黄酮醇	7.20～7.40d	
异黄酮	7.20～7.50d	

注：d 为二重峰。

(2) 3′,4′-二氧取代黄酮类化合物

在 3′,4′-二氧取代黄酮类化合物 B 环有 H-2′、H-5′、H-6′三个质子，构成 ABX 偶合系统。H-5′与 H-6′邻位耦合，以一个二重峰（$J=8.50Hz$）出现在 $\delta 6.70\sim 7.10$ 区域；H-2′与 H-6′的间位耦合，亦以一个二重峰（$J=2.5Hz$）出现在约 $\delta 7.20$ 处。H-6′则分别与 H-2′和 H-5′耦合，以一个双二重峰（$J=8.5$ 及 $2.5Hz$）出现在 $\delta 7.90$ 附近处。H-2′二重峰和 H-6′四重峰有时峰位会重叠或部分重叠，不易分辨，鉴定时须认真辨别，见表 4-16。

表 4-16 3′,4′-二氧取代黄酮类化合物中 H-2′及 H-6′的化学位移

黄酮类化合物	H-2′	H-6′
黄酮(3′,4′-OH 及 3′-OH,4′-OCH$_3$)	7.20～7.30d	7.30～7.50dd
黄酮醇(3′,4′-OH 及 3′-OH,4′-OCH$_3$)	7.50～7.70d	7.60～7.90dd
黄酮醇(3′-OCH$_3$,4′-OH)	7.60～7.80d	7.40～7.60dd
黄酮醇(3′,4′-OH,3-O-糖)	7.20～7.50d	7.30～7.70dd

注：d 为二重峰，dd 为双二重峰。

由上表中 H-2′及 H-6′的化学位移数据可知，3′-OH、4′-OCH$_3$ 取代的黄酮和黄酮醇中，H-6′比 H-2′出现在低磁场区；而在 3′-OCH$_3$、4′-OH 黄酮和黄酮醇中，H-6′和 H-2′的位置则相反，H-6′出现在较高磁场，因此可以区分上述两种取代情况。

(3) 3′,4′-二氧取代异黄酮、二氢黄酮及二氢黄酮醇

H-2′、H-5′及 H-6′将作为一个复杂多重峰（常常组成两组峰）出现在 $\delta 6.70\sim 7.10$ 区域，此时 C 环对其影响很小，各个质子化学位移主要取决于它们相对于含氧取代基的相对位置（邻位或对位）。三者的峰形和耦合常数与上述相同，但有时由于峰与峰之间相互重叠难以分辨。在特殊情况下，有的二氢黄酮醇类化合物的 H-2′、H-5′及 H-6′均呈单峰，易与 B 环的 3′,5′-二取代模式相混淆。这种异常情况是由于两组氢信号的化学位移差值与其耦合常数非常相近所致，此时用氢谱难以确定 B 环的取代模式，但可通过碳谱来确定。

(4) 3′,4′,5′-三氧取代黄酮类化合物

当 B 环有 3′,4′,5′-三羟基时，H-2′和 H-6′将以一个相当于两个质子的单峰出现在 $\delta 6.50\sim 7.50$ 区域内。但如果 3′-OH 或 5′-OH 甲基化或苷化，则 H-2′和 H-6′因相互耦合而将分别以不同的化学位移作为一个二重峰（$J=2.0Hz$）出现。

3. C环质子

C环质子的 ^{1}H-NMR 谱的信号是推断黄酮类化合物结构类型的主要依据，故可用来确定黄酮类化合物的结构类型和相互鉴别。

（1）黄酮及黄酮醇类

H-3 常以一个尖锐的单峰出现在 $\delta 6.30\sim 6.80$ 区域。在 C_5，C_6，C_7-或 C_5，C_6，C_8-三含氧取代黄酮中，该信号将与 A 环的孤立芳质子（H-8 或 H-6）的单峰信号相混淆，应注意区别。黄酮醇类的 3 位有含氧取代基，故在 ^{1}H-NMR 谱上无 C 环质子。

（2）二氢黄酮及二氢黄酮醇类

① 二氢黄酮类　H-2 与两个不等价的 H-3 耦合被分裂为四重峰，中心位于 $\delta 5.2$ 附近。两个 H-3 因同碳耦合及与 H-2 的邻偶，也分别被分裂为四重峰，中心位于 $\delta 2.80$ 处，但往往相互重叠难以区分。

② 二氢黄酮醇类　天然存在的二氢黄酮醇中，H-2 和 H-3 多为反式二直立键结构，二者相互耦合，故 H-2 位于 $\delta 4.80\sim 5.00$ 区域，呈现一个二重峰；H-3 位于 $\delta 4.10\sim 4.30$ 区域，出现二重峰，两者很容易区分。当 C_3-OH 成苷后，H-2 和 H-3 信号均向低磁场方向位移，H-2 位于 $\delta 5.0\sim 5.60$ 区域，H-3 位于 $\delta 4.30\sim 4.60$ 区域。

（3）其他类

① 异黄酮类　C 环上 H-2 因受到 1 位氧原子和 4 位羰基影响（去屏蔽效应），以一个尖锐的单峰出现在较一般芳香质子位于较低的磁场（$\delta 7.60\sim 7.80$）。当用 DMSO-d_6 作溶剂测定，该质子信号还将进一步向低场移至 $\delta 8.50\sim 8.70$ 处。

② 查耳酮类　查耳酮分子中，位于羰基 α-位和 β-位的 H 之间有邻位耦合作用，分别以二重峰（$J=17.0$Hz）形式出现。由于 H-β 受到羰基的去屏蔽效应影响大，故较 H-α 处于较低磁场，H-α 位于 $\delta 6.70\sim 7.40$ 区域，H-β 位于 $\delta 7.30\sim 7.70$ 区域。

③ 橙酮类　橙酮结构中，C 环部分构成特殊的五元环，仅有一个苄基氢。质子=CH 常以单峰出现在 $\delta 6.50\sim 6.70$ 区域，当用 DMSO-d_6 作溶剂测定时，该质子信号将移至 $\delta 6.37\sim 6.94$ 处，其确切的峰位取决于 A 环和 B 环上羟基取代情况，增大羟基化作用，使该峰向高磁场区

位移（与没有取代的橙酮相比），其中以 C_4-位和 C_6-位羟基化作用影响最明显。

异黄酮　　　　　查耳酮　　　　　橙酮

4. 糖上质子

由于糖的端基氢比糖的其他碳上的氢处于较低场，易于辨认，常可用于确定苷中单糖基的数目及苷键构型，这是应用 ^{1}H-NMR 谱分析糖基的重点。

黄酮苷类化合物中，糖的端基氢的化学位移值与糖的种类、苷元类型及成苷位置有密切关系。对于黄酮单糖苷，成苷位置对糖的端基氢的化学位移值有比较明显的影响。如葡萄糖苷，葡萄糖的端基质子，其成苷位置在苷元的 C_3-OH 时，比在苷元的其他位置，如 $C_{4'}$-OH、C_5-OH 或 C_7-OH 时位于更低磁场区。对于黄酮类化合物的双糖苷及多糖苷，与苷元直接相连的糖的端基氢，比未与苷元直接相连的糖的端基氢处于更低磁场区，这是由于后者远离黄酮母核，受其去屏蔽影响相对较小的缘故。

> **拓展链接**
>
> **黄酮在 EI-MS 中的两种裂解方式**
>
> 多数黄酮类化合物苷元在电子轰击质谱法（EI-MS）中因分子离子峰较强，往往成为基峰，故无需做成衍生物即可进行测定。在高质量区常可见 $[M-H]^-$、$[M-CH_3]^-$（含有甲氧基）和 $[M-CO]^+$ 等碎片离子峰出现。对鉴定黄酮类化合物最有用的离子，是含有完整 A 环和 B 环的碎片离子。这些离子分别用 A_1^+、A_2^+ ⋯ 和 B_1^+、B_2^+ ⋯ 表示。碎片 A_1^+ 与相应的 B_1^+ 的质荷比之和等于分子离子 $[M]^{+\cdot}$ 的质荷比，因此这两个碎片离子在结构鉴定中有重要意义。
>
> 黄酮类化合物主要有下列两种基本的裂解途径。
>
> 裂解途径 I（RDA 裂解）：
>
> 裂解方式 II：
>
> 通常，这两种途径是相互竞争、相互制约的。

第六节 应用实例

实例 1　黄芩中黄芩苷的提取分离

黄芩始载于《神农本草经》，为唇形科植物黄芩的干燥根，临床应用历史悠久。大部分清热利湿、清热解毒的药品和处方中都含有黄芩。其药性寒，能清热燥湿、除火解毒、止血安胎，临床上多用于温热病。现代药物实验已证实，黄芩有保护神经系统、免疫系统和肝脏，抗肿瘤，抗菌，抗病毒，抗氧化等作用。在临床上也可与其他药物联用，如半夏泻心汤、黄芩汤、小柴胡汤等，有利于加快改善患者的临床症状。黄芩含有 20 多种黄酮类物质，黄芩苷为其主要有效成分，是黄酮 7-羟基与葡萄糖醛酸结合的苷，水解后生成苷元黄芩素。

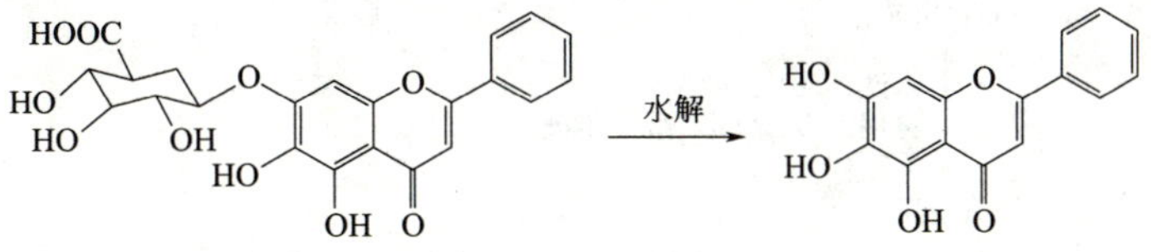

黄芩苷　——水解→　黄芩素

1. 理化性质

黄芩苷为淡黄色针晶，几乎不溶于水，难溶于甲醇、乙醇、丙酮等有机溶剂，可溶于热乙酸，易溶于二甲基甲酰胺、吡啶等碱性溶剂。黄芩素易溶于甲醇、乙醇、丙酮、乙酸乙酯等溶剂，微溶于乙醚、氯仿。黄芩素分子中具有邻三酚羟基，性质不稳定，空气中易被氧化转为醌类衍生物而显绿色，这是黄芩因保存或炮制不当而变绿色的原因，导致有效成分破坏，药材质量的降低。因此，在黄芩的储藏、加工炮制及提取过程中应注意防止黄芩苷的酶解、氧化。

2. 黄芩苷的提取分离

黄芩苷为黄芩素结构中的 C_7-位羟基与葡萄糖醛酸结合成的苷，分子中同时有酚羟基和羧基，具有很强的酸性，在植物体内往往以盐形式存在，水溶性较大，可用水进行提取，为防止发生酶水解，故用沸水提取（破坏酶的活性）。水提液中杂质较多，在提取液中加酸酸化，可使黄芩苷盐游离羧酸的黄酮苷类沉淀析出，再进行碱溶酸沉法，可除去杂质得到黄芩苷粗品。提取方法如图 4-3：

注意：①酸化时需加热至 80℃保温半小时，使析出的沉淀细粒合并成大颗粒下沉，易于滤过；②碱化时要严格控制 pH 不超过 7，否则黄芩苷钠盐在 50%左右浓度的乙醇中溶解度降低，以冻胶状物析出，减少黄芩苷的收率；③在碱液中加 95%乙醇，使含醇量控制在 50%左右，可降低杂质的溶解度，使杂质与黄芩苷钠盐分离。

3. 黄芩苷的鉴定

提取出的黄芩苷为淡黄色透明针状晶体，在紫外光灯（365nm）下呈现荧光，盐酸-镁粉反应呈阳性，变为橙红色；Molish 反应呈阳性，滴入浓硫酸后，溶液明显分为三层，中

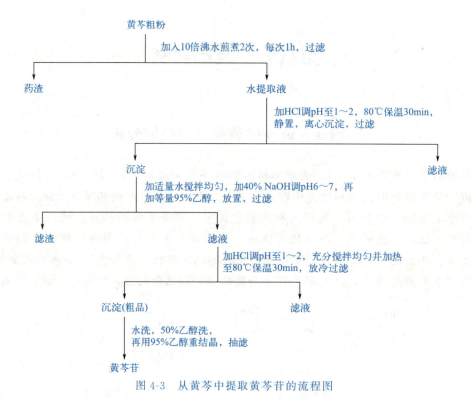

图 4-3 从黄芩中提取黄芩苷的流程图

部界面呈棕黄色,提示化合物可能属黄酮苷类;三氯化铁反应呈蓝绿色,显示了结构中酚羟基的存在;锆-柠檬酸显色反应先呈亮黄色,后变浅黄,最后褪成无色,显示此化合物中含有 C_5-OH,而无 C_3-OH 或 C_3 成苷。

将少量提取物(黄芩苷)溶于甲醇,并在甲醇溶液中分别加入四种诊断试剂(MeOH、NaOAc、$AlCl_3$、NaOMe),测得的紫外光谱数据见表 4-17。

表 4-17 提取物(黄芩苷)加入诊断试剂的紫外光谱数据

诊断试剂	紫外光谱数据			
MeOH	246	278	314	
NaOMe	274	311	427	
NaOAc	278	312	394	
NaOAc/H_3BO_3	283	315		
$AlCl_3$	288	343	312	353
$AlCl_3$/HCl	250	291	338	

黄芩苷的甲醇溶液紫外光谱在 240~400nm 区域内出现了两个强吸收峰——带 Ⅰ (λ_{max} 314nm)和带 Ⅱ (λ_{max} 278nm)(与文献值一致),表明化合物为黄酮化合物,且 C_3 无羟基取代和苷化;从黄芩苷的甲醇钠紫外光谱可以推断,结构中既无 C_3-OH,也无 $C_{4'}$-OH 存在;黄芩苷的醋酸钠紫外光谱与其甲醇紫外光谱相比,带 Ⅱ 峰位保持不变,因此结构中无 C_7-OH;NaOAc/H_3BO_3 紫外光谱表明,黄芩苷母核结构的 A 环上不可能存在 C_6,C_7-邻二酚羟基或 C_7,C_8-邻二酚羟基结构,但不排除 C_5,C_6-邻二酚羟基的存在,B 环上也无邻二酚羟基结构;从 $AlCl_3$ 及 $AlCl_3$/HCl 紫外光谱可推断,A 环上无邻二酚羟基(不包括 C_5,C_6-

邻二酚羟基），具有 C_5-羟基、C_4-羰基结构。

质谱分析：准分子离子峰 $[M+H]^+$（m/z447）；FAB-MS：$[M+H]^+$（m/z447.0884），分子式为 $C_{21}H_{19}O_{11}$，计算值为 447.0927，实际化合物分子式为 $C_{21}H_{18}O_{11}$；EI-MS 谱：碎片峰 m/z168 比黄酮 A_1^+ 的 m/z120 高出 48 个质量单位，说明黄芩苷 A 环上有三个氧原子取代；碎片峰 m/z102 和 m/z105 分别与黄酮的 B_1^+ 和 B_2^+ 质核比相同，说明 B 环为单取代苯，无羟基和其他基团取代。由于从化合物的紫外光谱已推得 C 环 3 位没有羟基取代和苷化，因此 A 环上的三个取代氧原子中，两个为酚羟基取代，其余一个为苷化氧。EI-MS 谱中的各碎片分别是 m/z270 苷元 $[M]$、242$[M-CO]$、168$[A_1]^+$、140$[A_1-CO]$、105$[B_2]^+$、102$[B_1]^+$、77$[B_2-CO]^+$、69$[CH_3COCHCH_2]^+$。根据化合物分子量 446 与苷元分子量 270 之差，可确定其配糖体为葡萄吡喃糖醛酸，分子式 $C_6H_{10}O_7$，分子量 194。

^{1}H-NMR 解析：黄酮母核上的羟基质子信号出现在谱图中的低场，化学位移 δ12.55 和 δ8.66 处的单峰分别由 C_5-OH 质子和 C_6-OH 质子产生。由于 C_5-OH 质子与相邻 4 位羰基可形成氢键，质子屏蔽效应较小，因而比 C_6-OH 质子出现在较低场；δ5.29～5.50 处出现三组多重峰，滴入重水后的 DMSO+D_2O ^{1}H-NMR 谱显示，上述 3 组信号强度均显著减弱，几乎消失。由此判断，这三组峰均由羟基质子产生，分别是糖基上的 $C_{2''}$、$C_{3''}$ 及 $C_{4''}$ 羟基质子。

δ7.01 和 δ7.00 处的尖锐单峰分别为 A 环 H-8 质子和 C 环 H-3 质子的信号。黄酮类化合物 H-8 的化学位移通常在 δ6.3～6.5 范围内，H-8 信号向低场移动，表明其相邻 7 位被苷化。B 环上 H-2' 和 H-6' 由于受到 C 环的去屏蔽效应影响，共振信号比 B 环上的其余质子出现在相对较低场（δ8.07）并与相邻 3'（5'）耦合而表现为一组双重峰（J=6.5Hz）；δ7.53～7.57 处的多重峰为 H-3'、H-5' 和 H-4' 产生，这两组峰的峰面积之比为 2:3。

δ5.24 处的双峰（J=8Hz）由葡萄糖基上的端基质子 H-1″产生，δ4.06 处的双峰（J=5Hz）由葡萄糖基上 H-5″产生，糖环上的其余 4 个质子由于所处环境相似，并可各自与相邻两个质子耦合，形成位于 δ3.33～3.45 处的相互重叠的多重峰信号。H-5″由于受到相邻 $C_{6''}$ 上电负性较强的羰基影响，使核周围电子云密度减少，其信号与其余质子相比位于较低场；而 H-1″距离 A 环较近，并且处于 A 环 π-环形电子云的去屏蔽区，且受去屏蔽效应影响较大，因而在糖基各质子中的化学位移值最大。此外，H-1″和 H-5″可分别与相邻的 H-2″、H-4″发生二直立键耦合，从而表现为双重峰。

综上分析，确定化合物为 5,6-二羟基黄酮 7-O -β-D-葡萄吡喃糖醛酸苷（黄芩苷）。

课堂互动

黄芩苷几乎不溶于水，为什么仍用水做溶剂提取黄芩苷？提取工艺中用碱溶酸沉法处理沉淀物，请解释原因。

实例 2 银杏中银杏总黄酮的提取分离

银杏是我国最古老的树种之一。《食疗本草》记载银杏叶可用于治疗心悸咳喘。中医药上则说银杏叶有活血化瘀、痛经活络之效，用于瘀血阻络、胸痹心痛、脑卒中、肺虚咳喘、高脂血症。银杏叶为银杏科植物银杏的干燥叶。秋季叶尚绿时采收，及时干燥。银杏叶提取物的化学成分十分复杂，银杏黄酮为银杏叶中主要药用成分之一，银杏黄酮主要是色原烷和色原酮的衍生物，包括双黄酮、白果素、槲皮素、儿茶素等。目前将槲皮素、山柰酚和异鼠李素作为银杏黄酮质量的控制标准。

从银杏叶中提取黄酮类化合物，有乙醇提取法、水提取法、丙酮提取法、二氧化碳超临界流体萃取法等，目前国内多采用乙醇提取大孔树脂法，得到的银杏黄酮纯度较高，具体流程见图 4-4。

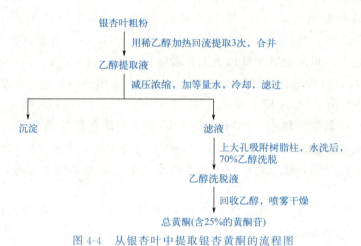

图 4-4　从银杏叶中提取银杏黄酮的流程图

学习目标检测

一、单项选择题

1. 构成黄酮类化合物的基本骨架是（　　）。
A. $C_6-C_6-C_6$　　　　　B. $C_3-C_6-C_3$　　　　　C. C_6-C_3
D. $C_6-C_3-C_6$　　　　　E. $C_6-C_3-C_3$

2. 黄酮类化合物的颜色与下列哪项因素有关？（　　）
A. 具有色原酮
B. 具有色原酮和助色团
C. 具有 2-苯基色原酮
D. 具有 2-苯基色原酮和助色团
E. 结构中具有邻二酚羟基

3. 黄酮类化合物的酸性是因为其分子结构中含有（　　）。
A. 糖　　　　　　　　B. 羰基　　　　　　　　C. 酚羟基
D. 氧原子　　　　　　E. 双键

4. 下列黄酮中酸性最强的是（　　）。
A. 3-羟基黄酮　　　　B. 5-羟基黄酮　　　　C. 5,7-二羟基黄酮
D. 7,4-二羟基黄酮　　E. 3′,4′-二羟基黄酮

5. 下列黄酮类化合物酸性强弱的顺序为（　　）。
(1) 5,7-二羟基黄酮　　　(2) 7,4′-二羟基黄酮　　　(3) 6,4-二羟基黄酮
A. (1)＞(2)＞(3)　　　　B. (2)＞(3)＞(1)　　　　C. (3)＞(2)＞(1)

D. (2)＞(1)＞(3)　　　　　E. (1)＞(3)＞(2)

6. 某中药提取液只加盐酸不加镁粉，即产生红色的是（　　）。
   A. 黄酮　　　　　　B. 黄酮醇　　　　　　C. 二氢黄酮
   D. 异黄酮　　　　　E. 花色素

7. 用碱溶解酸沉淀法提取芸香苷，用石灰乳调 pH 应调至（　　）。
   A. pH6～7　　　　　B. pH7～8　　　　　C. pH8～9
   D. pH9～10　　　　 E. pH10 以上

8. 为保护黄酮母核中的邻二酚羟基，提取时可加入（　　）。
   A. 石灰乳　　　　　B. 硼砂　　　　　　C. 氢氧化钠
   D. 盐酸　　　　　　E. 氨水

9. 硅胶吸附 TLC，以苯-甲酸甲酯-甲酸（5∶4∶1）为展开剂，下列化合物 R_f 值最大的是（　　）。
   A. 山奈素　　　　　B. 槲皮素　　　　　C. 山奈素-3-O-葡萄糖苷
   D. 山奈素-3-O-芸香糖苷　　E. 山奈素-3-O-鼠李糖苷

10. 聚酰胺色谱分离下列黄酮类化合物，以醇（由低到高浓度）洗脱，最先流出色谱柱的是（　　）。
    A. 山奈素　　　　B. 槲皮素　　　　　C. 芦丁
    D. 杨梅素　　　　E. 芹菜素

二、多项选择题

1. 影响聚酰胺吸附能力的因素有（　　）。
   A. 酚羟基的数目　　B. 酚羟基的位置　　C. 化合物类型
   D. 共轭双键数目　　E. 洗脱剂种类

2. 黄酮苷类化合物常用的提取方法有（　　）。
   A. 碱溶解酸沉淀法　　B. 乙醇提取法　　C. 水蒸气蒸馏法
   D. 沸水提取法　　　　E. 酸提取碱沉淀法

3. 黄酮类化合物的分类依据有（　　）。
   A. 三碳链是否成环　　B. 三碳链的氧化程度　　C. C-3 位是否有羟基
   D. B 环的连接位置　　E. A 环的连接位置

4. 下列化合物可以用哪些方法鉴别？（　　）

   A. HCl-Mg 反应　　　B. Mg(OAc)$_2$ 反应　　C. AlCl$_3$ 反应
   D. 锆-枸橼酸反应　　E. SrCl$_2$ 反应

5. 母核结构中无 C＝O 的黄酮类是（　　）。
   A. 黄酮　　　　　　B. 二氢黄酮　　　　　C. 黄酮醇
   D. 花色素　　　　　E. 黄烷醇

三、简答题

1. 试述黄酮类化合物的基本母核及分类依据，并回答常见黄酮类结构类型可分为哪几类。

2. 以聚酰胺柱色谱分离下列化合物，以浓度递增的乙醇液洗脱时的洗脱先后顺序？并简述原因。

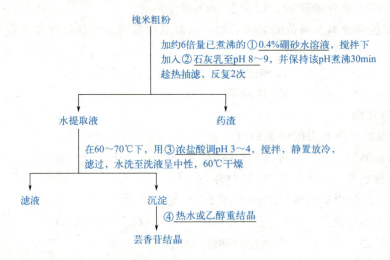

四、案例分析

从槐米中提取芦丁的实验流程如下，根据流程回答下列问题。

```
                    槐米粗粉
                       │
         加约6倍量已煮沸的①0.4%硼砂水溶液，搅拌下
         加入②石灰乳至pH 8～9，并保持该pH煮沸30min
         趁热抽滤，反复2次
         ┌─────────────┴─────────────┐
      水提取液                      药渣
         │
      在60～70℃下，用③浓盐酸调pH 3～4，搅拌，静置放冷，
      滤过，水洗至洗液呈中性，60℃干燥
         ┌─────────────┴─────────────┐
       滤液                         沉淀
                                     │
                                 ④热水或乙醇重结晶
                                     │
                                 芸香苷结晶
```

（1）流程中采用的提取方法与依据是什么？

（2）指出画线部分操作的目的是什么？

① 0.4%硼砂水溶液； 　　② 用石灰乳调 pH；

③ 浓盐酸调 pH； 　　④ 热水或乙醇重结晶

第五章

蒽醌类化合物

【学习目标】

❖ 知识目标
1. 掌握蒽醌类化合物结构类型和理化性质。
2. 熟悉醌类化合物的提取、分离精制和检识的基本理论。
3. 了解蒽醌类化合物的结构测定及应用。

❖ 能力目标
1. 能利用合适的提取、分离方法进行蒽醌类化合物的提取与分离精制。
2. 能正确配制常用检识试剂,并利用合适的检识方法进行蒽醌类化合物的检识。
3. 能根据蒽醌类化合物的理化性质的特点初步设计合理的提取分离及检识方法。

❖ 素质目标
1. 热爱中医药文化,坚定中医药文化自信。
2. 具有严谨认真、细致专注的工作态度和爱岗敬业、诚实守信的职业道德。
3. 具有标准意识、规范操作意识以及环境保护意识、追求革新的创新意识。

【知识导图】

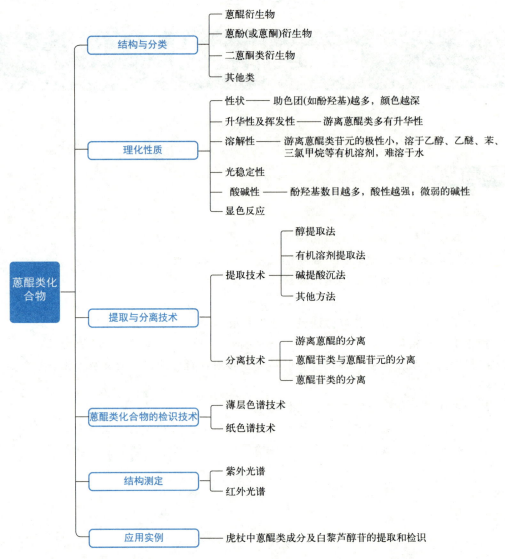

情景导入

清宁片自古以来就是清热解毒、泻火通便的名药，见《金匮玉函经》等，为大黄的炮制品，圆形厚片，表面乌黑色，有香气，味微苦、甘，其泻下作用缓和，具缓泻而不伤气、逐瘀而不败正之功，用于饮食停滞、口燥舌干、大便秘结之年老、体弱者及久病患者，可单用。

大黄为蓼科植物掌叶大黄、唐古特大黄或药用大黄的干燥根及根茎。大黄经过不同的炮制方法，其功效不同。大黄经酒炒后，结合型蒽醌有所减少；熟大黄经蒸、炖后其结合型与游离型蒽醌类衍生物均减少，其中结合型大黄酸显著减少，番泻苷仅余微量；大黄炒炭后，其结合型大黄酸被大量破坏，但仍保留少量的各型蒽醌类衍生物，番泻苷已不存在。

实验证明,大黄炭中的大黄酚含量为生大黄的 2.7 倍左右,大黄素-6-甲醚为生大黄的 4.1 倍左右。炒大黄中,芦荟大黄素和大黄素两种成分的含量分别为生大黄的 2.7 倍和 3.4 倍左右。

> **学前导语**
>
> 醌类化合物在高等植物中分布比较广泛,如蓼科的大黄、何首乌、虎杖,茜草科的茜草,豆科的决明子、番泻叶,鼠李科的鼠李,百合科的芦荟,唇形科的丹参,紫草科的紫草等均含有醌类化合物。醌类化合物在低等植物藻类、菌类及地衣类中也有存在。
>
> 醌类化合物的生源合成通过乙酰-丙二酸、莽草酸-琥珀酰苯甲酸、芳香氨基酸等多种途径实现。
>
> 醌类化合物具有泻下、抗菌、抗肿瘤、利尿和止血等多个方面的生物活性。

第一节 蒽醌类化合物的结构与分类

醌类化合物是天然药物中一类重要的化学成分,是指分子内具有不饱和环二酮结构(醌式结构)或容易转变成这样结构的天然有机化合物。天然醌类化合物主要分为苯醌、萘醌、菲醌和蒽醌 4 种类型,见表 5-1。

醌类化合物的结构类型

表 5-1 醌类化合物结构与分类

结构类型	结构特点	实例	
		结构及名称	来源及作用
苯醌	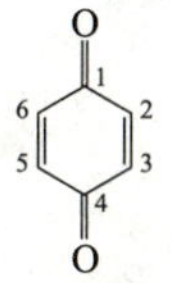 对苯醌 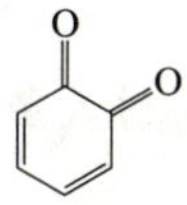　邻苯醌	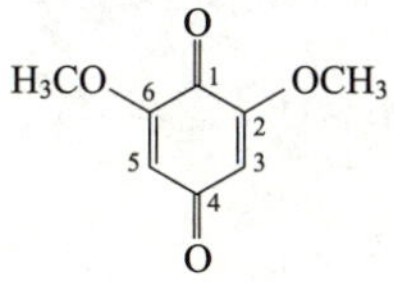 2,6-二甲氧基对苯醌	来源于中药凤眼草果实中,具有抗菌作用,为黄色结晶
萘醌	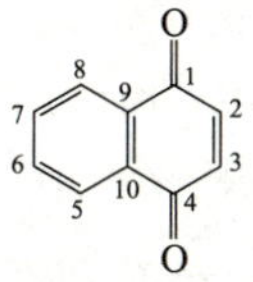 α-(1,4)萘醌 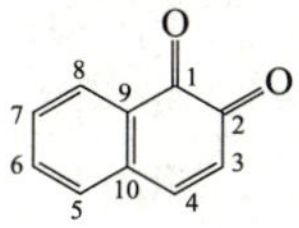　β-(1,2)萘醌 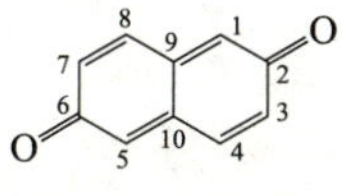　amphi-(2,6)萘醌	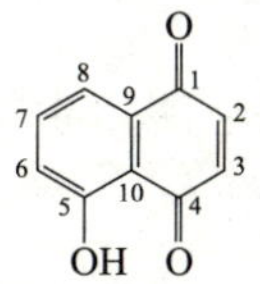 胡桃醌	来源于胡桃叶及其未成熟果实中。胡桃醌具有抗菌、抗癌及中枢神经镇静作用

第五章　蒽醌类化合物　103

结构类型	结构特点	实例 结构及名称	实例 来源及作用
菲醌	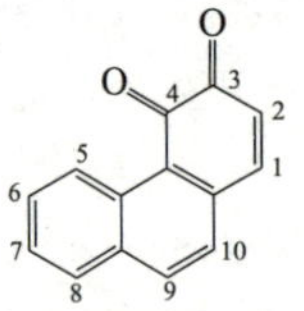 邻菲醌(Ⅰ) 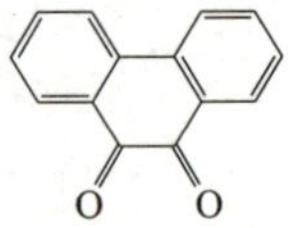 邻菲醌(Ⅱ) 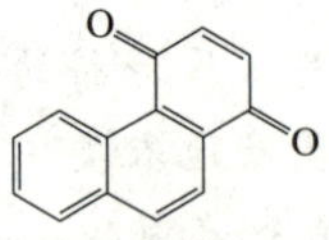 对菲醌	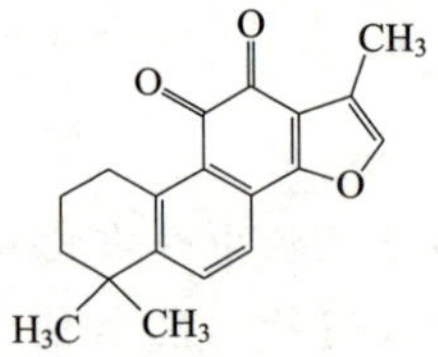 丹参醌ⅡA	来源于唇形科植物丹参。由丹参醌ⅡA制得的丹参醌ⅡA磺酸钠注射液可增加冠状动脉流量,临床上用于治疗冠心病和心肌梗死
蒽醌	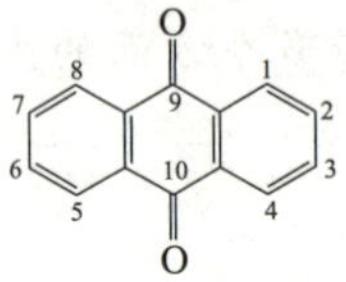	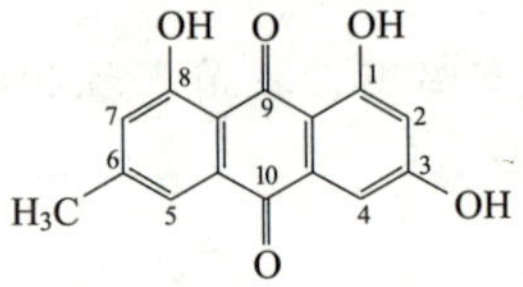 大黄素	来源于蓼科植物大黄。具有泻下、抗菌、止咳等功效

其中蒽醌及其衍生物种类最多,蒽醌类化合物包括蒽醌类衍生物及其不同程度的还原产物,主要存在于蓼科、鼠李科、茜草科、豆科、百合科、玄参科等高等植物中,在地衣、真菌和动物中也有分布。蒽醌类化合物是大黄、何首乌、决明子、芦荟等很多天然药物的有效成分。

按照化学结构,蒽醌类化合物可分为蒽醌衍生物、蒽酚(酮)衍生物及二蒽酮类衍生物。

一、蒽醌衍生物

蒽醌类化合物一般以游离苷元和苷两种形式存在于植物体内。在蒽醌母核上常有羟基、甲基、甲氧基、羟甲基和羧基取代。

根据羟基在蒽醌母核上的分布不同,可将羟基蒽醌衍生物分为以下两类。

1. 大黄素型

羟基分布在两侧的苯环上,多数化合物呈黄色。中药材大黄、何首乌中的主要蒽醌衍生物多属此类型。

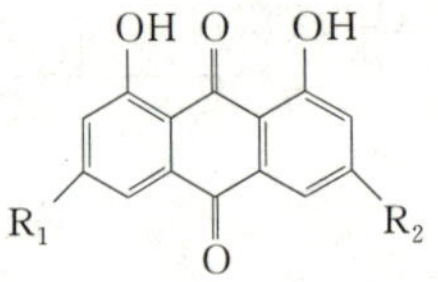

大黄酚	$R_1=CH_3$	$R_2=H$
大黄素	$R_1=CH_3$	$R_2=OH$
大黄素甲醚	$R_1=CH_3$	$R_2=OCH_3$
芦荟大黄素	$R_1=H$	$R_2=CH_2OH$
大黄酸	$R_1=H$	$R_2=COOH$

中药材大黄中的羟基蒽醌衍生物多与葡萄糖结合成苷,通常为单糖苷和双糖苷。

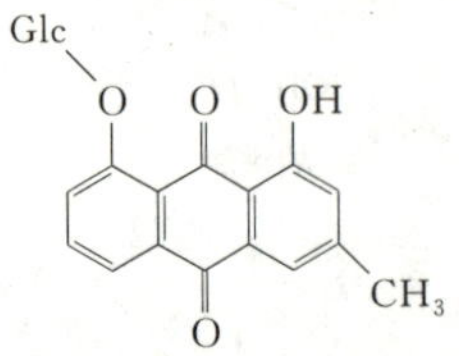

大黄酚-8-O-β-D-葡萄糖苷

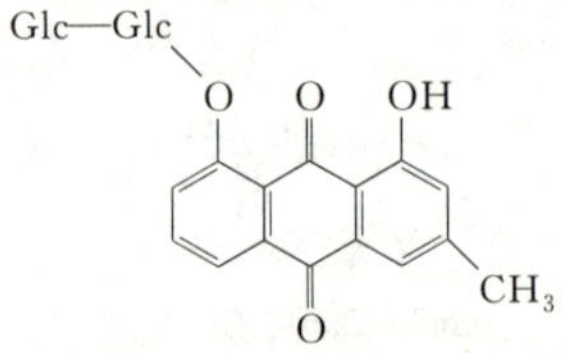

大黄酚-8-O-β-D-龙胆双糖苷

2. 茜草素型

羟基分布在一侧的苯环上，此类化合物颜色较深，多为橙黄色至橙红色。

中药材茜草中的有效成分如茜草素、羟基茜草素属于此类型。

茜草素	$R_1=H$	$R_2=H$
羟基茜草素	$R_1=H$	$R_2=OH$
伪羟基茜草素	$R_1=COOH$	$R_2=OH$

> **拓展链接**
>
> ### 中国年里的开门红，当然少不了这一抹红：茜红
>
> 唐代李商隐曾有诗云"茜袖捧琼姿，皎日丹霞起"，明代张时彻的《子夜四时歌》中也有写道"拾得红茜草，染就石榴裙"，都是因为茜草的根可以染出绛红色（又叫茜红）的衣服，在汉代茜染的织物非常名贵，专供王孙贵族使用。茜草在我国古代作为草木染材料而被广泛熟知，殊不知它还是一味难能可贵的中药。
>
> 茜草，为茜草科植物茜草的干燥根和根茎，主产于陕西、河北、山东、河南、安徽。味苦，性寒，归肝经。本品苦泄散，寒清凉，入肝经。茜草炭具有凉血止血、散瘀止痛等功效；生用则专于凉血活血而化瘀通经，有止血而不留瘀、活血而不动血之长，凡出血无论属血瘀夹热还是血热夹瘀者皆宜，尤以血热血瘀兼出血者用之最佳。
>
> 从茜草中可分离出上百种小分子化合物，主要为蒽醌、萘醌及其糖苷衍生物，其中蒽醌类包括茜草素、茜草酸、羟基茜草素、甲基异茜草素等，萘醌类包括大叶茜草素、茜草内酯、萘二酚二聚体、茜草酸苷等。目前，茜草已作为保肝药肝达康片的成分之一，用于治疗慢性活动性及慢性迁延性肝炎。除此之外，茜草及其小分子成分具有治疗食管炎、结肠炎、乳腺炎等多种炎症疾病相关的药理活性，说明这些化合物具有调节炎症相关信号通路的潜力。茜草及其有效成分还具有神经保护、降血脂、降血糖的潜在功能。

二、蒽酚（或蒽酮）衍生物

此类衍生物在自然条件下可以慢慢被氧化成蒽醌类成分，一般存在于新鲜植物中。例如：鲜大黄中就存在此类成分，因蒽酚（或蒽酮）类化合物容易引起呕吐等不良反应，所以新鲜大黄一般要经过炮制储存 2 年后，其蒽酚（或蒽酮）类化合物氧化成蒽醌类化合物才供药用。

蒽酚 ⇌ 蒽酮 $\xrightarrow{[O]}$ 蒽醌

但是当蒽酚类衍生物的 meso 位（中位）羟基与糖缩合成苷时，其性质比较稳定，只有经过水解除去糖才能被氧化转变成蒽醌类衍生物。

此外，羟基蒽酚类化合物对真菌有较强的杀灭作用，如柯桠素用于治疗疥癣等皮肤病。

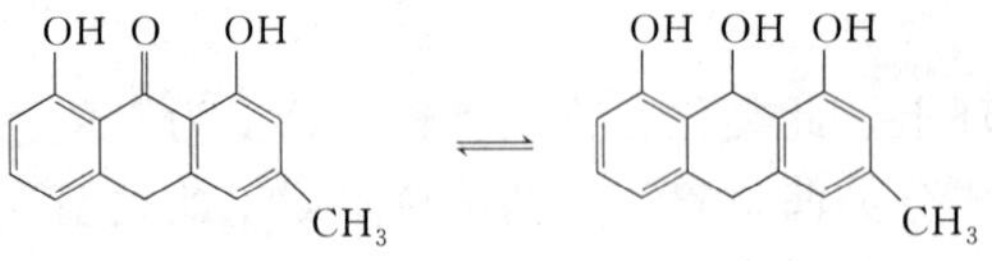

柯桠素

三、二蒽酮类衍生物

1. 二蒽酮类

此类化合物可以看成是两分子的蒽酮以 C_{10} 与 C_{10}' 位碳碳单键结合而成的化合物,如大黄及番泻叶中致泻的主要有效成分番泻苷 A、番泻苷 B、番泻苷 C、番泻苷 D 等皆为二蒽酮衍生物。

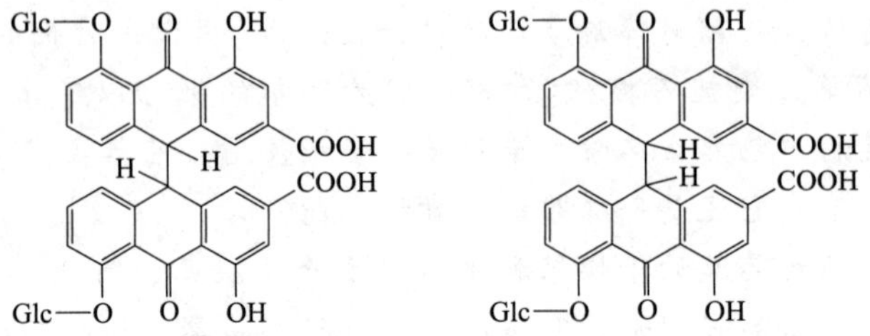

番泻苷A　　番泻苷B

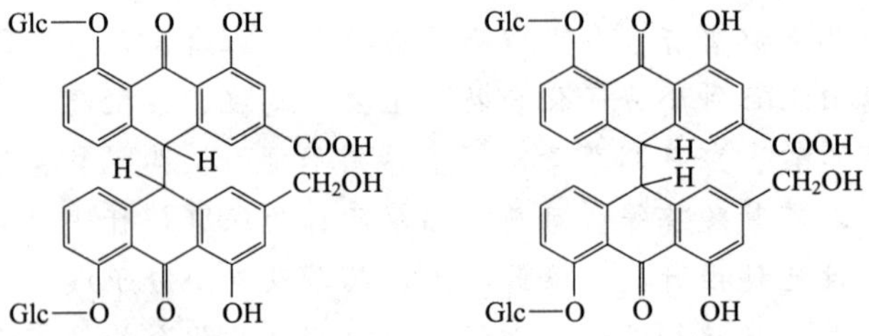

番泻苷C　　番泻苷D

其中,番泻苷 A 是黄色片状结晶,用酸水解可生成两分子的葡萄糖和一分子的番泻苷元 A。番泻苷元 A 是两分子的大黄酸蒽酮通过 C_{10} 与 C_{10}' 位反式连接而成的二蒽酮类衍生物。

番泻苷 B 是番泻苷 A 的异构体,其 C_{10} 与 C_{10}' 为顺式连接。

番泻苷 C 是一分子的大黄酸蒽酮与一分子的芦荟大黄素蒽酮通过 C_{10} 与 C_{10}' 反式连接而形成的二蒽酮二葡萄糖苷。

番泻苷 D 为番泻苷 C 的异构体,其 C_{10} 与 C_{10}' 为顺式连接。

二蒽酮类化合物的 C_{10} 与 C_{10}' 键与通常 C—C 键不同,易于断裂,生成稳定的蒽酮类化合物。如大黄及番泻叶中番泻苷 A 的致泻作用是因其在肠内变为大黄酸蒽酮所致。

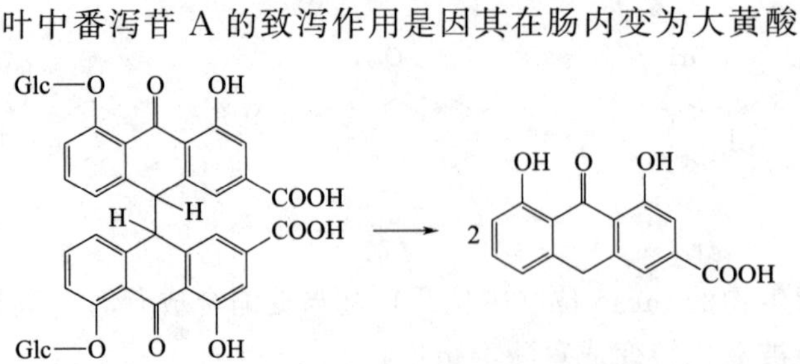

番泻苷A　→　2　大黄酸蒽酮

2. 骈合二蒽酮类

金丝桃属植物中的金丝桃素就是萘骈二蒽酮衍生物，其连接方式与二蒽酮衍生物 C_{10} 与 $C_{10'}$ 的结合方式不同，中间通过萘环骈合。金丝桃素具有抑制中枢神经及抗病毒作用。

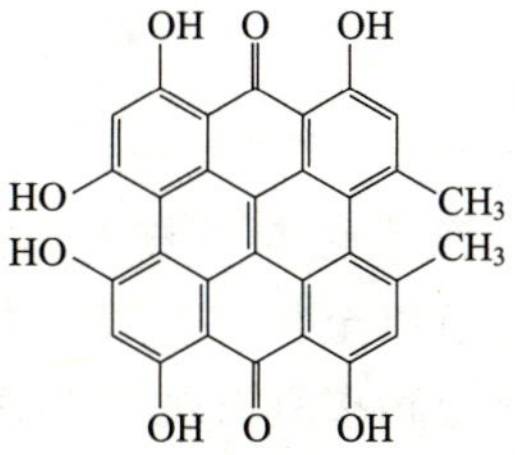

金丝桃素

3. 二蒽醌类

二蒽酮类氧化或蒽醌类脱氢缩合均可形成二蒽醌类。山扁豆中提取的化合物山扁豆双醌可以看成二蒽酮氧化成二蒽醌类。

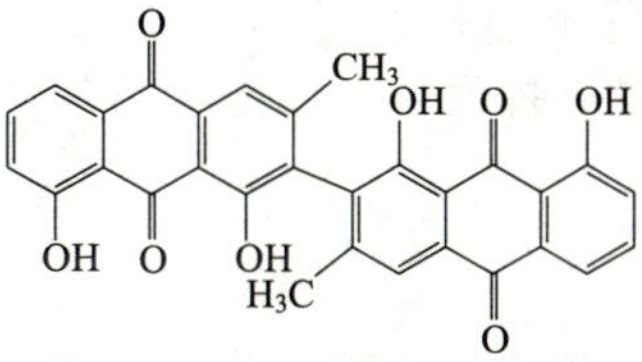

山扁豆双醌

四、其他类

此外还有一些特殊的结构类型，例如萘醌与蒽醌的二聚体 newbouldiaquinone A，具有抗恶性疟原虫作用。芦荟苷是以碳苷形式结合的，即糖的端基碳与蒽环上的碳直接通过 C—C 键相连，而非常见的氧苷。

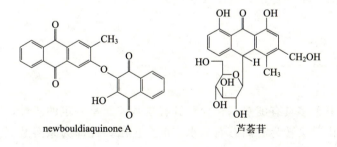

newbouldiaquinone A　　　芦荟苷

> **课堂互动**
> 1. 简述醌类化合物的结构分类，列举代表性化合物。
> 2. 简述蒽醌类化合物的结构分类，列举代表性化合物，并说明其药用价值。

第二节 蒽醌类化合物的理化性质

一、性状

天然蒽醌类化合物呈一定颜色，其颜色与母核上酚羟基的数目有关。取代的助色团越多，颜色也就越深，有黄、橙、棕红色以至紫红色等。蒽醌类化合物往往以糖苷形式存在，因极性较大难以得到结晶。蒽醌类化合物多具有荧光，并随pH变化而显不同颜色。

二、升华性及挥发性

游离的蒽醌类化合物一般具有升华性，常用于鉴别。如大黄酚与大黄素甲醚的升华温度为124℃左右，芦荟大黄素为185℃左右，大黄素为206℃左右，大黄酸为210℃左右。2020版《中国药典》对大黄的鉴别：取本品粉末少量，进行微量升华，可见菱状针晶或羽状结晶。小分子的苯醌类及萘醌类还具有挥发性，能随水蒸气蒸馏，可据此进行分离和纯化。

三、溶解性

游离蒽醌类苷元的极性较小，易溶于甲醇、乙醇、乙醚、苯和三氯甲烷等有机溶剂，难溶于水。当与糖结合成苷后极性增大，易溶于甲醇、乙醇中，可溶于热水，但在冷水中的溶解度降低，不溶或难溶于苯、乙醚和三氯甲烷等极性较小的有机溶剂。

四、光稳定性

有些醌类成分含有易氧化的基团，对光不稳定，提取、分离以及储存时应注意避光。如丹参酮ⅡA在光照条件下不稳定，容易发生降解反应。

五、酸碱性

（一）酸性

蒽醌类化合物由于多具有酚羟基，少数具有羧基，而呈一定的酸性，可在碱性水溶液中成盐溶解，加酸酸化后又转为游离态而从水中沉淀析出，此即为碱溶酸沉法。酸性的强弱与分子中酚羟基的数目及位置有关。

1. 具有羧基的蒽醌类化合物酸性较强
具有羧基的蒽醌类化合物酸性强于不具有羧基的蒽醌类化合物，可溶于$NaHCO_3$水溶液中。

2. β-羟基蒽醌的酸性强于α-羟基蒽醌的酸性
由于β-羟基受羰基的电负性影响，使羟基上氧原子的电子云密度降低，故质子的解离度增高，酸性较强，可溶于碱性稍强的Na_2CO_3水溶液中；而α-羟基与相邻的$C=O$形成分子内氢键，降低了质子的解离度，故酸性较弱，仅溶于NaOH强碱水溶液。

β-羟基   α-羟基

3. 酚羟基数目越多则酸性越强

羟基蒽醌类的酸性一般随羟基数目的增多而增强。根据醌类酸性强弱的差别，可用 pH 梯度萃取法进行分离，即根据醌的酸性强弱不同，依次采用不同碱度的碱水萃取。以游离蒽醌类化合物为例，其酸性强弱排序为含—COOH＞含 2 个以上 β-OH＞含 1 个 β-OH＞含 2 个 α-OH＞含 1 个 α-OH，故可从有机溶剂中依次用 5％ $NaHCO_3$、5％ Na_2CO_3、1％ NaOH 及 5％NaOH 溶液进行梯度萃取，从而达到分离的目的。

（二）碱性

由于蒽醌类化合物结构中的羰基上的氧原子有未共用电子对，有较大的电负性，导致蒽醌类化合物有微弱的碱性，能溶于浓酸生成盐，同时颜色会显著增强。羟基蒽醌在浓硫酸中一般呈红色至红紫色。如大黄酚溶于浓硫酸由暗黄色变为红色，大黄素由橙红色变为红色。生成的盐不稳定，加水稀释后即分解而颜色褪去。

六、显色反应

1. 碱性条件下的呈色反应

羟基醌类在碱性溶液中发生颜色改变，会使颜色加深，多呈橙、红、紫红色及蓝色。例如羟基蒽醌类化合物遇碱显红至紫红色的反应称为伯恩特格反应（Bornträger's 反应），其机制如下：

α-羟基蒽醌   红色

β-羟基蒽醌   红色

该显色反应与形成共轭体系的酚羟基和羰基有关。因此羟基蒽醌以及具有游离酚羟基的蒽醌苷均可呈色，但蒽酚、蒽酮、二蒽酮类化合物则需氧化形成羟基蒽醌类化合物后才能呈色。用本反应检查天然药物中是否含有蒽醌类成分时，可取药材粉末约 0.1g，加 10％硫酸水溶液 5mL，置水浴上加热 2～10min，冷却后加 2mL 乙醚振摇，静置后分取醚层溶液，加入 1mL5％氢氧化钠水溶液，振摇。如有羟基蒽醌存在，醚层则由黄色褪为无色，而水层显红色。

2. 与金属离子的反应

蒽醌类化合物中如果有 α-酚羟基或邻二酚羟基结构时，则可与 Mg^{2+}、Pb^{2+} 等金属离子形成配合物。以醋酸镁为例，生成产物可能具有下列结构：当蒽醌类化合物具有不同的结构时，与醋酸镁形成的配合物也具有不同的颜色。实验时可将羟基蒽醌衍生物的醇溶液滴在滤纸上，干燥后喷以0.5%醋酸镁甲醇溶液，于90℃加热5分钟即可显色。

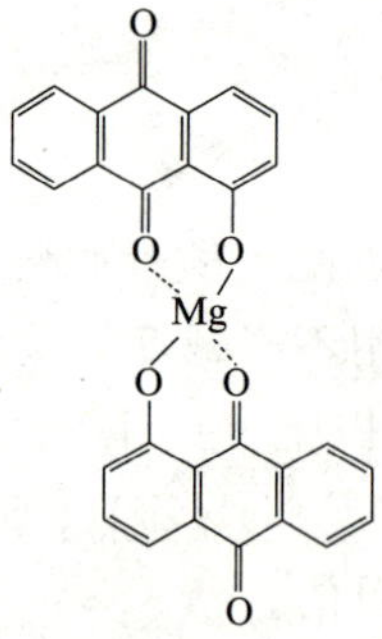

橙黄至橙色 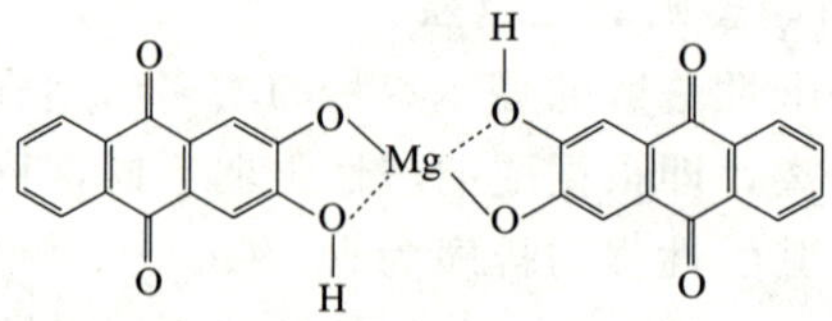　　　　　　　蓝色至蓝紫色

3. 对亚硝基二甲苯胺反应

C9、C10位未取代的羟基蒽酮类化合物，尤其是1,8-二羟基衍生物，其羰基对位的亚甲基氢较活泼，可与0.1%对亚硝基二甲苯胺吡啶溶液反应产生各种颜色。产物颜色取决于分子结构，可以是紫色、绿色、蓝色或灰色等，而1,8-二羟基衍生物均呈绿色。此反应可用作蒽酮化合物的定性检查，通常用作PC法的喷雾显色。

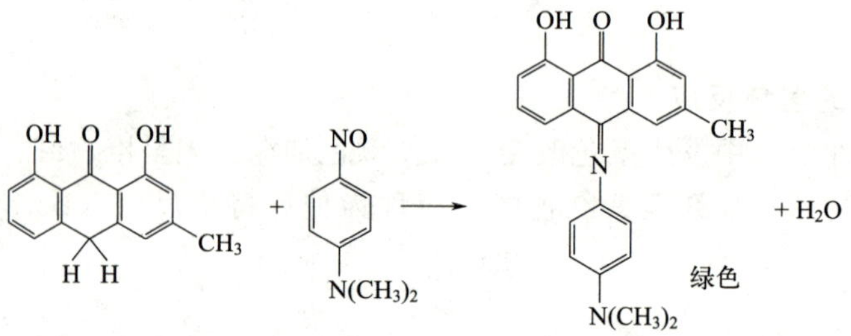

第三节　蒽醌类化合物的提取与分离技术

一、提取技术

蒽醌类化合物的结构不同，其物理性质和化学性质相差较大，而且以游离苷元以及与糖结合成苷两种形式存在于植物中，在极性及溶解度方面差别很大，所以没有通用的提取分离方法，以下规律仅供参考。

1. 醇提取法

以乙醇或甲醇为溶剂提取时，蒽醌苷和苷元均可被提取出来。对含脂质较多的药材应先脱脂再提取，对含糖量较高的药材应避免升温过高。对于苷的提取应尽量避免酶、酸和碱的作用，防止其被水解；对于游离的多羟基醌类或含羧基的蒽醌类化合物应先考察它们的存在形式，如果以盐的形式存在于药材中，应先酸化为游离状态，再用醇提取。

2. 有机溶剂提取法

游离的蒽醌类苷元一般极性较小，可用极性较小的有机溶剂提取。如将药材用三氯甲烷、苯等有机溶剂进行提取，再将提取液浓缩。一些含量较大的游离醌类会结晶析出，进一步重结晶精制。

3. 碱提酸沉法

此方法主要用于提取含酸性基团（酚羟基、羧基）的蒽醌类化合物。酚羟基或羧基与碱成盐而溶于碱水中，再酸化使其游离而沉淀析出。

4. 其他方法

近年来超临界流体萃取法和超声波提取法在蒽醌类成分的提取中也有应用，二者既可以提高提出率，又可以避免蒽醌类成分的分解。

二、分离技术

1. 游离蒽醌的分离

分离游离蒽醌的方法主要包括 pH 梯度萃取法和色谱法。

（1）pH 梯度萃取法　此方法是分离含游离羧基、酚羟基蒽醌类化合物的经典方法，是根据化合物的酸性强弱差别进行分离。此法适用于酸性差别较大的游离羟基蒽醌类化合物的分离。先用弱碱萃取出强酸性蒽醌类化合物，再依次增强碱性萃取中等强度的酸性蒽醌类化合物，最后用强碱萃取弱酸性蒽醌类化合物。见图 5-1。

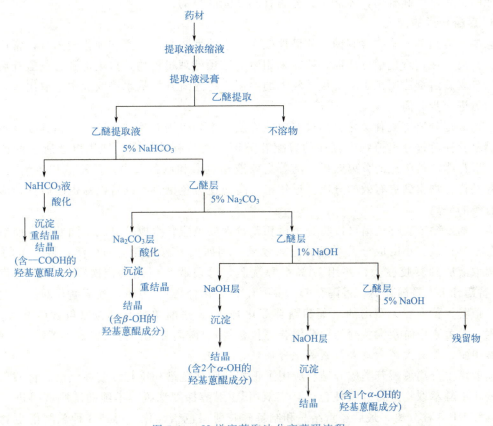

图 5-1　pH 梯度萃取法分离蒽醌流程

> **边学边练**
>
> 中药大黄中化学成分复杂，主要有游离蒽醌、蒽醌苷和二蒽酮苷。其中游离蒽醌主要有大黄酚、大黄素、大黄素甲醚、芦荟大黄素、大黄酸，酸性强弱顺序为：大黄酸＞大黄素＞芦荟大黄素＞大黄素甲醚与大黄酚，可以利用pH梯度萃取法分离不同酸度的蒽醌类成分，具体的分离流程请参考：实训四　大黄中游离蒽醌的提取分离与检识技术。

（2）色谱法　该方法是系统分离羟基蒽醌类化合物最有效的方法。当药材中含有一系列结构相近的蒽醌衍生物时，必须经过色谱方法才能得到分离。而且也不可能通过一次色谱分离就获得完全成功，往往需要反复多次色谱才能收到较好效果。分离羟基蒽醌常用的色谱吸附剂主要有硅胶和聚酰胺等。氧化铝因易与蒽醌类化合物的酚羟基作用生成络合物而难以洗脱，故一般不用氧化铝。

2. 蒽醌苷类与蒽醌苷元的分离

蒽醌苷类与蒽醌苷元的极性差别较大，故在有机溶剂中的溶解度不同。可用三氯甲烷将总提取物中的蒽醌苷类与蒽醌苷元进行初步分离，因为蒽醌苷类不溶于三氯甲烷，而苷元则溶于三氯甲烷。值得注意的是，为充分提取出蒽醌类化合物，必须预先加酸酸化使之全部游离后再进行提取，因为羟基蒽醌类衍生物及其苷类在植物体内多通过酚羟基或羧基结合成镁、钾、钠、钙盐形式而存在；同理，用三氯甲烷等极性较小的有机溶剂从水溶液中萃取蒽醌苷元时也必须使其游离，才能达到分离苷和苷元的目的。

3. 蒽醌苷类的分离

蒽醌苷类因其分子中含有糖，故极性较大、水溶性较强，分离和纯化较困难，常用色谱法进行分离。在进行色谱分离前，往往采用溶剂法预处理粗提物，富集得到总蒽醌苷后再进行色谱分离。溶剂法用正丁醇等极性较大的溶剂，将蒽醌苷类从水提取液中萃取出来，再用色谱法做进一步分离。

色谱法是分离蒽醌苷类化合物最有效的方法，主要应用硅胶柱色谱、反相硅胶柱色谱和葡聚糖凝胶柱色谱分离植物中存在的蒽醌苷类衍生物。有效结合和使用以上所述的色谱方法，一般都能获得满意的分离效果。随着高效液相色谱和制备型中、低压液相色谱的应用，蒽醌苷类化合物得到更有效的分离。近年来，高速逆流色谱、毛细管电泳也已广泛地应用于蒽醌苷类的分离。

应用葡聚糖凝胶柱色谱可以将分子量相差较大的蒽醌苷类成分分成不同部位，而对各部位中分子量相差较小的成分无明显的分离效果。例如大黄蒽醌苷类的分离：将大黄的70％甲醇提取液加到凝胶柱上，并用70％甲醇洗脱，分段收集，先后依次得到二蒽酮苷部位（包含番泻苷B、番泻苷A、番泻苷D、番泻苷C等化合物）、蒽醌二葡萄糖苷部位（包含大黄酸、芦荟大黄素、大黄酚的二葡萄糖苷等化合物）、蒽醌单糖苷部位（包含芦荟大黄素、大黄素、大黄素甲醚及大黄酚的葡萄糖苷等化合物）、游离苷元部位（包含大黄酸、大黄酚、大黄素甲醚、芦荟大黄素及大黄素等化合物）。

从茜草中分离蒽醌苷类成分结合应用了正相硅胶柱色谱和反相硅胶柱色谱。将茜草根醇提物的正丁醇萃取物进行硅胶柱色谱，三氯甲烷-甲醇梯度洗脱，不纯的洗脱液再进一步经反相硅胶RP-8柱分离，最后经重结晶和制备硅胶薄层色谱纯化，得到3种蒽醌衍生物的双糖苷单体化合物。

第四节 蒽醌类化合物的检识技术

游离蒽醌及其苷的色谱检识多采用吸附色谱,根据其操作分薄层色谱法和纸色谱。

一、薄层色谱技术

(1) 吸附剂 常用硅胶,一般不用氧化铝,因为会和蒽醌衍生物结合成稳定的络合物难以洗脱,尤其是碱性氧化铝。

(2) 展开剂 常采用混合溶剂,混合溶剂可以通过调整各组成溶剂的比例灵活改变展开剂的极性。检识极性较弱的游离蒽醌类可用亲脂性溶剂系统,如石油醚-乙酸乙酯(4:1)、石油醚(30~60℃)-甲酸乙酯-甲酸(15:5:1,上层)。检识极性较强的蒽醌苷类可适当调高展开剂极性,采用的展开系统如三氯甲烷-乙醇(3:1)、乙酸乙酯-甲醇-冰醋酸(100:17:13)。

(3) 显色剂 蒽醌类化合物多有色且在紫外灯下显荧光,一般可以直接观察。对于色浅或者无色的,可以氨熏或者喷氢氧化钾、乙酸镁等显色剂。

二、纸色谱技术

羟基蒽醌衍生物纸色谱多采用中性溶剂系统。常将水、乙醇等极性较大的溶剂与石油醚、苯等极性较弱的有机溶剂混合,使达饱和,分层后,取极性小的有机溶剂层作为展开系统。常用的溶剂系统有:石油醚(40~50℃)-丙酮-水(1:1:3,上层)、97%甲醇饱和的石油醚(60~70℃)、28%氨水饱和的正丁醇等。

显色可以喷氢氧化钾或氨水或0.5%乙酸镁甲醇液(喷后90℃加热5min)等显色剂。由于羟基数目和位置的差异,不同的羟基蒽醌衍生物表现出不同的极性,上述展开系统中,R_f值随化合物极性的增大而降低。根据R_f值的大小,可以推测羟基在蒽醌环上的大致位置或有无其他取代基的存在。

第五节 结构测定

随着现代质谱和核磁技术的发展,紫外光谱、红外光谱在化合物的结构解析中渐渐走向次要地位,但是蒽醌类化合物因其特殊的结构而产生许多有规律的紫外、红外光谱学特征,在该类化合物的结构鉴定中,尤其是在判断蒽醌类化合物的类型时仍起到很重要的作用。

一、紫外光谱

蒽醌母核有4个吸收峰,分别由苯样结构(a)及醌样结构(b)引起,如下所示。

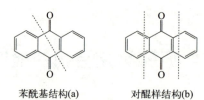

苯酰基结构(a)　　　对醌样结构(b)

羟基蒽醌衍生物的紫外吸收基本与上述蒽醌母核相似。此外，多数在230nm附近还有一强峰，故羟基蒽醌类化合物有5个主要的吸收带：第Ⅰ峰：230nm左右；第Ⅱ峰：240～260nm（由苯样结构引起）；第Ⅲ峰：262～295mm（由醌样结构引起）；第Ⅳ峰：305～389mm（由苯样结构引起）；第Ⅴ峰：>400mm（由醌样结构中的C=O引起）。

以上各吸收带的具体峰位与吸收强度均与蒽醌母核上取代基的性质、数目及取代位置有关。蒽醌类化合物的紫外光谱提供的信息对其结构推测有一定用途，但由于例外较多，所以紫外光谱数据通常仅作为结构分析的旁证。

二、红外光谱

蒽醌类化合物红外光谱的主要特征是羰基吸收峰以及双键和苯环的吸收峰。未取代的9,10-蒽醌因两个C=O的化学环境相同，只出现一个C=O吸收峰（1675cm^{-1}）。当蒽醌衍生物含有一个α-羟基，因一个C=O可与α-羟基发生氢键缔合，使其电子云密度平均化，使得羰基吸收峰向高波数发生显著位移。当蒽醌上含有除α-羟基外的其他取代基时，羰基的吸收强度都会发生相应的改变，一般吸电子基团使频率变高，波数增加；供电子基团使频率变低，波数减少。

第六节　应用实例

实例　虎杖中蒽醌类成分及白藜芦醇苷的提取和检识

中药材虎杖系蓼科蓼属虎杖植物的干燥根茎和根，又名阴阳莲。民间用于消炎、杀菌、利尿、通经和镇痛。近年来用于烫伤、止血、消结石和降血脂均有疗效。虎杖根茎中含有大量的蒽醌类成分和二苯乙烯类成分。

一、已知成分的物理性质

1. 大黄酚

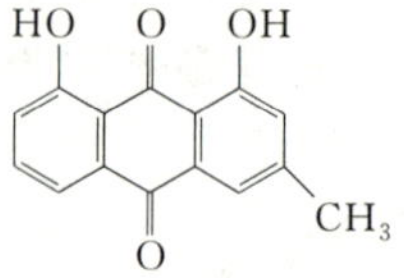

金黄色六角形状结晶（丙酮中结出）或针状结晶（乙醇中结出），熔点196℃，能升华。不溶于水，易溶于苯、氯仿、乙醚、乙醇、冰醋酸，稍溶于甲醇，难溶于Na_2CO_3和$NaHCO_3$

水溶液，可溶于 NaOH 溶液。

2. 大黄素

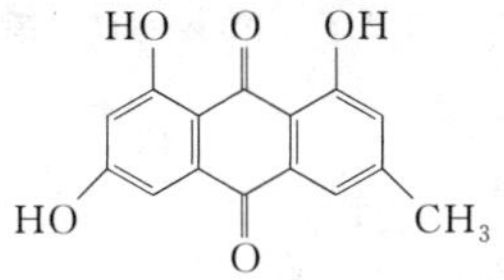

橙黄色长针晶（丙酮中结出者为橙色，甲醇中为黄色），熔点 256℃，能升华。其溶解度如下：乙醚 0.14%，四氯化碳 0.01%，氯仿 0.0718%，二硫化碳 0.009%，几乎不溶于水，易溶于乙醇，可溶于 NH_4OH、Na_2CO_3 和 NaOH 水溶液。

3. 大黄素-6-甲醚

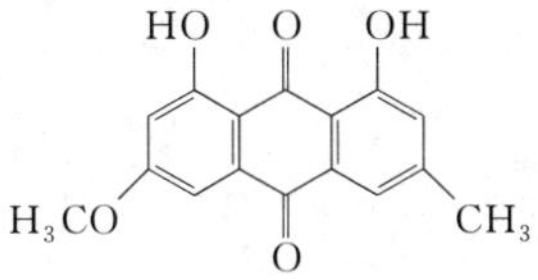

金黄色针晶，熔点 207℃，能升华。溶解性质与大黄酚相似。

4. 虎杖苷

为大黄素类型的苷，浅黄色针状结晶，熔点 203℃。以甲醇、乙醇或乙酸乙酯重结晶时，若急速冷却，呈胶冻状，多次重结晶后慢慢冷却，得浅黄色针状结晶，不溶于乙醚，难溶于丙酮，可溶于热的乙酸乙酯、热的甲醇或乙醇，冷后均较难溶，可溶于 $NaHCO_3$ 水溶液，冷水中溶解度不大。

5. 大黄素-β-D-葡萄糖苷

为浅色针晶（稀乙醇中结出，含一分子结晶水）。

6. 大黄素-6-甲醚-8-D 葡萄糖苷

为黄色针晶（稀甲醇中结出）。

7. 白藜芦醇

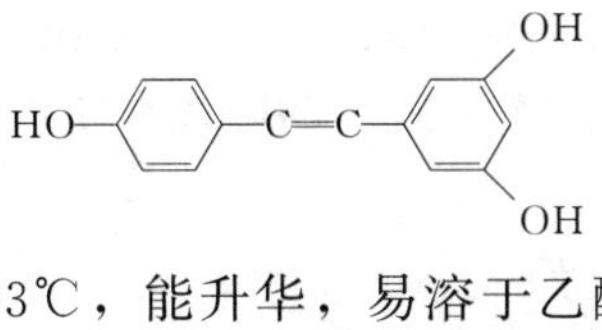

无色针状结晶，熔点 261～263℃，能升华，易溶于乙醚、氯仿、甲醇、丙酮等。

8. 白藜芦醇葡萄糖苷

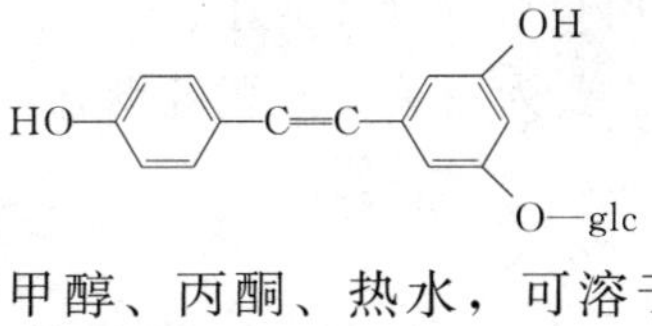

熔点 225℃，232℃，易溶于甲醇、丙酮、热水，可溶于乙酸乙酯，稍溶于冷水，但可溶于 $NaCO_3$ 和 NaOH 水溶液，难溶于乙醚。

（附注：此化合物具顺、反两种异构体，能够互相转化，所得常是二者的混合物，以反式为多，故前人工作中所报道的熔点有所不同。）

二、提取分离原理

虎杖中的蒽醌类成分由于结构中羧基和酚羟基数目及位置不同而呈现不同强度的酸性，

根据此性质,在乙醚萃取出脂溶性成分后,碱性递增的水溶液（5% $NaHCO_3$、5% Na_2CO_3、2% NaOH）自乙醚中提出游离蒽醌类成分,达到分离目的。本实验涉及的知识点:溶剂提取法、萃取、pH梯度萃取法、色谱检识、重结晶等。流程如图5-2。

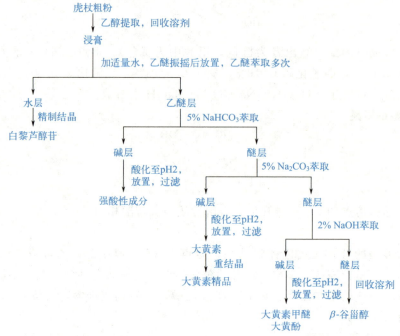

图 5-2　虎杖提取流程图

三、提取分离过程

1. 乙醇总提取物的制备

取虎杖粗粉 200g,用 95% 乙醇回流提取 2 次（500mL 回流 1 小时,450mL 回流 30 分钟）。合并乙醇液。放置如有沉淀,抽滤一次,减压回收乙醇至糖浆状（要求乙醇回收至无醇味）。

2. 总游离蒽醌的提取

将上述提取转移至三角瓶中,加入 30mL 水,溶解后加 100mL 乙醚,不断振摇后放置,将上层乙醚倾入另一 500mL 三角瓶中（切勿将水倒出）,或用吸管吸出,瓶中糖浆状物再以乙醚多次萃取,每次萃取的乙醚用量顺序为 50mL、40mL×4,合并乙醚液为总游离蒽醌。乙醚提取的剩余物含水溶性成分主要为白藜芦醇葡萄糖苷,等待继续分离,在第 4 项中做。

3. 游离蒽醌的分离

（1）强酸性成分的分离

上述乙醚液移至分液漏斗中,用 5% $NaHCO_3$ 水溶液（测定 pH）取 3～4 次（40mL,30mL×2）,合并碱液,在搅拌下慢慢滴加 6 倍的浓 HCl 调 pH 为 2。放置,抽滤,水洗沉淀至近中性,干燥,得深褐色粉末,为强酸性部分。

（2）中等酸性成分——大黄素的分离

以上用 $NaHCO_3$ 萃取过的乙醚液用 5% Na_2CO_3（测定 pH）,取 5～9 次（40mL×3,30mL×4）。碱液用量视碱水层萃取液色较浅为止。合并碱液。加浓 HCl 调 pH 为 2。稍放置,抽滤,沉滤以水洗至中性,干燥,称重,用丙酮结晶一次（1∶15）,再用甲醇重结晶

（1∶15～20），得大黄素结晶。

（3）弱酸性成分——大黄酚和大黄素-6-甲醚的分离

以上用 Na_2CO_3 萃取过的乙醚液用2%NaOH（测pH）萃取4～5次。每次20mL合并NaOH液。同（2）法处理。干燥后粗品以 $CHCl_3$-$Mg(OH)_2$（1∶1）重结晶，再用乙醇重结晶。

（4）中性成分——甾醇类化合物的分离

上述NaOH萃取过的乙醚液，用水洗至中性，以无水 Na_2SO_4 脱水，回收乙醚得残留物，即得β-谷甾醇粗品。

用甲醇少量溶解β-谷甾醇，作TLC检识用。

4. 白藜芦醇葡萄糖苷的分离

取"第2项"中乙醚提取过的糖浆状物，挥去乙醚，置烧杯中加500mL水，搅拌混合后，直火加热20～30分钟。倾出上层液，稍冷过滤。滤液加活性炭煮沸10分钟，趁热过滤，滤液置蒸发皿中。水浴浓缩至15～20mL。水液用乙酸乙酯（约30mL）萃取。回收乙酸乙酯。

四、检识

1. 色谱法鉴定

（1）游离蒽醌的硅胶薄层色谱

对照品：大黄素甲醚与大黄酚的混合物。

样品：大黄素、大黄素甲醚。强酸性部分。

展开剂：苯∶乙酸乙酯（8∶2），石油醚-己烷-甲酸乙酯-甲酸（1∶3∶5∶1）加0.5mL水，上层。

显色剂：5%KOH喷色。

（2）甾醇类成分的硅胶薄层色谱。

样品：β-谷甾醇粗品

对照品：β-谷甾醇

展开剂：环己烷∶丙酮（8∶2）

显色剂：10%磷钼酸乙醇溶液120℃烘烤数分钟。

2. 定性反应

（1）游离蒽醌的反应

分别取大黄素、大黄素甲醚少许，用乙醇溶解，作如下反应：

a. Bornträger's反应，取试液1mL，滴加2%NaOH液观察颜色。

b. 乙酸镁试验，取试液1mL，加入0.5%乙酸镁溶液2～3滴，观察颜色。

（2）甾醇类显色反应

Liebermann-Burchard实验：取样品少许，加1mL乙酸酐溶解，加浓硫酸1滴，观察颜色变化（此试验可在蒸发皿或点滴板上进行）。

（3）白藜芦醇苷的呈色反应

取样品少许，用乙醇溶解，做如下反应：

a. 荧光反应：将试液滴在滤纸上，在紫外光下观察荧光。

b. 三氯化铁-铁氰化钾反应：将试液用毛细管滴在滤纸上，喷上述试剂观察颜色。

c. 偶合反应：取试液1mL，加0.5mL 5% Na_2CO_3，然后滴入新配制的重氮化试剂1～2滴，观察颜色。

d. Molish反应：取试液1mL，加入等体积的10％α-萘酚乙醇液，摇匀，沿试管壁滴加2～3滴浓 H_2SO_4，观察两液界面颜色。

e. Gibb's反应：取试液1mL，滴加0.5％2,6二氯苯醌4-亚胺氯化物的乙醇溶液2～3滴，并加 Na_2CO_3 调pH10左右，观察颜色（Gibb's试剂需临用前配制）。

学习目标检测

一、单项选择题

1. 醌类化合物是指母核结构中具有（　　）的化合物。
   A. 不饱和环二酮   B. 苯并α-吡喃酮   C. 2-苯基色原酮
   D. 环戊烷骈多氢菲   E. C_6-C_3-C_6

2. 芦荟苷按苷元结构应属于（　　）。

   A. 二蒽酚   B. 蒽酮   C. 大黄素型   D. 茜草素型   E. 氧化蒽醌

3. 中药丹参中治疗冠心病的醌类成分属于（　　）。
   A. 苯醌类   B. 萘醌类   C. 菲醌类   D. 蒽醌类   E. 二蒽酮类

4. 中草药水煎液有显著泻下作用，可能含有（　　）。
   A. 香豆素   B. 蒽醌苷   C. 黄酮苷   D. 皂苷   E. 生物碱

5. 中药紫草中醌类成分属于（　　）。
   A. 苯醌类   B. 萘醌类   C. 菲醌类   D. 蒽醌类   E. 蒽酚类

6. 大黄素型蒽醌母核上的羟基分布情况是（　　）。
   A. 一个苯环的 β-位   B. 苯环的 β-位
   C. 两个苯环的 α 或 β 位   D. 一个苯环的 α 或 β 位
   E. 两个苯环的 α 位

7. 某成分做显色反应，结果为：溶于 Na_2CO_3 溶液显红色，与醋酸镁反应显蓝紫色，与α-萘酚-浓硫酸反应不产生紫色环，在 $NaHCO_3$ 中不溶解。此成分为（　　）。

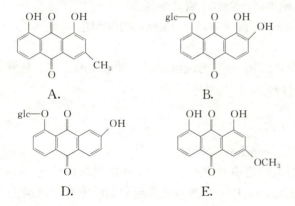

8. 在大黄总蒽醌的提取液中，若要分离大黄酸、大黄酚、大黄素、芦荟大黄素、大黄素甲醚，采用哪种分离方法最佳？（　　）
   A. pH 梯度萃取法　　　　　B. 氧化铝柱色谱法　　　　C. 分步结晶法
   D. 碱溶酸沉法　　　　　　E. pH 梯度萃取法与硅胶柱色谱结合法
9. 总游离蒽醌的醚溶液，用冷 5%Na_2CO_3 水溶液萃取可得到（　　）。
   A. 带 1 个 α-羟基蒽醌　　　　　　　B. 有 1 个 β-羟基蒽醌
   C. 有 2 个 α-羟基蒽醌　　　　　　　D. 1,8-二羟基蒽醌
   E. 1,5-二羟基蒽醌
10. 下列蒽醌有升华性的是（　　）。
    A. 大黄酚葡萄糖苷　　　　B. 大黄酚　　　　　　　　C. 番泻苷 A
    D. 大黄素龙胆双糖苷　　　E. 大黄酸
11. 下列化合物酸性最强的是（　　）。
    A. 2,7-二羟基蒽醌　　　　B. 1,8-二羟基蒽醌　　　　C. 1,2-二羟基蒽醌
    D. 1,6-二羟基蒽醌　　　　E. 1,4-二羟基蒽醌
12. 专用于鉴别苯醌和萘醌的反应是（　　）。
    A. 菲格尔反应　　　　　　B. 无色亚甲蓝试验　　　　C. 醋酸镁反应
    D. 对亚硝基二甲基苯胺反应　　　　　　　　　　　　E. 三氯化铁反应
13. 能与碱液发生反应，生成红色化合物的是（　　）。
    A. 羟基蒽酮类　　　　　　B. 蒽酮类　　　　　　　　C. 羟基蒽醌类
    D. 二蒽酮类　　　　　　　E. 蒽酚类
14. 下列化合物属于菲醌的是（　　）。
    A. 紫草素　　B. 大黄素　　C. 番泻苷　　D. 丹参醌　　E. 大黄素甲醚
15. 根据羟基蒽醌酸性不同，而进行分离的方法是（　　）。
    A. 硅胶色谱　　　　　B. 离子交换色谱　　　C. pH 梯度萃取法
    D. 聚酰胺色谱法　　　E. 氧化铝色谱
16. 总游离蒽醌的醚溶液，用冷 5%Na_2CO_3 水溶液萃取可得到（　　）。
    A. 带 1 个 α-羟基蒽醌　　B. 有 1 个 β-羟基蒽醌　　C. 有 2 个 α-羟基蒽醌
    D. 1,8-二羟基蒽醌　　　　　　E. 含有醇羟基蒽醌

二、多项选择题
1. Feigl 反应呈阳性的是（　　）。
   A. 紫草素　　B. 大黄素　　C. 茜草素　　D. 丹参酮　　E. 番泻苷 A
2. 可用于提取分离游离的羟基蒽醌的方法是（　　）。
   A. 醇提取法　　　　　　B. pH 梯度萃取法　　　　C. 水蒸气蒸馏法
   D. 硅胶柱色谱法　　　　E. 碱提酸沉法
3. 醌类具有哪些理化性质？（　　）
   A. 多为有色晶体，颜色由黄、棕、红、橙至紫红色
   B. 游离醌多易溶于有机溶剂，几乎不溶于水
   C. 多表现一定酸性
   D. 多用水蒸气蒸馏法提取
   E. 可通过菲格尔反应鉴别

4. 下列哪些成分常存在于新鲜植物中？（　　）
   A. 蒽醌　　　B. 萘醌　　　C. 菲醌　　　D. 蒽酮　　　E. 蒽酚
5. 茜草素型羟基蒽醌类化合物的描述正确的为（　　）。
   A. 具有不饱和环己二酮结构　　　　　　B. 羟基分布在单侧苯环上
   C. 羟基分布在双侧苯环上　　　　　　　D. 都含有羧基
   E. 多为橙黄或橙红色
6. 大黄中存在的主要游离羟基蒽醌类成分有（　　）。
   A. 大黄素　　　B. 大黄酚　　　C. 大黄素甲醚　　　D. 大黄酸　　　E. 芦荟大黄素
7. 羟基蒽醌类成分可发生下列哪些反应？（　　）
   A. 无色亚甲蓝试验　　　B. 菲格尔反应　　　C. Bornträger's 反应
   D. Legal 反应　　　　　E. 活性次甲基试剂
8. 羟基蒽醌结构中 β-羟基酸性大于 α-羟基酸性的原因是（　　）。
   A. α-羟基与邻位羰基易产生分子内氢键
   B. β-羟基与 α-羟基不在同一共轭体系中
   C. β-羟基的空间位阻作用比 α-羟基大
   D. β-羟基受羰基吸电子影响，氢质子容易解离
   E. 上述原因均不是

三、简答题

1. 醌类化合物有哪些重要显色反应？
2. 醌类化合物的酸性大小与结构有何关系？
3. 比较下列化合物的酸性强弱，说明理由。

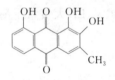

四、实例分析

某中草药含有下列蒽醌类成分和它们的葡萄糖苷，如果成分乙是有效成分，试设计一个适合于生产的提取分离工艺。

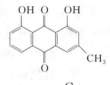

第六章

苯丙素类化合物

【学习目标】

❖ 知识目标
1. 掌握香豆素的基本结构、性质及显色反应,以及木脂素的性质和检识。
2. 理解香豆素的提取、分离方法的基本原理及实例应用,以及木脂素结构和分离原理。
3. 了解苯丙素类化合物的定义、分布和药用价值。

❖ 能力目标
1. 熟练识别香豆素、木脂素化合物的结构特征并分析其理化性质。
2. 能根据苯丙素类化合物的特点初步设计合理的提取分离及检识方法。

❖ 素质目标
1. 具有严格遵守操作规范的职业素养和保证药品质量、保证人民群众用药的效果的意识。
2. 具有认真负责、一丝不苟、实事求是的工作态度。
3. 逐渐养成良好的逻辑思维能力和分析解决问题、综合归纳能力。

【知识导图】

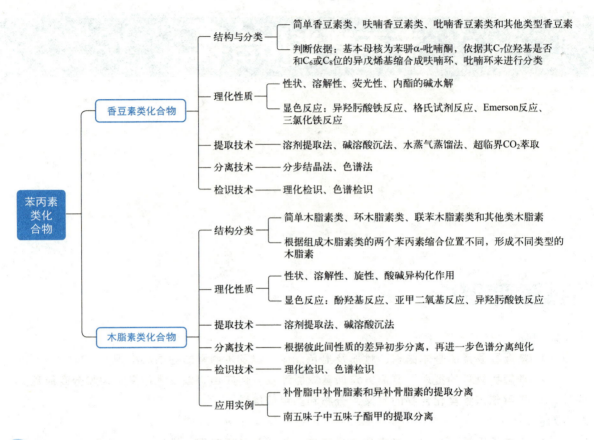

学前导语

在我国，杜仲的应用已有 2000 多年的历史，《神农本草经》《本草纲目》中均有记载。杜仲又名木棉、思仙、思仲、思锦树，《神农本草经》列为上品，载其："主腰脊痛，补中，益精气，坚筋骨，强志，除阴下痒湿，小便余沥。久服，轻身耐劳。"杜仲是名贵滋补药材，是地质史上第三纪冰川运动残留下来的古生物树种，且以珍稀濒危第二类的保护树种被列入《中国植物红皮书——稀有濒危植物》第一卷。而杜仲的经济、社会和生态价值均很高，整棵树均有利用价值，是名副其实的"植物黄金"。《中华人民共和国药典》（2020 版）规定，将杜仲的树皮作为药用部位，甘、温，归肝、肾经，有补肝肾、强筋骨、安胎等功效。

现代药理研究证明，杜仲可以调节血糖、血脂、血压，具有抗骨质疏松、抗炎、抗氧化、安胎作用，有保护肝、肾的作用，也有免疫调节、抗肿瘤、抗癌等作用。迄今为止，杜仲中发现的苯丙素类化合物有 11 种，如咖啡酸、松柏酸、愈创木丙三醇、松柏苷、丁香苷、间羟基苯丙酸、绿原酸、香草酸等；分离、鉴定出 27 种木脂素及其苷类。研究表明，杜仲其他部位的药用有效成分与其皮相似，主要可划分为木脂素类、环烯醚萜类、苯丙素类、黄酮类以及萜类等类型。

本项目主要介绍苯丙素类化合物。

苯丙素类化合物是指一类以 C_6—C_3 为基本单元的化合物，C_6 一般是苯环，C_3 则多为连接在苯环上的由三个碳原子组成的侧链。在植物体内，这种单元可独立形成化合物，也可以 2 个、3 个以上的单元聚合形成某一类化合物，且可形成多种氧化程度不同的衍生物。此类化合物主要包括苯丙烯、苯丙醇、苯丙酸、香豆素、木脂素和木质素等。这些化合物在植物体内可以游离形式存在或者与糖结合成苷的形式存在。接下来主要介绍香豆素类和木脂素类。

第一节 香豆素类化合物

香豆素类化合物的结构与分类

一、香豆素类化合物的结构与分类

香豆素别名邻氧萘酮，源生于苯基丙烷衍生物，是含氧杂环化合物中最简单的成员。香豆素类化合物是一类具有苯骈 α-吡喃酮母核的天然产物的总称。从结构上看，它是顺式邻羟基桂皮酸分子内脱水而形成的内酯化合物。

顺式邻羟基桂皮酸　　　　香豆素

目前已从 800 多种植物和微生物中分离出超过 1000 种的香豆素类化合物，有统计的香豆素类衍生物约 150 多种。香豆素类化合物往往以游离或苷的形式广泛分布于植物界，尤其多见于伞形科、豆科、菊科、木犀科、芸香科等植物中，如蛇床子、白芷、前胡、独活、补骨脂、茵陈、秦皮等天然药物中均含有香豆素。同科属植物中的香豆素类成分常有相似的结构特点。某些微生物的代谢产物中亦有香豆素类成分，如从假蜜环菌中提取得到的亮菌甲素等。

香豆素的基本母核为苯骈 α-吡喃酮。大多香豆素类成分只在苯环一侧有取代，常见的取代基有羟基、甲氧基、亚甲二氧基、异戊烯基及其衍生物等；也有部分香豆素类成分在 α-吡喃酮环的 C_3、C_4 位有取代，常见的取代基团有小分子烷基、苯基、羟基、甲氧基等。天然香豆素类成分的 C_7 位常有羟基或含氧官能团，因此 7-羟基香豆素常被认为是香豆素类成分的母体。

香豆素类化合物的结构分类，主要依据其 C_7 位羟基是否和 C_6 或 C_8 位的异戊烯基缩合成呋喃环、吡喃环，通常将香豆素类化合物分为简单香豆素、呋喃香豆素、吡喃香豆素和其他类型香豆素等。

（一）简单香豆素

结构类型及实例见表 6-1。

表 6-1　简单香豆素的结构类型及实例

结构类型	结构特点	实例	
		结构及名称	来源及作用
简单香豆素类	苯环上有取代，且 C_7-位羟基与 C_6-位羟基或者 C_8-位没有形成呋喃环或吡喃环	七叶内酯 七叶内酯苷	秦皮为木犀科植物苦枥白蜡树、白蜡树、尖叶白蜡树或宿柱白蜡树的干燥枝皮或干皮。具有清热燥湿、收涩止痢、止带、明目的功效。其有效成分秦皮乙素（七叶内酯）、秦皮甲素（七叶内酯苷），为苦味剂，具有抗炎、抗菌、抗血凝、镇痛等活性
		滨蒿内酯 R_1=OH，R_2=OCH$_3$ R_1=OCH$_3$，R_2=OH R_1=OCH$_3$，R_2=H R_1=H，R_2=OCH$_3$ R_1=R_2=OH	茵陈为菊科植物滨蒿或茵陈蒿的干燥地上部分。春季采收的习称"绵茵陈"，秋季采割的称"花茵陈"。其具有清利湿热、利胆退黄功效。有效成分为简单香豆素类，滨蒿内酯是其主要成分，具解痉、利胆作用

（二）呋喃香豆素类

呋喃香豆素是指香豆素母核的 C_7-位羟基与 C_6-或 C_8-位的异戊烯基缩合成呋喃环的一系列化合物。根据呋喃环与香豆素母核稠合位置的不同，将呋喃香豆素分为线型呋喃香豆素和角型呋喃香豆素。结构类型及实例见表 6-2。

表 6-2　呋喃香豆素的结构类型及实例

结构类型	结构特点	实例	
		结构及名称	来源及作用
线型呋喃香豆素	6,7-呋喃香豆素：C_6-位异戊烯基与 C_7-位羟基环合成呋喃环并与香豆素母核在同一直线	补骨脂内酯	补骨脂为豆科植物补骨脂的干燥成熟果实。具有温肾助阳、纳气平喘、温脾止泻的功效。其有效成分补骨脂内酯，具有增加皮肤黑色素的作用，适用于白癜风、银屑病及斑秃

续表

结构类型	结构特点	实例	
		结构及名称	来源及作用
线型呋喃香豆素	6,7-呋喃香豆素:C_6-位异戊烯基与C_7位-羟基环合成呋喃环并与香豆素母核在同一直线	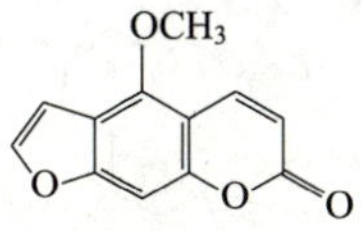 佛手柑内酯	佛手为芸香科植物佛手的干燥果实。有疏肝理气、和胃止痛、燥湿化痰功效。其有效成分佛手柑内酯,具有抗肿瘤、调节血糖、抗炎、抗过敏等作用
角型呋喃香豆素	香豆素母核的C_7位羟基与C_8位的异戊烯基形成呋喃环时,结构中的呋喃环与苯环在一条直线上,苯环与α-吡喃酮环在一条直线上,两条直线成一定夹角	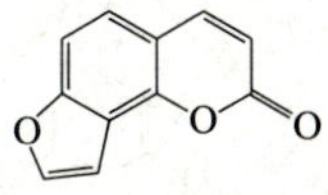 异补骨脂内酯	异补骨脂内酯为补骨脂的有效成分之一,具有抗糖尿病、抗癌、抗病毒等作用
		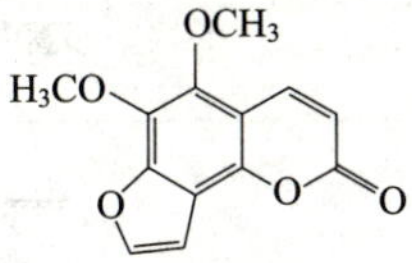 茴芹内酯	紫花前胡为伞形科植物紫花前胡的干燥根。有降气化痰、散风清热之功效。茴芹内酯为紫花前胡的有效成分之一,具有抗凝血、抗氧化、抗菌等药理活性

(三) 吡喃香豆素类

吡喃香豆素是指香豆素母核的C_7位羟基与C_6或C_8位的异戊烯基缩合成吡喃环的一系列化合物。根据吡喃环与香豆素母核稠合位置的不同,将吡喃香豆素分为线型吡喃香豆素和角型吡喃香豆素。结构类型及实例见表6-3。

表6-3 吡喃香豆素的结构类型及实例

结构类型	结构特点	实例	
		结构及名称	来源及作用
线型吡喃香豆素	6,7-吡喃香豆素:C_7位羟基与C_6位的异戊烯基形成吡喃环时,结构中的吡喃环与苯环及α-吡喃酮环在一条直线上	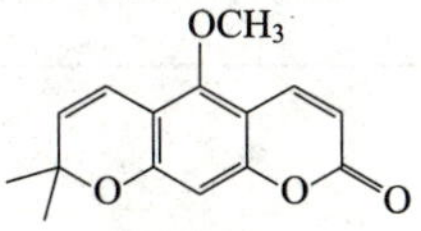 美花椒内酯	飞龙掌血属芸香科植物飞龙掌血,别名黄肉树、三百棒、三文藤等,主产于秦岭南坡以南各地,全株可入药,多用其根。具有祛风、止痛、散瘀、止血的功效。其有效成分之一美花椒内酯,具有解痉作用
		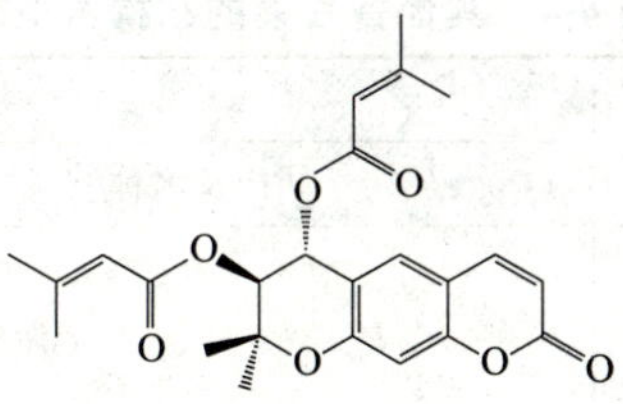 紫花前胡素 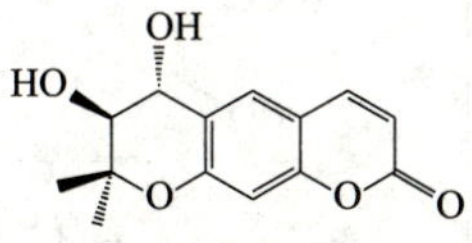 紫花前胡醇	紫花前胡素、紫花前胡醇均为紫花前胡的有效成分,结构为线型二氢吡喃香豆素,具有抗血小板聚集活性

续表

结构类型	结构特点	实例	
		结构及名称	来源及作用
角型吡喃香豆素	7,8-吡喃香豆素:香豆素母核的C_7位羟基与C_8位的异戊烯基形成吡喃环时,结构中的吡喃环与苯环在一条直线上,苯环与α-吡喃酮环在一条直线上,两条直线成一定的夹角	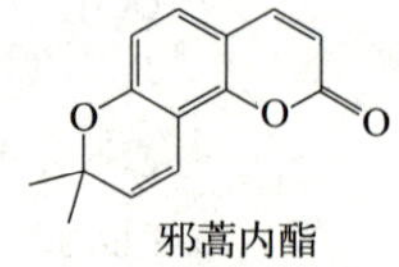 邪蒿内酯 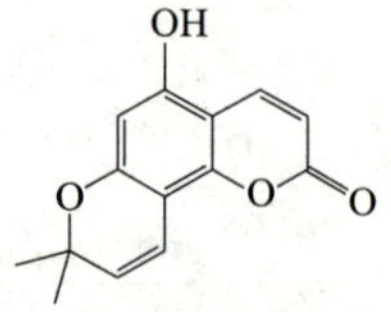 5-羟基邪蒿内酯	邪蒿为伞形科植物邪蒿的全草。有利肠胃、通血脉之功效。其有效成分邪蒿内酯、5-羟基邪蒿内酯,具有抗真菌、抗氧化、镇痛、抗癌等活性
		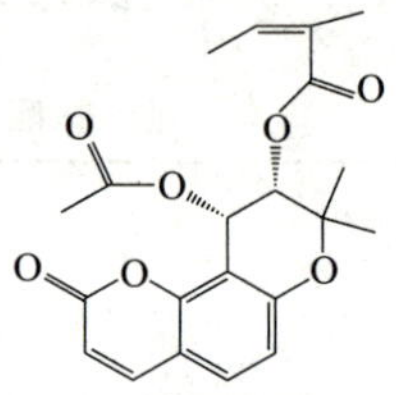 白花前胡甲素 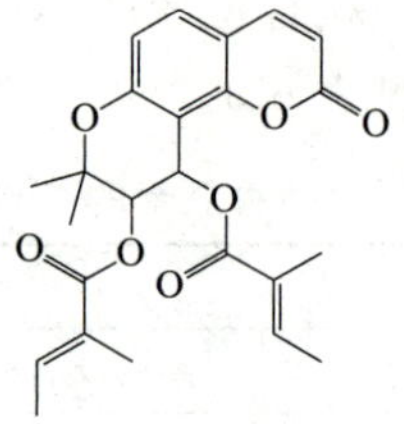 白花前胡乙素	前胡为伞形科植物白花前胡的干燥根。有降气化痰、散风清热的功效。其有效成分有白花前胡甲素、白花前胡乙素。白花前胡甲素具有舒张肠管平滑肌作用和钙拮抗作用;白花前胡乙素有降压功效

(四) 其他类型香豆素

不在上述类别中的香豆素,均归入其他香豆素。结构类型及实例见表6-4。

表6-4 其他香豆素的结构类型及实例

结构类型	结构特点	实例	
		结构及名称	来源及作用
异香豆素	异香豆素是香豆素的异构体,C_1位氧原子与C_2位羰基位置互换,结构上可视为邻羟基苯乙烯醇所形成的酯	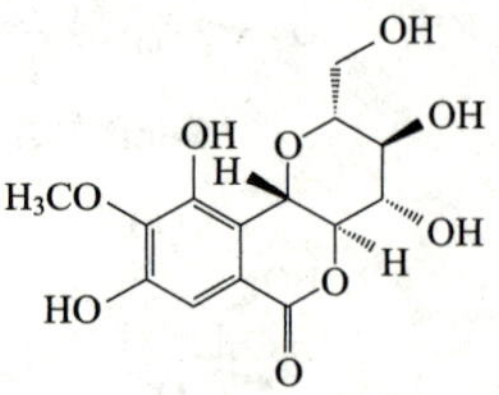 岩白菜素	岩白菜为虎耳草科植物岩白菜的干燥根茎。有收敛止泻、止血止咳、舒筋活络的功效。其有效成分岩白菜素,对慢性支气管炎具有良好的镇咳、祛痰作用

结构类型	结构特点	实例	
		结构及名称	来源及作用
双香豆素	由两分子的香豆素聚合而成的化合物	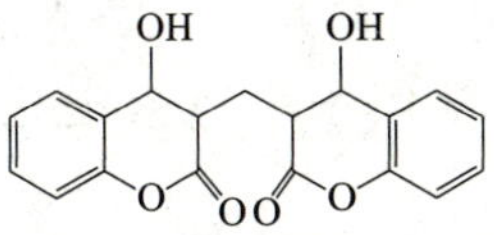 双香豆素	紫花苜蓿为豆科植物紫苜蓿的全草。是一种优良牧草作物,被称为"牧草之王"。有降血脂、排水利尿的功效。其有效成分双香豆素(紫苜蓿酚),为维生素K拮抗剂,用于防治血栓形成及栓塞性静脉炎

> **课堂互动**
>
> 指出下列香豆素成分的结构类型。 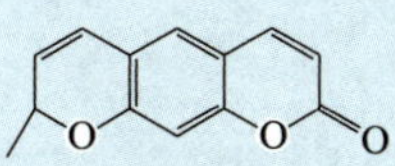
>
> 花椒内酯 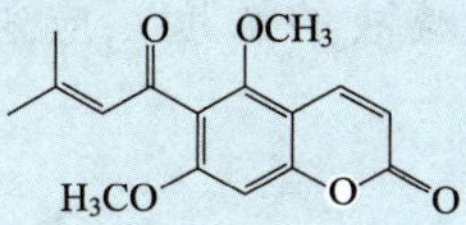　　当归内酯 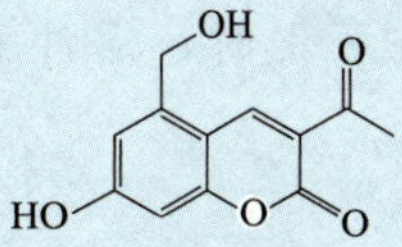　　亮菌甲素 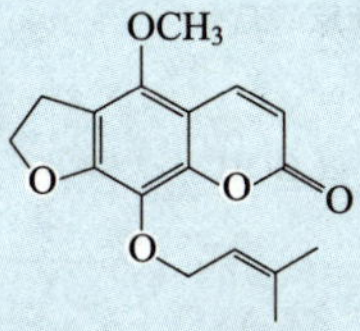
>
> 欧芹属素乙 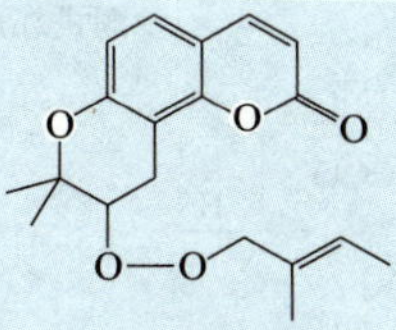　　黄盔芹素 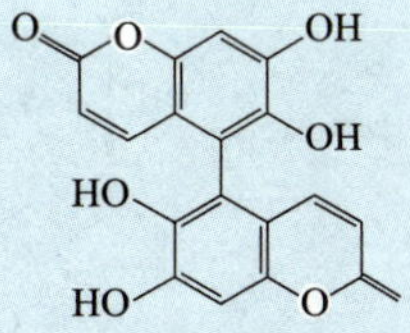　　双七叶内酯

二、香豆素类化合物的理化性质

(一) 性状

游离香豆素多为无色或淡黄色结晶性固体,有一定熔点,大多具有香气,具有升华性质。小分子的游离的香豆素有挥发性,可随水蒸气蒸出;香豆素苷多数无香味,一般呈粉末,不具有升华性和挥发性。

(二) 溶解性

游离香豆素为亲脂性成分,难溶或不溶于冷水,部分溶于沸水,易溶于甲醇、乙醇、乙醚、氯仿等有机溶剂;香豆素苷为亲水性成分,可溶于水、甲醇、乙醇,难溶于氯仿、乙醚、苯等极性小的有机溶剂。

(三) 荧光性

香豆素母核本身无荧光,但其羟基衍生物在紫外光下多显蓝色或紫色荧光,在碱溶液中

荧光增强。

大多数香豆素类化合物在紫外光下有荧光，且在碱性溶液中荧光增强。而荧光的强弱及有无，与分子中取代基的种类及结合位置有关：一般在 C_7 位有羟基取代的香豆素，有强烈的蓝色荧光，加碱后可变为绿色荧光；若 C_7 位羟基甲基化或醚化，荧光减弱；或者 C_7 位羟基香豆素的邻位 C_8 位引入羟基后，荧光消失。个别香豆素类化合物（如双香豆素）不产生荧光。该荧光性质常用于香豆素类化合物的检识、薄层色谱的定位和显色等。

（四）内酯的碱水解

香豆素类化合物因分子中具有内酯结构（α-吡喃酮结构），在稀碱溶液中可逐渐水解开环，生成能溶于水的顺式邻羟基桂皮酸盐，加酸酸化后又可重新环合形成难溶于水的内酯结构而沉淀析出。但如果与碱液长时间加热或紫外光照射时，顺式邻羟基桂皮酸盐可转变为稳定的反式邻羟基桂皮酸盐，此时再加酸酸化也不能环合成内酯结构。因此用碱液提取香豆素时，需注意碱液的浓度，应避免长时间加热或紫外光照射，以防破坏内酯环。

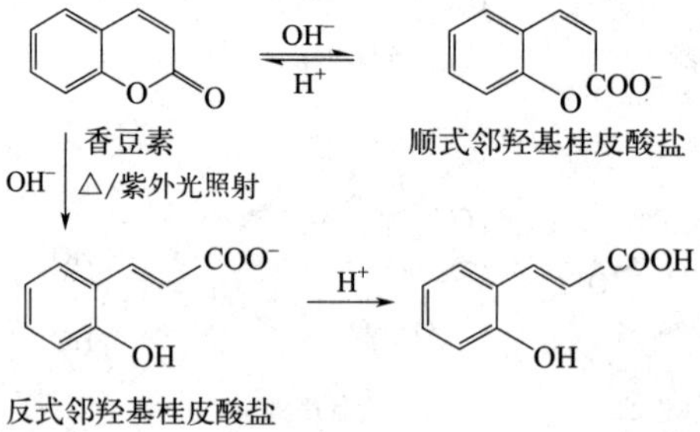

碱水解的速度与芳环上尤其是 C_7 位取代基的性质有关，难易顺序：C_7-OH 香豆素 < C_7-OCH_3 香豆素 < 香豆素。

一般顺式邻羟基桂皮酸不稳定，不易得，但某些具有特殊结构的香豆素却能形成稳定的顺式邻羟基桂皮酸衍生物。如 C_8 取代基的适当位置上有羰基、双键、环氧等结构，则水解新生成的酚羟基发生缔合、加成等作用，可阻碍内酯的恢复，保留了顺式邻羟基桂皮酸的结构。

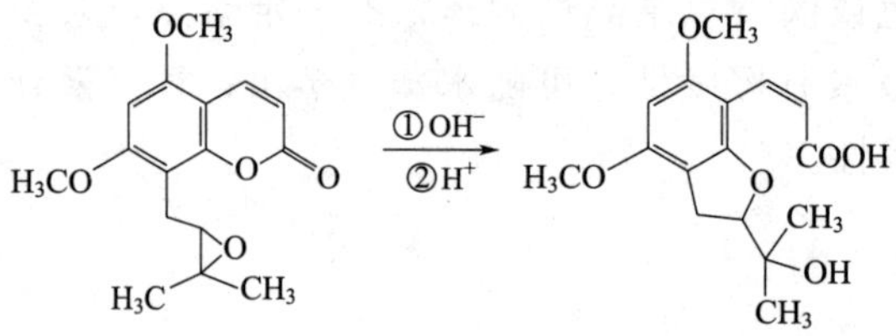

（五）显色反应

1. 异羟肟酸铁反应

由于香豆素及其苷类的结构中有内酯环，在碱性条件下可开环，与盐酸羟胺缩合成异羟肟酸，然后在酸性条件下与三价铁离子络合成盐而显红色。

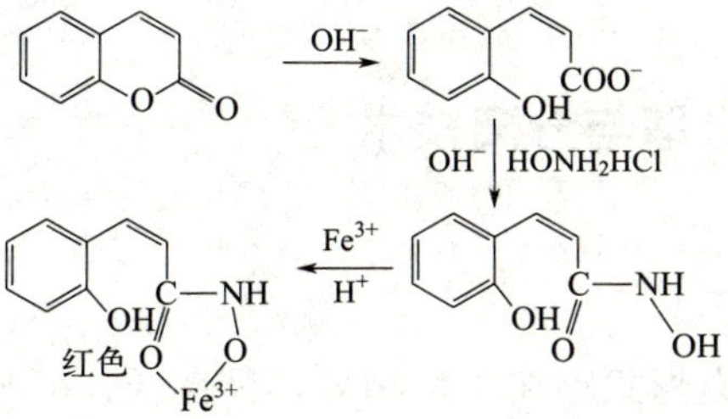

2. 格氏试剂反应（Gibb's反应）

格氏试剂是2,6-二氯（溴）苯醌氯亚胺，香豆素结构中酚羟基对位无取代或 C_6 位上没有取代时，在弱碱性条件下可与格氏试剂反应显蓝色。

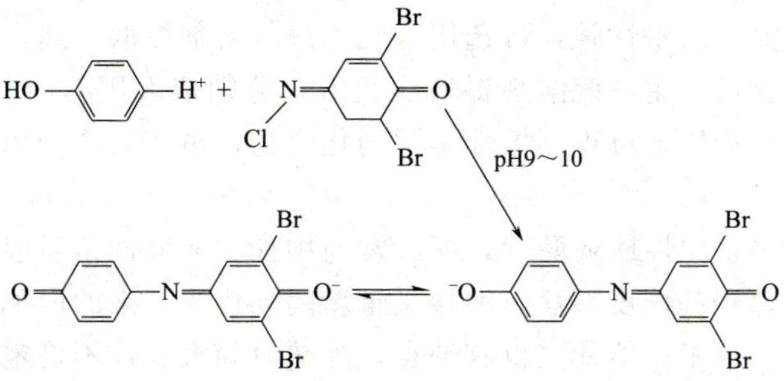

3. Emerson 反应

香豆素结构中酚羟基对位无取代或 C_6 位上没有取代时，在弱碱性溶液中，加入2%的4-氨基安替比林和8%的铁氰化钾试剂，可生成红色缩合物。

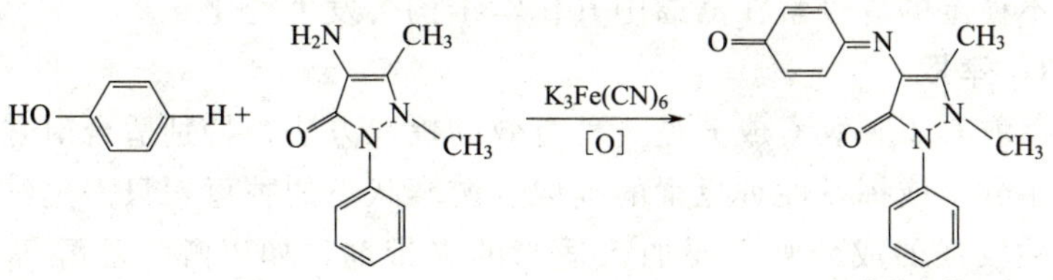

4. 三氯化铁反应

香豆素类化合物在结构上有酚羟基，能与三氯化铁试剂产生颜色反应，产生蓝色至显蓝紫色，酚羟基数目越多，颜色越深。

上述四种反应可用于试管或者薄层色谱中对香豆素进行检识。

课堂互动

下列化合物可以用哪些显色反应进行鉴别？

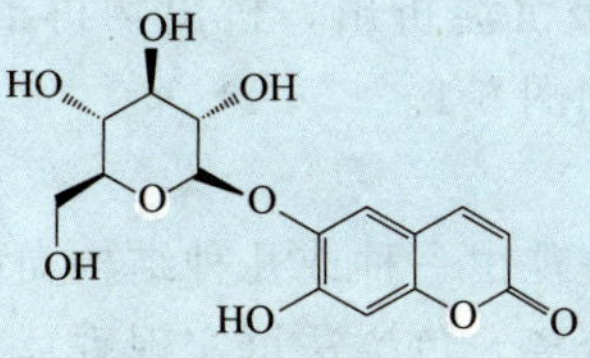

七叶内酯苷

三、香豆素类化合物的提取与分离技术

(一) 提取技术

游离香豆素大多数以游离形式存在于植物界，极性低，可溶于极性较低的有机溶剂；与糖结合后形成香豆素苷时，极性较高，易溶于极性溶剂。因此需根据香豆素的理化性质选择合适的提取技术。

1. 溶剂提取法

对游离型香豆素，常选用极性较小的有机溶剂，如乙醚、乙酸乙酯、石油醚等溶剂提取；香豆素苷极性较大，亲水性强，可选用水或乙醇等溶剂提取。通常一种药材中往往同时含有多种香豆素，因此可采用系统溶剂提取法提取，分别依次用石油醚、乙醚、乙酸乙酯、丙酮、甲醇等溶剂逐一提取，可得到极性不同的化合物，再作后续分离。

2. 碱溶酸沉法

香豆素类化合物多呈中性或弱酸性，所以常与中性、弱酸性杂质混在一起。可利用内酯遇碱能开环生成顺式邻羟基桂皮酸盐，加酸又重新闭环成为原来的内酯结构的性质用加热的碱溶酸沉法提取分离香豆素。但此法也有缺点，加热时间太长，不稳定的顺式邻羟基桂皮酸盐则可转变为稳定的反式邻羟基桂皮酸盐，加酸酸化后不再环合成内酯；香豆素与浓碱共沸，往往得到酚类或酚酸等裂解产物。因此对酸碱敏感的香豆素类不能用碱溶酸沉法提取。

3. 水蒸气蒸馏法

小分子的香豆素具有挥发性，可采用水蒸气蒸馏法进行提取。但该方法的适用范围有限，应注意对热不稳定的香豆素在蒸馏中其化学结构会发生变化。

4. 超临界 CO_2 萃取

超临界流体萃取对于香豆素成分是一种有效的提取方法，特别适合对热敏感性强、容易氧化分解破坏的小分子或挥发性香豆素的提取。游离状态的香豆素只需用纯 CO_2 萃取即可；分子量较大或极性较强的成分则需要加入适当的夹带剂，如甲醇、乙醇等，以提高萃取的效果。

(二) 分离技术

在获得了富含香豆素的提取物后，一般是采用各种色谱方法进行分离，再结合下述方法进一步分离单体。

1. 分步结晶法

在色谱技术发展以前，分步结晶法是香豆素分离的常用方法之一，主要是利用香豆素的溶解性及容易结晶的性质达到分离的目的，有时与分步沉淀法结合使用。即在溶液中逐步加入更低极性的溶剂，使香豆素分级沉淀析出，析出物再重结晶，即可获得比较单一的香豆素。香豆素类化合物的分离流程如图6-1。

2. 色谱法

天然药物中的香豆素类成分往往由一种或几种结构类似、极性相近的成分组成，采用常规溶剂法、结晶法难以将其逐一分离，色谱法可实现香豆素类成分的分离纯化，是目前主要的有效分离香豆素的方法。

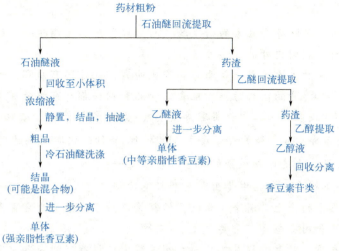

图 6-1　香豆素类化合物的分离流程图

(1) 硅胶色谱　以硅胶为吸附剂，常用的洗脱剂有石油醚-乙醚、石油醚-乙酸乙酯、石油醚-丙酮等。在分离过程中，由于硅胶的酸性，可能会使某些具有邻二醇结构的香豆素发生结构重排，从而生成一些次生产物。香豆素的苷由于极性较大则需要使用反相硅胶，一般用甲醇-水洗脱分离。

(2) 氧化铝色谱　吸附剂可选用中性或酸性氧化铝，一般不用碱性氧化铝，它会引起香豆素降解。常用洗脱剂有乙醚、己烷-乙醚、己烷-乙酸乙酯等单一或者混合溶剂。

(3) 凝胶色谱　常用葡聚糖凝胶色谱（Sephadex LH-20 或 Sephadex G-25）。极性小的香豆素成分可用三氯甲烷-甲醇系统作洗脱剂，极性大的香豆素成分可用甲醇-水系统作为洗脱剂，实现分离纯化目的。如选用 Sephadex LH-20 柱，以氯仿-丁醇-水（1∶1∶1）为洗脱剂，可分离东莨菪碱和伞形花内酯；而选用 Sephadex G-25 柱，以 0.01mol/L 氢氧化铵为洗脱剂，可以分离亮菌甲素和共存杂质。

(4) 其他色谱技术　制备高效液相色谱、制备薄层色谱等一些高效快速的分离技术越来越多地用于香豆素的分离纯化。

高效液相色谱法，如果分离极性小的香豆素类成分，可采用正相高效液相色谱法，流动相用石油醚-乙酸乙酯、石油醚-丙酮等系统溶剂；而对于极性较大的香豆素苷类成分的分离纯化则用反相高效液相色谱法，流动相选择甲醇-水等溶剂。采取该方法实行香豆素的分离纯化已很普遍。

制备薄层色谱亦是分离纯化香豆素类化合物的方法之一，根据其具有荧光的特性可方便地选择合适的固定相和流动相，并在紫外光灯指示下刮取所需色带，常用的展开系统可参考柱色谱。

 拓展链接

黄曲霉毒素知多少

香豆素类化合物除了可用于人体防病治病外，某些香豆素对肝脏有一定毒性，如黄曲霉毒素在极低浓度下就能引起动物肝脏损伤并导致肝癌。黄曲霉毒素是一类化学结构类似的化合物，均为二氢呋喃香豆素的衍生物。与多环芳烃和亚硝胺一起被列为最重要的三类致癌物质。因而受到国内外的普遍关注。

产生黄曲霉毒素的主要菌种是黄曲霉和寄生曲霉，此外还有曲霉、青霉、根霉等。凡是受到能产生黄曲霉毒素的菌种污染的粮食、食品和饲料都有可能带有黄曲霉毒素。黄曲霉毒素其衍生物有20多种，其中黄曲霉毒素 B_1、黄曲霉毒素 B_2、黄曲霉毒素 G_1、黄曲霉毒素 G_2、黄曲霉毒素 M_1 和黄曲霉毒素 M_2 等10余种的化学结构已明确。其中以黄曲霉毒素 B_1 最为常见，也是已知最强的化学致癌物之一。

《食品国家安全标准 食品中黄曲霉毒素污染控制规范》（GB31653—2021）重点关注食品链中黄曲霉毒素的产生、消除、降低、控制等，对于加强黄曲霉毒素的过程控制，确保原料及下游产品食用安全具有重要意义。

中药由于在采集、贮存过程或工艺的发酵过程中，极有可能受潮、发霉或发酵，产生黄曲霉毒素。因此，黄曲霉毒素是中药中除微生物、重金属、农药残留外，又一类外源性毒性成分，它的毒性是砒霜的68倍。

《中华人民共和国药典》（2020版）采用液相色谱法和液相色谱-串联质谱法测定药材、饮片及中药制剂中的黄曲霉毒素（以黄曲霉毒素 B_1、黄曲霉毒素 B_2、黄曲霉毒素 G_1 和黄曲霉毒素 G_2 总量计）。

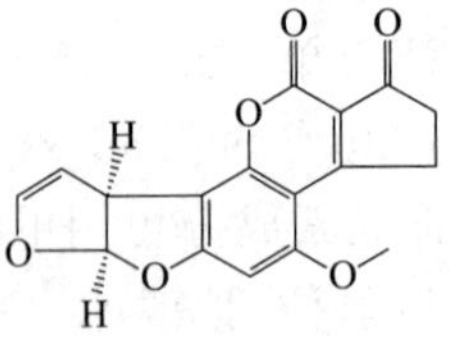

黄曲霉毒素 B_1

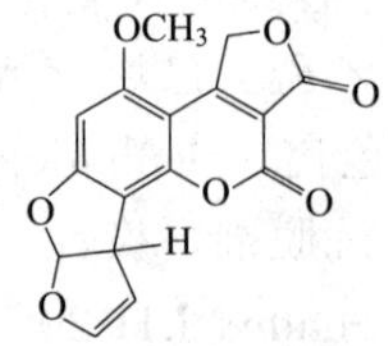

黄曲霉毒素 G_1

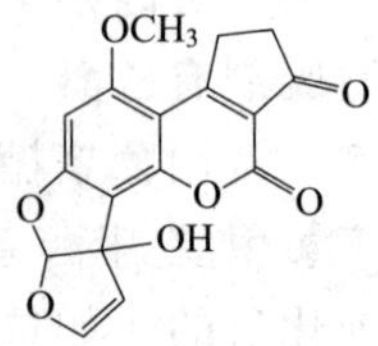

黄曲霉毒素 M_1

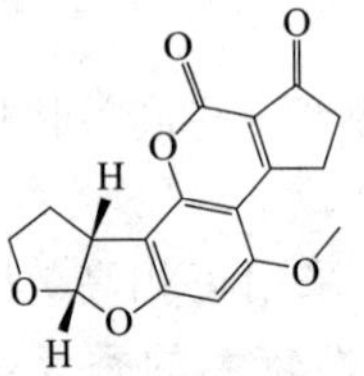

黄曲霉毒素 B_2

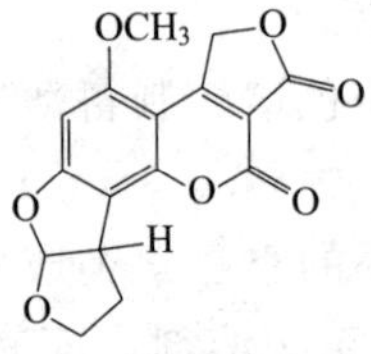

黄曲霉毒素 G_2

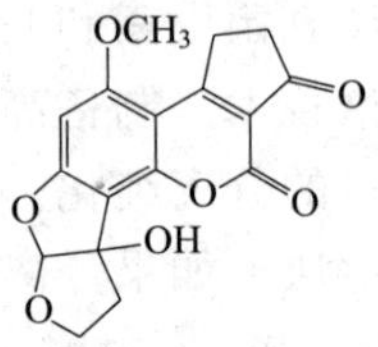

黄曲霉毒素 M_2

四、香豆素类化合物的检识技术

（一）理化检识

1. 荧光性质检识

香豆素母核本身无荧光，羟基香豆类在紫外光下多显出蓝色荧光，碱溶液中荧光更为显著。分子中取代基的种类和位置影响香豆素类荧光的强弱： C_7 位集团的供电子能力，以及 C_3、C_4 双键的电荷密度大小对化合物的发光能力影响较大。如在 C_7 位引入羟基有强烈的蓝色荧光，甚至在可见光下可辨认，在加碱后荧光更显著，可变为绿色荧光； C_8 位再引入羟基，则荧光减至极弱，甚至不显荧光。呋喃香豆素荧光较弱，多显蓝色或褐色荧光，有时难以辨认。荧光性质常用于色谱法检识香豆素化合物的存在，易辨认。

2. 显色反应检识

利用香豆素类成分内酯环、酚羟基来检识（如表6-5）。异羟肟酸铁显色试剂用来识别内酯环，Gibb's试剂、Emerson试剂、三氯化铁试剂用来识别判断香豆素酚羟基取代结构。

表6-5 香豆素显色反应

结构	反应类型	试剂组成	反应现象及产物
内酯结构	异羟肟酸铁反应	盐酸羟胺、Fe^{3+}	红色络合物
酚羟基对位无取代或C_6位上没有取代	Gibb's反应	2,6-二氯(溴)苯醌氯亚胺	蓝色
	Emerson反应	4-氨基安替比林+铁氰化钾	红色
酚羟基	三氯化铁反应	$FeCl_3$溶液	蓝色或蓝紫色

（二）色谱检识

1. 薄层色谱

香豆素化合物多具有酚羟基结构，常用的吸附剂是硅胶，其次是纤维素和氧化铝，为得到较好的分离效果，可用一定pH的缓冲溶液处理。选用偏酸性或中性的混合溶剂为展开剂，展开后的斑点除在紫外光灯下观察荧光外，还可喷三氯化锑等显色剂。

2. 纸色谱

由于香豆素分子中多含有酚羟基显弱酸性，故其在进行纸色谱时，在碱性溶剂系统中的R_f相对较大，在中性溶剂系统中则易产生拖尾现象。常用的溶剂系统为含水有机溶剂系统，色谱后的滤纸可先在紫外光灯下观察香豆素特有的荧光，再喷以10%氢氧化钾醇溶液或20%三氯化锑溶液显色。

> **边学边练**
>
> 秦皮有清热燥湿、收涩止痢、止带、明目的功效，在《中国药典》（2020版）中秦皮含量测定是计算秦皮甲素和秦皮乙素的总量。秦皮甲素和秦皮乙素的化学结构有什么特点？如何区别秦皮甲素和秦皮乙素？它们之间有什么关系？请参见：实训五　秦皮中香豆素类化学成分的提取分离与检识技术

第二节　木脂素类化合物

木脂素又称木脂体，因早期从植物的木质部和树脂中发现，且在开始析出时呈树脂状而得名。

经研究发现，木脂素是一类由苯丙素衍生物聚合而成的天然化合物，通常指其二聚物，少

数是三聚物、四聚物。木脂素化合物结构复杂，早期发现的木脂素二聚物碳架大多由侧链 β 碳原子连接而成，碳原子编号通常将左边的苯丙素单元编号为 1~9，右边的编号为 $1'$~$9'$，但对于某些化合物中包含萘或四氢呋喃等化合物母核进行命名，其系统名称中的碳原子编号可能会与俗名中有所不同。根据组成木脂素的两个苯丙素缩合位置不同，形成不同类型的木脂素。

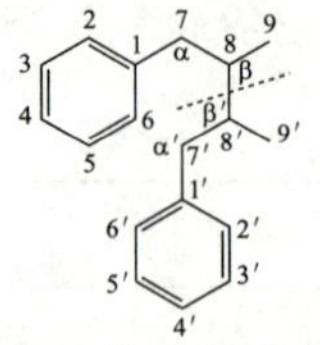

$C_8-C_{8'}$ 相连的木脂素结构骨架

木脂素在植物界分布广泛，目前已从杜仲科、五味子科、樟科、松科、胡椒科、小檗科、菊科等上百科植物中发现不同类型的木脂素类化合物，尤其在松柏纲植物中最为常见，且含量较高。现代研究发现，木脂素不仅可以抗氧化和清除体内自由基，还有抗肿瘤、抗病毒、保肝、血小板活化因子拮抗、中枢神经调节、杀虫等作用。

一、木脂素类化合物的结构与分类

（一）简单木脂素类

结构类型见表 6-6。

表 6-6 简单木脂素类的结构类型

结构类型	结构特点	实例 结构及名称	实例 来源及作用
二苯基丁烷木脂素	由两分子苯丙素通过 $C_8-C_{8'}$ 连接形成，两个苯环上可由羟基、甲氧基等进行单取代、双取代或三取代，是其他类型木脂素的生源前体	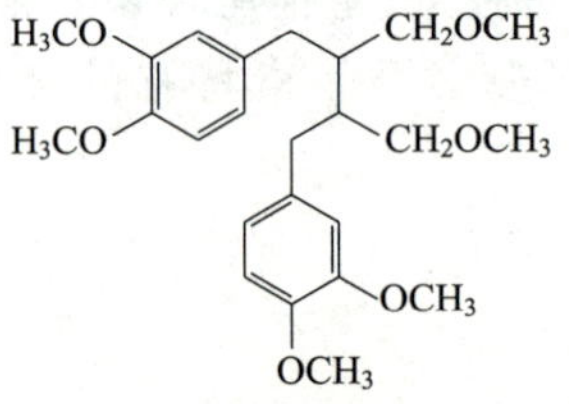 叶下珠脂素	珠子草是大戟科叶下珠属植物，全草用药。具有平肝清热、利水解毒之功效。用于治疗肠炎、肝炎、痢疾、尿路感染、无名肿痛等。其有效成分叶下珠脂素有护肝作用
二苯基丁内酯木脂素	由两分子苯丙素通过 $C_8-C_{8'}$ 连接的同时，C_9 和 $C_{9'}$ 被氧化环合形成五元内酯环结构	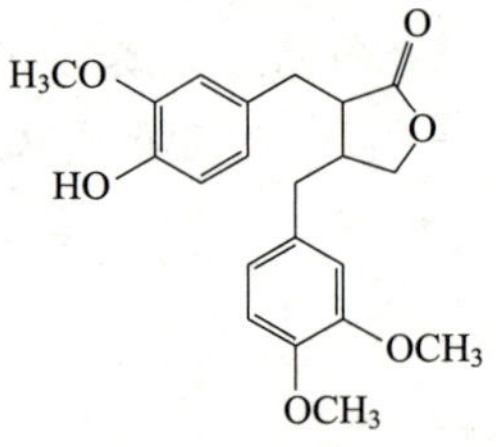 牛蒡子苷元 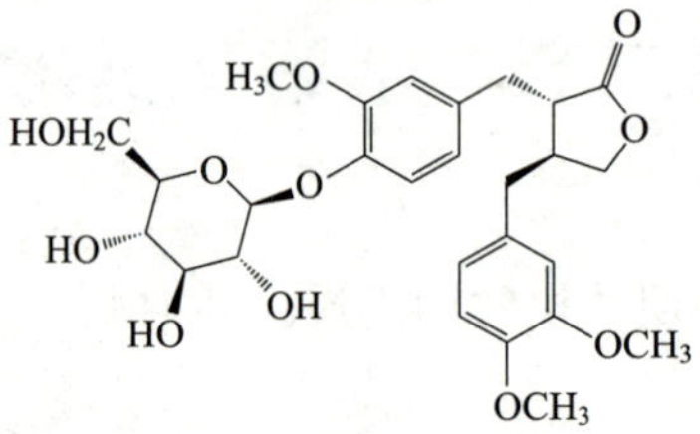 牛蒡子苷	牛蒡子为菊科植物牛蒡的干燥成熟果实。有疏散风热、宣肺透疹、解毒利咽功效。用于风热感冒、咳嗽痰多、麻疹、风疹、咽喉肿痛、痄腮、丹毒、痈肿疮毒。牛蒡子苷、牛蒡子苷元是其重要活性成分。具有扩张血管、降低血压、抗肿瘤和神经保护的作用

（二）环木脂素类

结构类型见表6-7。

表6-7 环木脂素类的结构类型

结构类型	结构特点	实例 结构及名称	实例 来源及作用
芳基萘类	C_7，C_8，$C_{7'}$，$C_{8'}$ 构成一个萘环，有苯基萘、苯基二氢萘、苯基四氢萘三种基本骨架类型	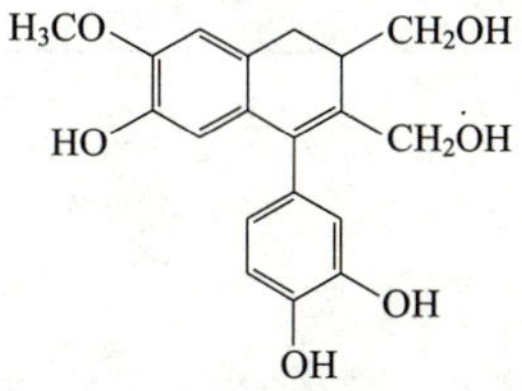 异紫杉脂素	紫杉树别名红豆杉、赤柏松，属常绿乔木或灌木，是雌雄异株、异花授粉植物。其树皮和木材均可分离得到抗肿瘤细胞的活性物质紫杉醇。而另一个化学成分异紫杉脂素可治疗骨质疏松
	木脂素内酯，有侧链 C_9 氧化成羧基与 $C_{9'}$ 羟基所合成的 γ-内酯化合物，是生物体内苯基萘内酯类木脂素的前体	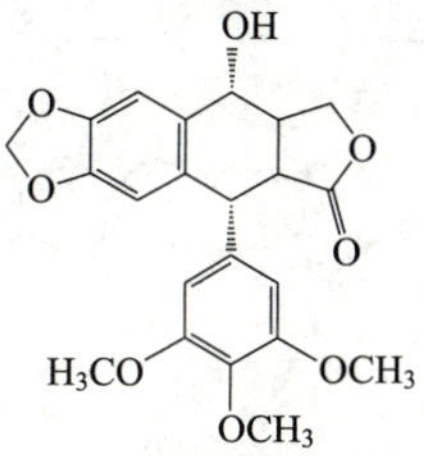 鬼臼毒素	鬼臼为小檗科植物八角的根茎。有祛痰散结、解毒祛瘀功效。用于痨伤、咳嗽、吐血、胃痛、瘰疬、痈肿、疔疮、跌打损伤、蛇伤。鬼臼毒素是植物鬼臼树脂中的有效成分，它能抑制细胞分裂并具有抗肿瘤和抗炎的作用

（三）联苯木脂素类

结构类型见表6-8。

表6-8 联苯木脂素类的结构类型

结构类型	结构特点	实例 结构及名称	实例 来源及作用
联苯环辛烯素类	由两分子苯丙素通过 C_8—$C_{8'}$ 连接外，C_2—$C_{2'}$ 之间也有连接，从而形成了一类与两个苯环骈合的连氧取代环辛烯结构骨架	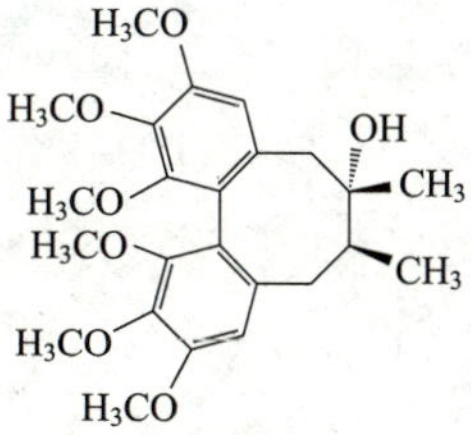 五味子醇甲	五味子为木兰科植物五味子或华中五味子的干燥成熟果实。有收敛固涩、益气生津、补肾宁心功效。用于久咳虚喘、梦遗滑精、遗尿尿频、久泻不止、自汗盗汗、津伤口渴、内热消渴、心悸失眠。五味子醇甲是其活性成分之一，也是其饮片和制剂质量控制指标，有保肝及再生肝脏组织等作用
联苯型新木脂素	由两分子苯丙素通过 C_3—$C_{3'}$ 连接	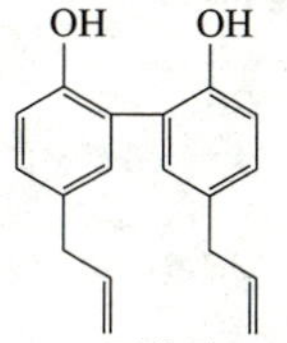 厚朴酚	厚朴为木兰科植物厚朴或凹叶厚朴的干燥干皮、根皮及枝皮。有燥湿消痰、下气除满功效。用于湿滞伤中、脘痞吐泻、食积气滞、腹胀便秘、痰饮喘咳。厚朴酚、和厚朴酚是其有效成分，也是其饮片和制

结构类型	结构特点	实例	
		结构及名称	来源及作用
联苯型新木脂素	由两分子苯丙素通过 C_3-$C_{3'}$ 连接	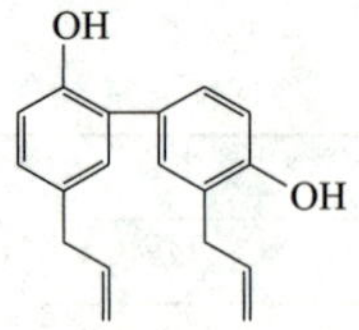 和厚朴酚	剂质量控制指标。有抗菌、抑制血小板聚集等作用

(四) 其他类木脂素

结构类型见表6-9。

表6-9 其他木脂素的结构类型

结构类型	结构特点	实例	
		结构及名称	来源及作用
杂木脂素类	分子中含有黄酮、香豆素及其他杂环类结构的苯丙素聚合物	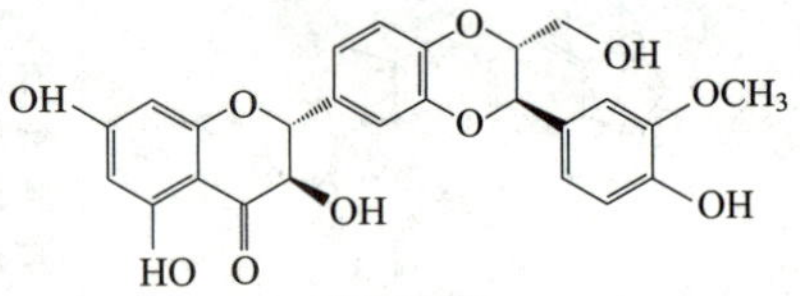 水飞蓟宾	水飞蓟为菊科植物水飞蓟的干燥成熟果实。有清热解毒、疏肝利胆功效。用于肝胆湿热、胁痛、黄疸。水飞蓟宾是其活性成分之一,是黄酮木脂素类化合物,也是其饮片质量控制指标。有保肝和稳定肝细胞膜的作用
聚木脂素类	分子中有3个或以上的苯丙素单元构成	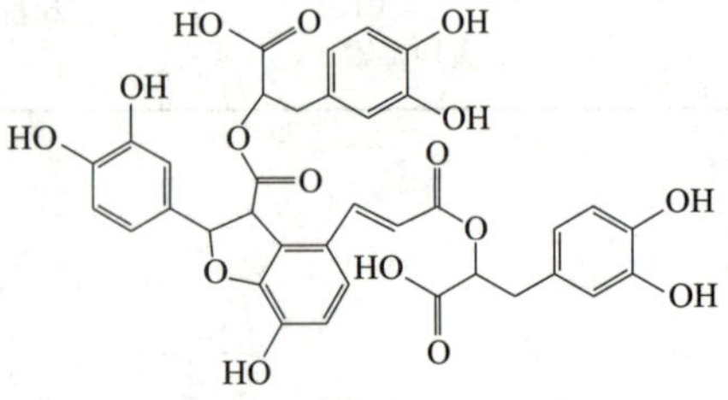 丹参酸乙	丹参为唇形科植物丹参的干燥根和根茎。有活血祛瘀、通经止痛、清心除烦、凉血消痈功效。其有效成分之一丹参酸乙,具有溶解纤维蛋白、增加冠脉血流量的活性

> **课堂互动**
>
> 指出下列木脂素类成分的结构类型。 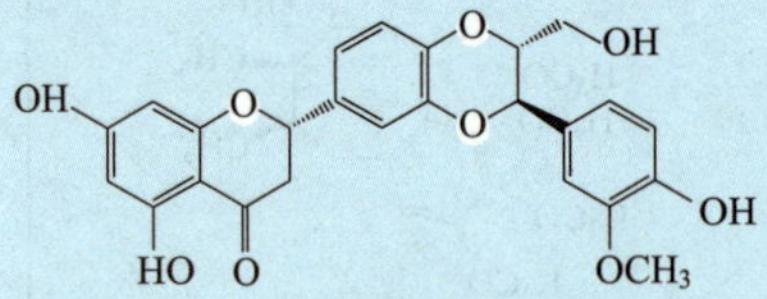
>
> 猫眼草素 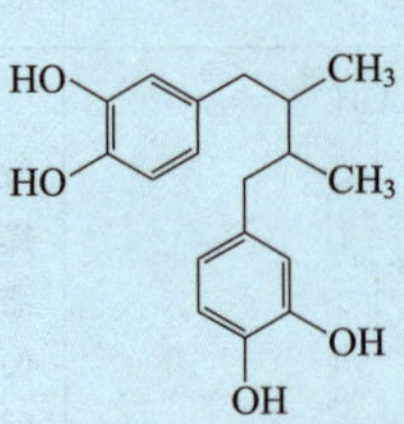
>
> 去甲二氢愈创木脂酸 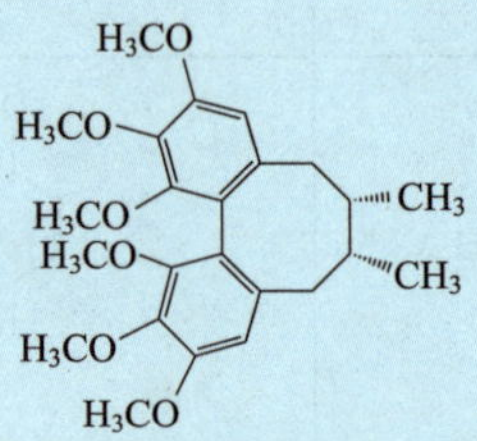   五味子甲素

二、木脂素类化合物的理化性质

(一) 性状

木脂素类化合物多数为无色或白色结晶,多数无挥发性,只有少数木脂素在常压下加热而升华,如去甲二氢愈创木脂酸。木脂素多数以游离形式存在于植物体内,少数与糖结合成苷形式存在。

(二) 溶解性

游离木脂素具有亲脂性,难溶于水,能溶于氯仿、苯、乙醚、乙酸乙酯、乙醇等有机溶液。具有酚羟基的木脂素可溶于碱性溶液。木脂素与糖结合成苷,水溶性有所增大,并易被酶或酸水解。

(三) 旋光性

木脂素类化合物大都具有旋光性,这是由于分子中具有手性碳,或者空间位阻造成了取代的苯环不能自由旋转形成的轴手性旋光性异构体。因此,木脂素类化合物的比旋光度往往是分子的一个重要物理常数。

(四) 酸碱异构化作用

具有旋光性的木脂素在遇到酸或碱时容易发生异构化转变立体异构体,从而可能会影响它的生理活性。如从麻油的非皂化物中分离得到(+)-芝麻脂素(右旋)和从细辛根中分离得到(−)-表芝麻脂素(左旋),在盐酸乙醇溶液中加热分别部分转化为(+)-表芝麻脂素和(−)-芝麻脂素。

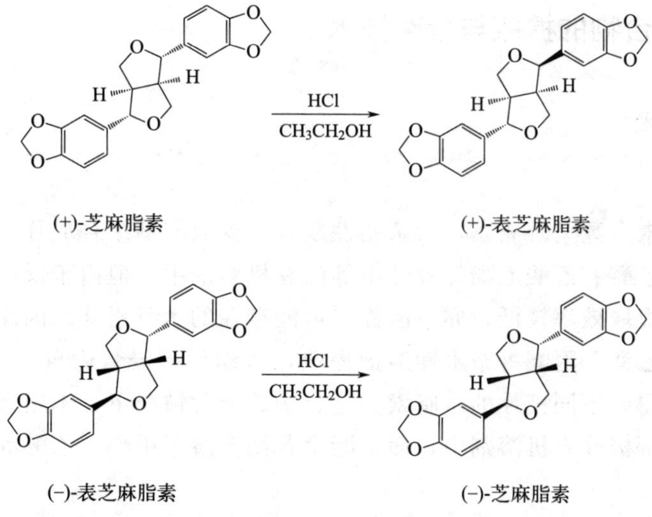

(+)-芝麻脂素 →[HCl / CH₃CH₂OH]→ (+)-表芝麻脂素

(−)-表芝麻脂素 →[HCl / CH₃CH₂OH]→ (−)-芝麻脂素

左旋鬼臼毒素在碱性溶液中内酯环构型转型,转变为右旋的苦鬼臼毒素,失去抗癌的活性。

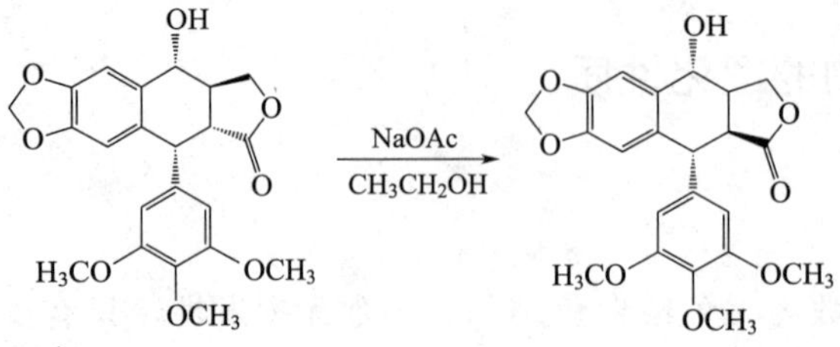

$$\text{(−)-鬼臼毒素} \xrightarrow[\text{CH}_3\text{CH}_2\text{OH}]{\text{NaOAc}} \text{(−)-苦鬼臼毒素}$$

因此，在提取分离的过程中要注意操作条件，尽可能避免在酸、碱条件下进行，避免提取的成分发生构型改变。

（五）显色反应

木脂素类化合物结构类型较多，没有共同的特征反应，没有专属的理化鉴别方法。但木脂素结构中常含有醇羟基、酚羟基、亚甲二氧基及内酯环等官能团，可利用这些官能团进行显色检查。

1. 酚羟基的反应

具有酚羟基的木脂素可与三氯化铁、重氮化试剂反应。与三氯化铁反应呈蓝绿色，与重氮化试剂反应呈红色或紫红色。

2. 亚甲二氧基的反应

具有亚甲二氧基的木脂素可与 Labat 试剂（5%没食子酸-硫酸试剂），阳性反应显蓝绿色；与 Ecgrine 试剂（变色酸-硫酸试剂），阳性反应呈蓝紫色。

3. 异羟肟酸铁反应

含有内酯环的木脂素，与盐酸羟胺缩合成异羟肟酸，再与三氯化铁反应生成紫红色溶液。

三、木脂素类化合物的提取与分离技术

（一）提取技术

1. 溶剂提取法

植物中的木脂素多数呈游离态，为亲脂性成分，少数与糖结合成苷。因此大部分木脂素易溶于三氯甲烷、乙醚、乙酸乙酯等极性中等的有机溶剂中。但由于低极性有机试剂较难穿透植物细胞，进而提取效率较低，亦不能提出可能存在的木脂素苷。因此现代研究常采用的方法是先用甲醇、乙醇、丙酮等亲水性溶剂提取，浓缩得到浸膏后再用石油醚、三氯甲烷、乙醚等依次抽提，得到不同极性的木脂素类化合物。通常情况下，木脂素大部分常集中在三氯甲烷、乙醚等中等极性有机溶剂中，而木脂素苷则多溶于甲醇、乙醇等极性溶剂中。

2. 碱溶酸沉法

具有酚羟基或内酯结构的木脂素类化合物，在碱溶液中可成盐而溶于水，与其他脂溶性成分分离。但碱水容易使木脂素异构化，随之改变其生理活性，因此，碱溶酸沉法不适用于有旋光性的木脂素类的提取。

（二）分离技术

根据彼此间性质的差异采用溶剂萃取法、分级沉淀法、重结晶等方法进行初步分离，得到木脂素粗品，还需再进行分离纯化才能获得纯品。进一步分离主要依靠色谱分离技术，其中吸附柱色谱及分配柱色谱在木脂素分离中都有广泛应用，特别是吸附柱色谱。常用吸附剂为硅胶、中性氧化铝，以石油醚-乙酸乙酯、石油醚-丙酮、石油醚-乙醚、苯-乙酸乙酯等作为洗脱剂，按极性由小到大的溶剂系统进行洗脱，分离效果较好。分配色谱法分离木脂素，以纸色谱比较方便，甲酰胺为固定相，苯为流动相，展开后喷显色剂（如盐酸重氮盐、$SbCl_3$ 试剂等）。还可采用大孔树脂色谱、高速逆流色谱等进行分离。

四、木脂素类化合物的检识技术

（一）理化检识

由于木脂素没有专属的特征性理化检识反应，因此只能利用木脂素化学结构中所含有的官能团如酚羟基、亚甲二氧基及内酯结构等进行理化检识。详情见木脂素显色反应。

（二）色谱检识

由于木脂素类化合物一般具有较强的亲脂性，在色谱检识中多采用吸附色谱法，可获得较好的分离效果。最常用的色谱是硅胶薄层色谱。

1. 常用展开剂

一般采用亲脂性的溶剂系统，如苯、氯仿、氯仿-甲醇（9∶1）、氯仿-乙酸乙酯（9∶1）、乙酸乙酯-甲醇（95∶5）等系统。

2. 常用显色剂

（1）喷洒1%茴香醛浓硫酸试剂，100～120℃加热5min，各类木脂素可表现不同颜色。

（2）喷洒5%或10%磷钼酸乙醇试剂，120℃加热至出现明显斑点。

（3）喷洒三氯化锑试剂，100℃加热10min，置于紫外光下观察颜色。

（4）喷洒10%硫酸乙醇试剂，110℃加热5min，各类木脂素可表现不同颜色。

（5）直接使用硅胶GF_{254}板色谱。

> **拓展链接**
>
> **板蓝根的药用价值**
>
> 板蓝根的药用价值最早是以"蓝"载于《神农本草经》，列为上品。入药始于唐代《千金方》，金元明清时期逐步成为常用药。在《本草纲目》中首次以"板蓝"的名字出现，并且在《名医别录》《唐本草》以及《新修本草》中多有记载，有清热解毒、凉血利咽之功效。《中华人民共和国药典》（2020版）记载，板蓝根为十字花科植物菘蓝的干燥根。秋季采挖，除去泥沙，晒干。用于瘟疫时毒、发热咽痛、温毒发斑、痄腮、烂喉丹痧、丹毒、痈肿。现如今板蓝根在临床上常用于治疗病毒性疾病及细菌感染性疾病。尤其在抗病毒方面疗效确切，是较为广谱的天然抗病毒药物。研究发现，木脂素是板蓝根发挥生物活性必不可少的成分。

第三节 应用实例

实例1 补骨脂中补骨脂素和异补骨脂素的提取分离

补骨脂为豆科植物补骨脂的干燥成熟果实。秋季果实成熟时采收果序，晒干，搓出果实，除去杂质。具有温肾助阳、纳气平喘、温脾止泻的功效；外用可消风祛斑。用于肾阳不足、阳痿遗精、遗尿尿频、腰膝冷痛、肾虚作喘、五更泄泻；外用治白癜风、斑秃。

1. 理化性质

补骨脂含有多种呋喃香豆素类成分，主要含补骨脂素（补骨脂内酯）、异补骨脂素（异补骨脂内酯），具有促使皮肤黑色素增加的作用，具有光敏性质。补骨脂素是《中华人民共和国药典》（2020版）规定的补骨脂药材及饮片含量测定的指标成分。

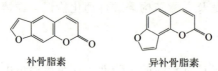

补骨脂素　　　　异补骨脂素

（1）补骨脂素又称补骨脂内酯，分子式 $C_{11}H_6O_3$，分子量 186.16。无色针状结晶（乙醇），熔点 160～162℃，有挥发性。溶于甲醇、乙醇、苯、氯仿、丙酮；微溶于水、乙醚和石油醚。

（2）异补骨脂素又称异补骨脂内酯，分子式 $C_{11}H_6O_3$，分子量 186.16。白色针状结晶，熔点 132～134℃，有挥发性。溶于甲醇、乙醇、苯、氯仿、丙酮；微溶于水、乙醚；难溶于冷石油醚。

2. 提取分离

根据补骨脂素和异补骨脂素在乙醇中溶解度大的性质，利用乙醇从中药补骨脂中提取补骨脂素及异补骨脂素，再用活性炭吸附脱色。再依据补骨脂素和异补骨脂素的极性差异，利用柱色谱进行分离。常见从补骨脂中提取分离补骨脂素和异补骨脂素的流程见图 6-2。

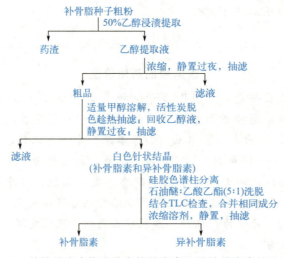

图 6-2　从补骨脂中提取分离补骨脂素和异补骨脂素的流程图

3. 检识

（1）理化检识

① 观察荧光　取样品分别滴于滤纸上，于254nm的紫外光灯下观察荧光的颜色。

② 异羟肟酸铁反应　取样品少许溶于乙醇中，加异羟肟酸铁试剂，观察颜色。

（2）薄层色谱检识

样品：补骨脂素、异补骨脂素及其对照品。

色谱板：硅胶板。

展开剂：石油醚-乙酸乙酯（3:1）。

显色：UV254灯下观察荧光。

实例2　南五味子中五味子酯甲的提取分离

南五味子为木兰科植物华中五味子的干燥成熟果实。秋季果实成熟时采摘，晒干，除去果梗和杂质。具有收敛固涩、益气生津、补肾宁心功效。用于久咳虚喘、梦遗滑精、遗尿尿频、久泻不止、自汗盗汗、津伤口渴、内热消渴、心悸失眠。现代研究表明，主要含有木脂素类、三萜类、挥发油、有机酸、多糖等化学成分。其中木脂素类化合物是南五味子主要的药用活性成分。

1. 理化性质

联苯环辛二烯类木脂素是南五味子的主要有效成分，主要包含五味子酯甲、五味子酯乙、五味子酯丙、五味子酯丁、五味子酯戊和去氧五味子素等。其中五味子酯甲含量较高。在临床研究中发现，五味子酯甲对迁延性、慢性病毒肝炎患者有较好的降血清谷丙转氨酶的作用，在短期内能降低谷丙转氨酶及谷草转氨酶，对肝功能有很好的保护作用。

五味子酯甲，分子式$C_{30}H_{32}O_9$，分子量536.57。长方形结晶（乙醇溶液），熔点122～124℃。易溶于苯、氯仿、丙酮，可溶于甲醇、乙醇，难溶于石油醚，不溶于水。

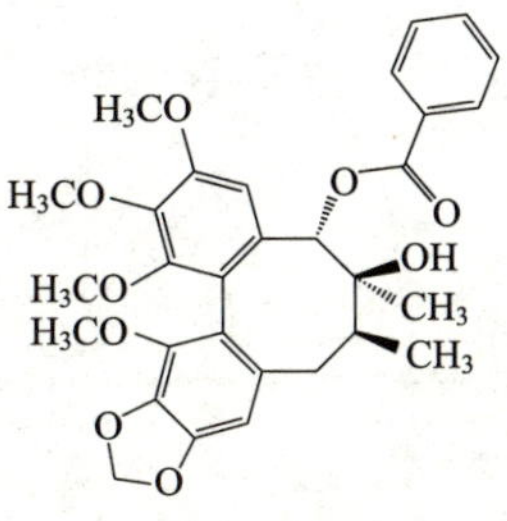

五味子酯甲

2. 提取分离

根据五味子酯甲的溶解性特点，首先水煮将鞣质等水溶性杂质溶解在水中并去除，所得药渣再用乙醇提取回收得到不溶物，用汽油除去脂溶性杂质，得到粗晶后再经重结晶、色谱柱等方法纯化，得到精制五味子酯甲，见流程图6-3。

3. 检识

（1）理化检识

由于木脂素没有专属的特征性理化检识反应，因此只能利用木脂素化学结构中所含有的官能团进行理化检识。详情见木脂素显色反应。

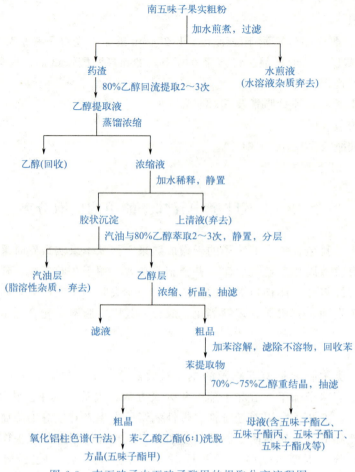

图 6-3 南五味子中五味子酯甲的提取分离流程图

（2）薄层色谱检识

详情见木脂素色谱检识。

学习目标检测

一、单项选择题

1. 香豆素的基本母核是（   ）。

A. 苯骈 α-吡喃酮　　　　B. 对羟基桂皮酸　　　C. 反式邻羟基桂皮酸

D. 顺式邻羟基桂皮酸　　E. 苯骈 γ-吡喃酮

2. 香豆素结构中第 6 位的位置正确的是（   ）。

A. 是第 E 位　　　　　　B. 是第 D 位　　　　　C. 是第 C 位

D. 是第 B 位　　　　　　E. 是第 A 位

3. 香豆素与浓度高的碱长时间加热生成的产物是（　　）。
   A. 脱水化合物　　　　　B. 顺式邻羟基桂皮酸　　　C. 反式邻羟基桂皮酸
   D. 脱羧基产物　　　　　E. 醌式结构
4. 鉴别香豆素首选的显色反应为（　　）。
   A. 三氯化铁反应　　　　B. Emerson 反应　　　　　C. 重氮化试剂反应
   D. Molish 反应　　　　　E. 异羟肟酸铁反应
5. 下列化合物属于香豆素的是（　　）。
   A. 丁香酚　　　B. 牛蒡子苷　　C. 五味子酯甲　　D. 七叶内酯　　E. 厚朴酚
6. 补骨脂中所含香豆素属于（　　）。
   A. 简单香豆素　　　　　B. 呋喃香豆素　　　　　C. 吡喃香豆素
   D. 异香豆素　　　　　　E. 双香豆素
7. Labat 反应的作用基团是（　　）。
   A. 内酯环　　　　　　　B. 亚甲二氧基　　　　　C. 酚羟基
   D. 羧基　　　　　　　　E. 酚羟基对位的活泼氢
8. 香豆素及其苷发生异羟肟酸铁反应的条件为（　　）。
   A. 在酸性条件下　　　　B. 在碱性条件下　　　　C. 先酸后碱
   D. 先碱后酸　　　　　　E. 在中性条件
9. 组成木脂素的单体结构为（　　）。
   A. C_3—C_3　　B. C_5—C_3　　C. C_6—C_3　　D. C_6—C_4　　E. C_6—C_6
10. 下列成分的名称及结构正确的是（　　）。

    A. 厚朴酚，木脂素　　　B. 和厚朴酚，木脂素　　　C. 五味子酯甲，木脂素
    D. 厚朴酚，香豆素　　　E. 和厚朴酚，香豆素

二、多项选择题
1. 下列含香豆素类成分的中药是（　　）。
   A. 五味子　　B. 牛蒡子　　C. 厚朴　　D. 补骨脂　　E. 前胡
2. 香豆素类成分的荧光与结构的关系是（　　）。
   A. 羟基香豆素显蓝色荧光　　　　　　　B. 在碱溶液中荧光减弱
   C. 7 位羟基取代，荧光增强　　　　　　D. 7 位羟基取代，荧光减弱
   E. 呋喃香豆素荧光较强
3. 香豆素类成分的提取方法有（　　）。
   A. 溶剂提取法　　　　　B. 活性炭脱色法　　　　C. 碱溶酸沉法
   D. 水蒸气蒸馏法　　　　E. 色谱分离法
4. 属于木脂素的性质是（　　）。
   A. 有挥发性　　　　　　B. 有荧光性　　　　　　C. 能溶于乙醇
   D. 可溶于水　　　　　　E. 有旋光性，易异构化，不稳定

5. 采用色谱方法分离香豆素混合物，常选用的吸附剂有（　　）。
   A. 活性炭　　　　　B. 中性氧化铝　　　　C. 碱性氧化铝
   D. 酸性氧化铝　　　E. 硅胶

三、简答题

1. 简述碱溶酸沉法提取分离香豆素类成分的基本原理，并说明提取分离时应注意的问题。

2. 用化学方法鉴别下列三个化合物。

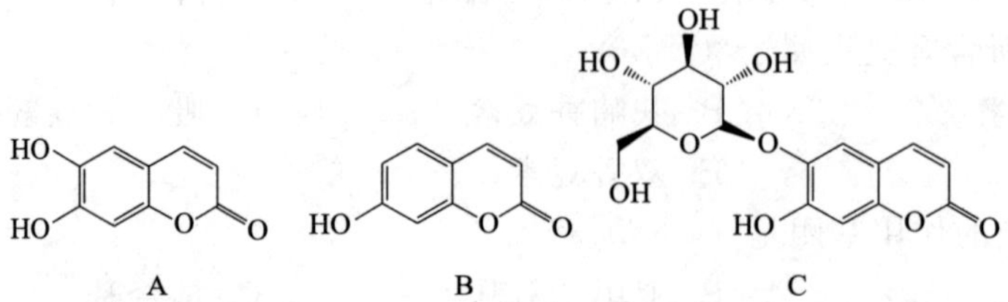

A　　　　　　　B　　　　　　　C

四、案例分析

民间草药窝儿七中含有抗癌成分鬼臼毒素、脱氧鬼臼毒素、脱氢鬼臼毒素等，试设计提取其总木脂素的流程，若用硅胶色谱法分离，分析三者的 R_f 值大小顺序。

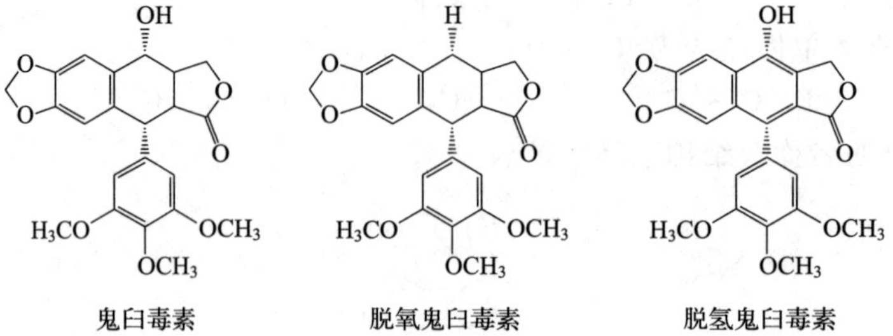

鬼臼毒素　　　　脱氧鬼臼毒素　　　　脱氢鬼臼毒素

第七章

萜类化合物和挥发油

【学习目标】

❖ 知识目标
1. 掌握挥发油的组成、理化性质、提取分离和检识的基本理论。
2. 熟悉萜类化合物的结构类型。
3. 了解萜类和挥发油的生物活性及分布，萜类化合物的提取分离与检识。

❖ 能力目标
1. 能利用合适的提取、分离方法进行挥发油类成分的提取与分离。
2. 能利用合适的方法进行挥发油的检识。

❖ 素质目标
1. 热爱中医药文化，重视经典传承，坚定中医药文化自信。
2. 具有严谨认真、细致专注的工作态度和爱岗敬业、诚实守信的职业道德。
3. 具有科学的人生观、世界观和勇于实践、不断创新的精神。

【知识导图】

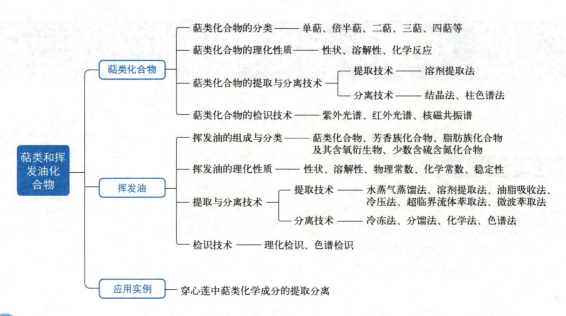

> 情景导入
>
> 紫杉醇是一种天然抗癌药物，在临床上已经广泛应用于乳腺癌、卵巢癌和部分头颈癌和肺癌的治疗。

> 学前导语
>
> 紫杉醇是首先从太平洋红豆杉中分离得到具有独特抗癌作用的药物，属于二萜类化合物。近年来研究人员对多种红豆杉属植物，如我国的东北红豆杉、西藏红豆杉、云南红豆杉及中国红豆杉等进行了大量研究，现已从红豆杉属植物的树皮等各部位中分离出200多种三环二萜衍生物。目前紫杉醇已经是鼎鼎有名的化学药物，由紫杉醇研究衍生来的新药物还在不断给人们带来惊喜。
>
> 本项目主要介绍萜类化合物的结构类型与代表性化合物，挥发油的组成、理化性质、提取分离与检识技术。
>
> 萜类化合物（terpenoids）是异戊二烯的聚合物及其含氧衍生物的总称，是一类骨架庞杂、种类繁多、具有广泛生物活性的重要天然药物化学成分。从化学结构来看，萜类化合物是分子骨架以异戊二烯单元（C_5单元）为基本结构单元的化合物。从生源来看，甲戊二羟酸是其生物合成的关键前体物。因此，萜类化合物是由甲戊二羟酸衍生且分子式符合$(C_5H_8)_n$通式的化合物及其衍生物。萜类化合物在自然界分布广泛，除主要分布于植物外，海洋生物中也发现了大量的萜类化合物。除以萜烃的形式存在外，多数是以各种含氧衍生物，包括醇、醛、酮、羧酸、酯类以及苷等形式存在，少数以含氮、硫的衍生物存在。

许多中草药的有效成分均为萜类化合物，如薄荷、青蒿、穿心莲、银杏、紫杉、人参、柴胡等。在天然药物的化学成分的研究中，萜类成分的研究一直是较为活跃的领域，亦是寻找和发现天然药物生物活性成分的重要来源，有的已用于临床并具有良好效果。

挥发油（volatile oils）又称精油或芳香油，是一类具有芳香气味的油状液体的总称，单萜和倍半萜是构成植物中挥发油的主要成分。在常温下能挥发，与水不相混溶，可随水蒸气蒸馏。挥发油广泛分布于植物界，主要存在于种子植物尤其是芳香植物中。在我国，野生与栽培的芳香植物有56科，136属，约300种。挥发油在植物体中存在的部位常各不相同，有些存在于花蕾中，也有一些存在于果实、果皮、根或根茎中，还有的全株植物中都含有挥发油。挥发油是一类具有多种生物活性的成分，在临床上具有止咳、平喘、祛痰、发汗、驱风、解热、镇痛以及抗菌消炎等功效。如广藿香挥发油有止咳、化痰作用；薄荷油有清凉、驱风、消炎、驱蚊虫作用；柴胡挥发油制备的注射液有退热效果；丁香油有局部麻醉、止痛功效；大蒜油是一种广谱抗菌物质，可治疗肺结核、支气管炎、肺炎和霉菌感染。挥发油不仅在医药方面具有重要的作用，在香料工业、食品工业及化学工业上也是重要原料。

第一节 萜类化合物

一、萜类化合物的结构与分类

萜类化合物常根据分子骨架中异戊二烯单元的数目进行分类，如单萜、倍半萜、二萜等，见表7-1。再根据分子结构中碳环的有无和数目的多少，进一步分为链萜（无环萜）、单环萜、双环萜、三环萜和四环萜等。

表7-1 萜类化合物的分类与分布

分类	碳原子数	异戊二烯单元数(n)	存在
半萜	5	1	植物叶
单萜	10	2	挥发油
倍半萜	15	3	挥发油
二萜	20	4	树脂、苦味质、植物醇
二倍半萜	25	5	海绵、植物病菌、昆虫代谢物
三萜	30	6	皂苷、树脂、植物乳汁
四萜	40	8	植物胡萝卜素
多聚萜	$7.5\times10^3 \sim 3\times10^5$	>8	橡胶、硬橡胶

(一) 单萜

单萜类 (monoterpenoids) 是由 2 个异戊二烯单位构成、含 10 个碳原子的化合物类群，可分为链状单萜、单环单萜、双环单萜等结构。广泛分布于高等植物的腺体、油室和树脂道等分泌组织中，是植物挥发油的主要组成成分。其含氧衍生物多具有较强的生物活性和香气，是医药、化妆品和食品工业的重要原料。

1. 链状单萜（结构类型见表 7-2）

表 7-2 链状单萜结构、来源与作用

结构类型	结构特点	实例	
		结构及名称	来源及作用
链状单萜	链状结构	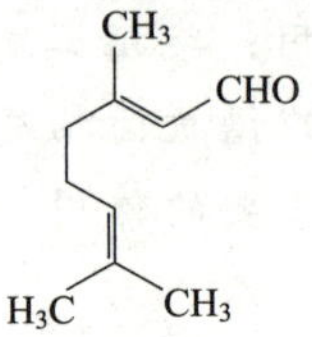 柠檬醛	存在于多种植物的挥发油中，以柠檬草油和香茅油的含量较高。具有柠檬香气，作为柠檬香味原料应用于香料和食品工业
		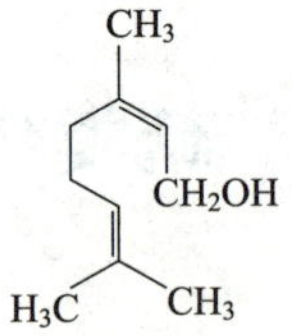 橙花醇	存在于橙花油、玫瑰油等挥发油中，具有玫瑰花香，是一种贵重香料，在食品、日化高档香精的调配中广泛使用，也是合成某些重要香料的关键原料

2. 单环单萜（结构类型见表 7-3）

表 7-3 单环单萜结构、来源与作用

结构类型	结构特点	实例	
		结构及名称	来源及作用
单环单萜	单环结构，由链状单萜环合演变而来	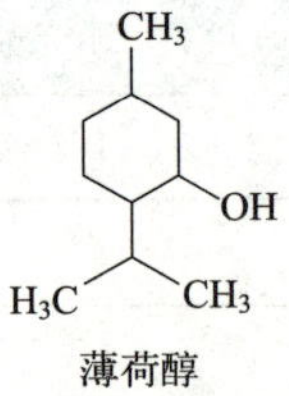 薄荷醇	存在于薄荷和欧薄荷等的挥发油中，其左旋体习称"薄荷脑"。可用作牙膏、香水、食品等的赋香剂。外用有清凉止痒作用；内服可作为驱风药，用于头痛及鼻、咽、喉炎症等
		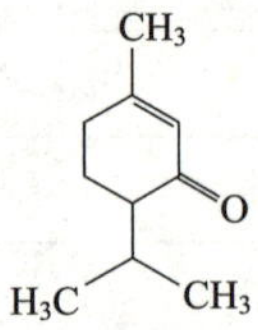 胡椒酮	存在于芸香等多种中药的挥发油中。有松弛平滑肌的作用，是治疗支气管哮喘及哮喘型慢性支气管炎的有效成分

3. 双环单萜（结构类型见表 7-4）

表 7-4 双环单萜结构、来源与作用

结构类型	结构特点	实例	
		结构及名称	来源及作用
双环单萜	双环结构	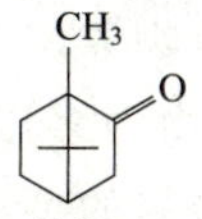 樟脑	主要存在于樟树的挥发油中，是重要的医药和工业原料。樟脑有局部刺激和防腐作用，可用于神经痛、炎症和跌打损伤
		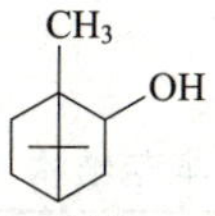 D-龙脑	俗称"冰片"，其右旋体存在于龙脑香等的挥发油中，左旋体存在于艾纳香的叶子和野菊花花蕾挥发油中。具有发汗、兴奋、解痉和防虫蛀等作用，还具有显著的抗缺氧功能

4. 环烯醚萜

环烯醚萜类（iridoids）为臭蚁二醛的缩醛衍生物，多具有半缩醛和环戊烷结构，属于单萜类化合物。环烯醚萜类化合物在自然界分布广泛，特别是在玄参科、茜草科、唇形科及龙胆科等植物中较为常见。一些常用中药如栀子、玄参、地黄、鸡屎藤、马钱子、金银花、肉苁蓉、龙胆、车前子等都含有此类成分。环烯醚萜类化合物具有保肝、利胆、降血糖、降血脂、抗炎等作用。结构类型见表 7-5。

表 7-5 环烯醚萜结构、来源与作用

结构类型	结构特点	实例	
		结构及名称	来源及作用
环烯醚萜	分子中带有环烯醚键	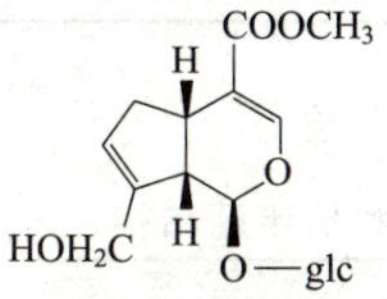 京尼平苷	清热泻火中药山栀子的主要成分，具有泻下和利胆作用
		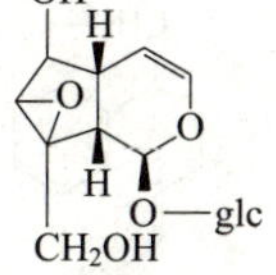 梓醇	地黄中降血糖的主要有效成分，具有较好的利尿作用及迟发性的缓泻功能

环烯醚萜苷易溶于水、甲醇，可溶于乙醇、丙酮、正丁醇等，难溶于其他有机溶剂。苷易被酸水解，生成的苷元因具有半缩醛结构，性质活泼，易进一步氧化聚合，故水解后不但难以得到原苷的苷元，而且还随水解条件不同而产生不同颜色的沉淀。如中药地黄、玄参等经过干燥或受潮可变黑色，皆因苷类水解的产物氧化聚合所致。因此，可以利用酸水解反应检查植物中环烯醚萜苷是否存在。环烯醚萜苷由于苷元的结构特点还能与一些试剂发生颜色

反应，也可以作为该类成分的定性检识方法。如京尼平与氨基酸在加热条件下反应生成蓝紫色沉淀，它与皮肤接触也能使皮肤染成蓝紫色。

（二）倍半萜

倍半萜（sesquiterpene）是指分子骨架由3个异戊二烯单位构成，含15个碳原子的化合物类群。倍半萜主要分布在植物界和微生物界，多以挥发油的形式存在，是挥发油高沸程（250~280℃）部分的主要组成成分，在植物中多以醇、酮、内酯或苷的形式存在。倍半萜类的骨架类型及化合物数量是萜类成分中最多的一类，在植物中多以单环、双环倍半萜的含氧衍生物为主。倍半萜的含氧衍生物多有较强的生物活性及香气，是医药、食品、化妆品生产的重要原料。

1. 链状倍半萜（结构类型见表7-6）

表7-6 链状倍半萜结构、来源与作用

结构类型	结构特点	实例	
		结构及名称	来源及作用
链状倍半萜	链状结构	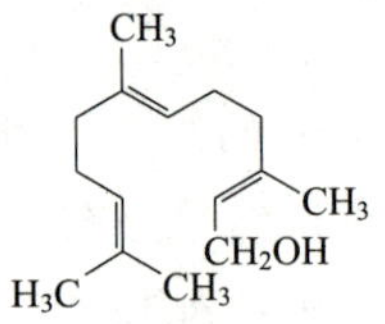 金合欢醇	在金合欢花油、橙花油、香茅油中含量较多，无色油状液体，为重要的高级香料原料
		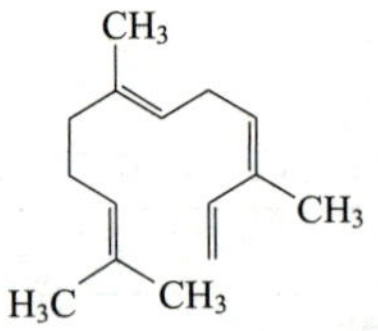 α-金合欢烯 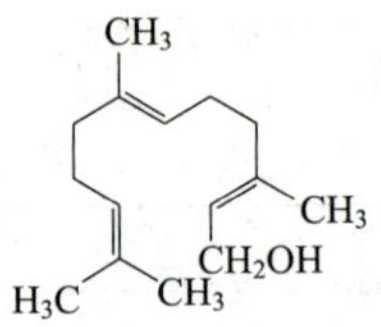　　β-金合欢烯	存在于枇杷叶、生姜及洋甘菊的挥发油中。有α、β两种构型，其中β体存在于藿香、啤酒花和生姜挥发油中，为重要的香料原料

2. 环状倍半萜（结构类型见表7-7）

表7-7 环状倍半萜结构、来源与作用

结构类型	结构特点	实例	
		结构及名称	来源及作用
环状倍半萜	环状结构	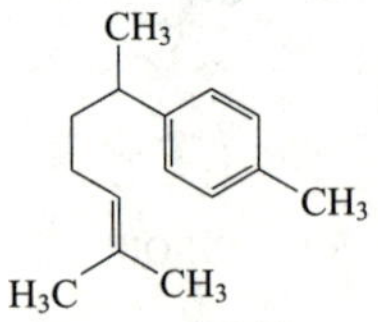 α-姜黄烯	存在于姜科植物姜黄的挥发油中，具有显著的抗肿瘤、抗氧化、抗感染等作用
		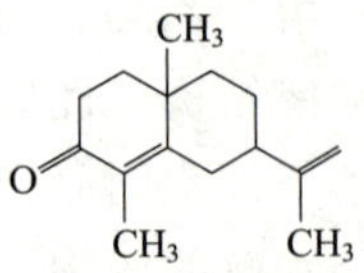 α-香附酮	存在于香附根茎提取物的挥发油中，具有抗炎、解热镇痛的功效

青蒿素（artemisinin）系从中药黄花蒿（*Artemisia annua* L.）中分离到的抗恶性疟疾的有效成分，是具有独特过氧结构的倍半萜内酯。青蒿素在水中及油中均难溶解，影响治疗效果和临床应用。通过对它的结构进行修饰，筛选出具有抗疟效价高、原虫转阴快、速效、低毒等特点的双氢青蒿素，再进行甲基化，将它制成油溶性的蒿甲醚及水溶性的青蒿琥珀酸单酯，现已有多种制剂用于临床。

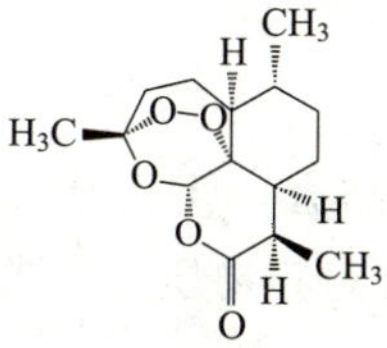

青蒿素 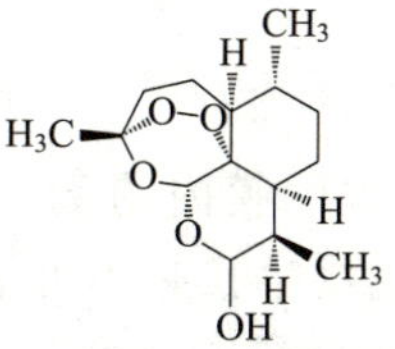　　双氢青蒿素 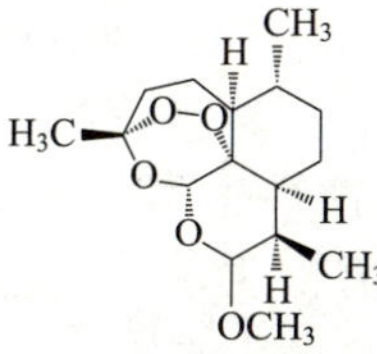　　蒿甲醚 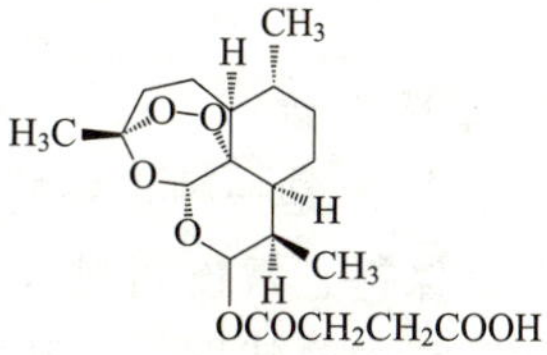　　青蒿琥珀酸单酯

3. 薁类衍生物

薁类衍生物是一种特殊的倍半萜，具有五元环与七元环骈合的芳环骨架。在香附子油、愈创木油、苍耳子油等挥发油中均有存在，具有抑菌、抗肿瘤、杀虫等生物活性。可溶于石油醚、乙醚、乙醇及甲醇等有机溶剂，不溶于水，溶于强酸，因此可用60%～65%硫酸或磷酸提取薁类成分，酸提取液加水稀释后即沉淀析出。薁的沸点较高，一般在250～300℃，在挥发油分馏时，高沸点馏分如出现美丽的蓝色、紫色或绿色的现象时，表示可能有薁类成分存在。薁类衍生物可与苦味酸或三硝基苯试剂作用，形成有敏锐熔点的π-络合物，在紫外-可见光谱的360～700nm有强吸收峰，可供鉴别。结构类型见表7-8。

表7-8　薁类衍生物结构、来源与作用

结构类型	结构特点	实例	
		结构及名称	来源及作用
薁类衍生物	具有五元环与七元环骈合的芳环骨架	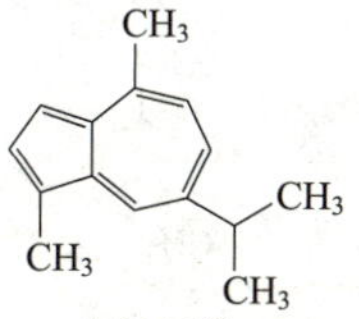 愈创木薁	存在于桑科无花果根皮、兴安杜鹃的叶、母菊等的挥发油中，具有抗炎和兴奋子宫的作用
		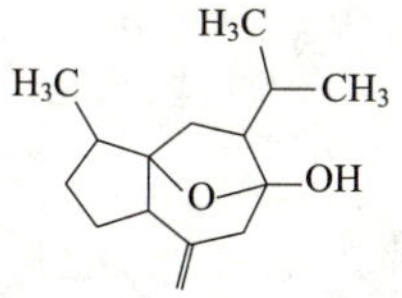 莪术醇	存在于姜科莪术、郁金根茎的挥发油中，具有抗肿瘤活性，临床用于宫颈癌的治疗

（三）二萜

二萜（diterpene）是由4个异戊二烯单位组成，含有20个碳原子的天然化合物。二萜在自然界中分布广泛，如松柏科植物分泌的乳汁、树脂等均以二萜类化合物为主。除植物外，菌类代谢产物、海洋生物中也分离得到二萜衍生物。一些含氧二萜化合物具有较强的生物活性，如穿心莲内酯、雷公藤内酯、银杏内酯、紫杉醇、甜菊苷等，有的已成为临床应用的重要药物。二萜类结构类型有链状、环状。

1. 链状二萜

链状二萜化合物在自然界中存在较少，常见的只有广泛存在于叶绿素中的植物醇，曾作为合成维生素 E、维生素 K_1 的原料。

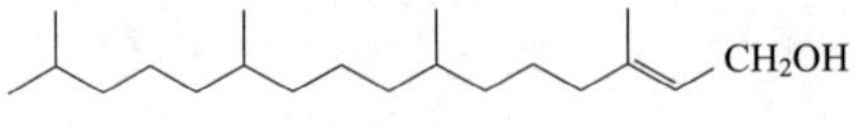

植物醇

2. 单环二萜

维生素 A 是一种重要的脂溶性维生素，与眼睛视网膜内的蛋白质结合，可形成光敏感色素，是保持正常夜间视力的必需物质，也是哺乳动物生长必不可缺的营养物质。主要存在于动物肝脏中，特别是鱼肝中含量较丰富。

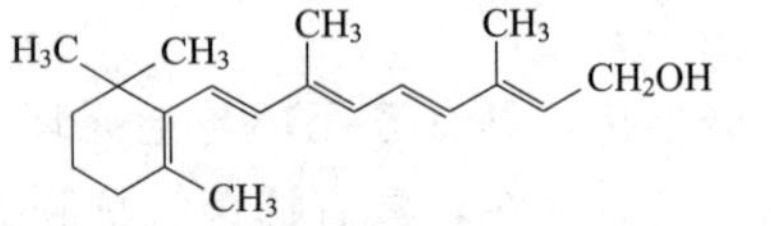

维生素A

3. 双环二萜

银杏内酯（ginkgolides）是银杏根皮及叶的强苦味成分，银杏内酯类化合物能拮抗血小板活化因子，可用来治疗因血小板活化因子引起的休克，为银杏制剂治疗心脑血管疾病的主要有效成分。

穿心莲内酯（andrographolide）是穿心莲抗菌消炎的主要成分，临床用于治疗急性菌痢、胃肠炎、咽喉炎、感冒发热等，疗效确切，但水溶性较差。为增强穿心莲内酯的水溶性，将穿心莲内酯制备成丁二酸半酯的钾盐或穿心莲内酯磺酸钠，用于制备较高浓度的注射剂。

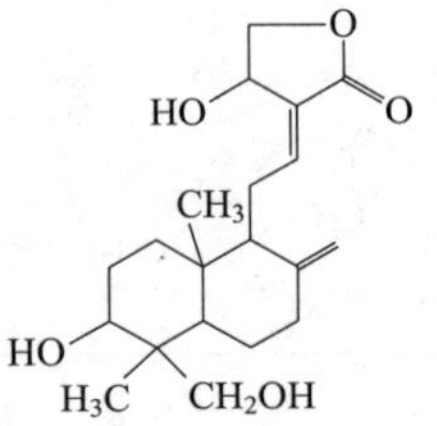

穿心莲内酯

4. 三环二萜

雷公藤甲素、雷公藤乙素、雷公藤内酯及 16-羟基雷公藤内酯醇是从雷公藤根中分离出的活性成分。雷公藤甲素对乳腺癌和胃癌细胞系集落形成有抑制作用，16-羟基雷公藤内酯醇具有较强的抗炎、免疫抑制和雄性抗生育作用。

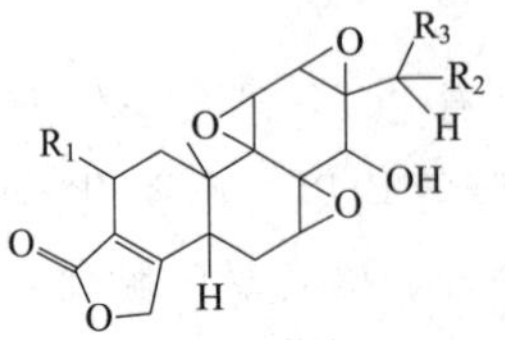

	R_1	R_2	R_3
雷公藤甲素	H	H	CH_3
雷公藤乙素	OH	H	CH_3
雷公藤内酯	H	OH	CH_3
16-羟基雷公藤内酯醇	H	OH	CH_2OH

紫杉醇（taxol）是从短叶红豆杉树皮中分离得到的二萜类成分。它是新一代紫杉烷类抗癌药物，临床上用于治疗晚期卵巢癌、乳腺癌及非小细胞肺癌等，疗效较好。

紫杉醇

> **拓展链接**
>
> **紫杉醇：一种来自红豆杉的天然抗癌药物！**
>
> 　　紫杉醇主要从红豆杉属植物的茎皮等中分离得到，含量只有百万分之二，为解决紫杉醇的来源问题，我国和欧美学者在细胞培养、寄生真菌培养、红豆杉栽培、紫杉醇全合成及紫杉醇半合成等方面做了大量的研究。紫杉醇原料药长期处于供不应求的状态，我国经过深入研究终于攻克了红豆杉发育缓慢的难题，掌握了红豆杉快繁技术，使红豆杉只经过4～5年的生长就可以用于大量提取紫杉醇，并使以紫杉醇为原料大规模生产抗癌药物成为可能。
>
> 　　1981年，有学者从紫杉的叶子中分离得到了一种叫作10-DAB的物质，它跟紫杉醇的结构非常相似，只是缺少一些侧链基团。而且，10-DAB在英国紫杉叶片中的含量比较高，叶子还可以再生，不会对紫杉树造成大的影响。经过多年的努力，研究者以10-DAB为底物半合成了紫杉醇，并且改进、优化了半合成的方法，这给紫杉醇的工业化生产提供了可行的方法。

（四）其他萜类

其他萜类包括二倍半萜、三萜、四萜及多萜类。

二倍半萜（sesterterpenoids）是由5个异戊二烯单位构成，含有25个碳原子的一类化合物。与其他萜类相比，二倍半萜类化合物数量少，来自天然的二倍半萜主要分布在蕨类植物、植物病原菌、海洋生物海绵、地衣及昆虫分泌物中。其中海绵是二倍半萜的主要来源。

三萜类（triterpenoids）化合物含有30个碳原子，主要为四环三萜和五环三萜。三萜类化合物在自然界分布广泛，是萜类化合物中最大的一类，多以游离状态或成苷、酯的形式存在。许多常用的天然药物中都含有三萜成分，如人参、甘草、三七、远志、麦冬、桔梗、柴胡、茯苓等。

四萜（tetraterpenoids）广泛存在于植物界中，主要以苷和酯的形式存在。最重要的是胡萝卜素类和类胡萝卜素类。

多萜一般是指由8个或8个以上的异戊二烯单元头尾聚合而成的化合物，如弹性橡胶和杜仲胶等。

二、萜类化合物的理化性质

萜类成分的范围很广，彼此间的结构与性质差异很大，但它们都由同一生源途径衍变而来，分子结构中绝大多数具有双键、共轭双键及活泼氢原子，较多萜类具有内酯结构，因而具有一些相同的理化性质及化学反应。

（一）性状

低分子量的萜类化合物如单萜、倍半萜多为具有特殊香气的油状液体，具有挥发性，是挥发油的组成成分。分子量较大的萜类化合物为固体，多数可形成结晶，不具有挥发性。大多数萜类化合物因含有手性碳原子而具有旋光性，多有异构体存在。萜类化合物多有苦味，有的味极苦，又称苦味素。也有少数萜具有较强甜味，如甜菊苷。

（二）溶解性

萜类化合物多具亲脂性，难溶或不溶于水，易溶于有机溶剂，如乙醚、三氯甲烷、丙酮、甲醇、乙醇等。萜类化合物在水中的溶解度与分子中的官能团极性大小、数量多少有关，极性增大、数量增多，在水中的溶解度增大。萜类化合物若与糖成苷，随分子中糖数目的增加，水溶性增强，脂溶性降低，能溶于热水，易溶于甲醇、乙醇溶液，难溶或不溶于亲脂性有机溶剂。

（三）化学反应

1. 加成反应

含有双键和醛、酮等羰基的萜类化合物，可与卤素、卤化氢、亚硫酸氢钠和吉拉德试剂等发生加成反应，其产物往往为结晶。例如，柠檬烯与氯化氢的冰乙酸溶液反应，加入冰水稀释即有柠檬烯二氢氯化物晶体析出。

2. 氧化反应

不同氧化剂在不同的条件下，能将萜类化合物中的不同基团氧化，生成各种氧化产物。常用的氧化剂有臭氧、铬酐（三氧化铬）、高锰酸钾等，其中以臭氧应用最为广泛。例如，臭氧氧化萜类化合物中的烯烃反应，既可用来测定分子中双键的位置，亦可用于萜类化合物的醛酮合成。

3. 脱氢反应

脱氢反应在研究萜类化学结构中是一种很有价值的反应，特别是在早期研究萜类化合物母核骨架时具有重要意义。脱氢反应通常是在惰性气体的保护下，用铂黑或钯作催化剂，将萜类成分与硫或硒共热（200～300℃）而实现脱氢。

三、萜类化合物的提取与分离技术

（一）提取技术

环烯醚萜以苷的形式较多见，多以单糖苷的形式存在，苷元的分子较小，且多具有羟基,所以亲水性较强,一般易溶于水、甲醇、乙醇和正丁醇等溶剂,而难溶于一些亲脂性强的有机溶剂,故多用甲醇或乙醇为溶剂进行提取。

非苷形式的萜类化合物具有较强的亲脂性,溶于甲醇、乙醇中,易溶于三氯甲烷、乙酸乙酯、苯、乙醚等亲脂性有机溶剂中。一般用有机溶剂提取,或先用甲醇或乙醇提取后,再用石油醚、三氯甲烷或乙酸乙酯等亲脂性有机溶剂萃取;也可用不同极性的有机溶剂按极性递增的方法依次萃取,得到不同极性的萜类提取物。

倍半萜类化合物容易发生结构的重排,二萜类易聚合而树脂化,所以宜选用新鲜药材或迅速晾干的药材,并尽可能避免酸、碱的处理。含苷类成分时,则要避免接触酸,以防发生水解,并按常法事先破坏酶的活性。

(二)分离技术

1. 结晶法分离

有些萜类的萃取液回收到小体积时,可能有结晶析出,再以适量的溶剂重结晶,可得纯的萜类化合物。

2. 柱色谱法

分离萜类化合物多用吸附柱色谱法,常用的吸附剂有硅胶、氧化铝等,其中应用最多的是硅胶,几乎所有的萜类化合物都可以选用硅胶作柱色谱的吸附剂。待分离物与吸附剂之比为1:30~1:60,分离效果较好。

由于氧化铝在柱色谱分离过程中可能引起萜类化合物的结构变化,故选用氧化铝作吸附剂时要慎重,一般多选用中性氧化铝,待分离物与吸附剂之比为1:30~1:50,分离效果较好。此外,亦可采用硝酸银色谱柱进行分离,因萜类结构中多具有双键,且不同萜类的双键数目和位置不同,与硝酸银形成 π-络合物难易程度和稳定性也有差别,可借此达到分离。

萜类化合物的色谱柱分离一般选用非极性有机溶剂。如正己烷、石油醚、环己烷、乙醚、苯或乙酸乙酯作洗脱剂。但使用单一溶剂往往达不到分离的效果,故在实践中多选用混合溶剂,而且应根据被分离物质的极性大小来考虑。常用的溶剂系统有:石油醚-乙酸乙酯、苯-乙酸乙酯、苯-氯仿、多羟基的萜类化合物可选用氯仿-乙醇作洗脱剂。

四、萜类化合物的检识技术

萜类化合物目前是天然产物研究中最活跃的领域,其结构研究快速、微量、准确,这得益于现代波谱分析技术的应用,尤其是超导二维核磁共振新技术的应用使过去经典的化学方法降至辅助地位。

(一)紫外光谱

具有共轭双键的萜类化合物在紫外光区产生吸收,在结构鉴定中有一定的意义。一般共轭双烯在 λ_{max} 215~270nm 有最大吸收,而含有 α,β-不饱和羰基的萜类则在 λ_{max} 220~250nm 有最大吸收。

(二)红外光谱

红外光谱主要用来检测化学结构中的官能团。萜类化合物中多存在双键、共轭双键、甲基、环外亚甲基或含氧官能团等，一般都能很容易地分辨出来。如贝壳杉烷型二萜的环外亚甲基通常在 $\nu_{max}900cm^{-1}$ 左右有最大吸收峰。

（三）核磁共振谱（NMR）

对于萜类化合物的结构测定来说，核磁共振谱是波谱分析中最为有力的工具，特别是近年来高磁场核磁技术和各种 2D-NMR 技术的开发和应用，不但提高了谱图的质量，而且提供了更多的结构信息。值得注意的是，对于结构复杂的萜类化合物，必须依赖于 2D-NMR 技术。

第二节　挥发油

一、挥发油的组成与分类

挥发油化学成分比较复杂，一种挥发油常常含有数十种乃至数百种成分。如保加利亚玫瑰油中已发现了 275 种化合物，茶叶挥发油中含有 150 多种成分。按化学结构分类，可将挥发油中的化学成分分为萜类化合物、芳香族化合物、脂肪族化合物、含硫和含氮化合物，以及它们的含氧衍生物。

（一）萜类化合物

单萜、倍半萜及其含氧衍生物是组成挥发油的主要成分，其含氧衍生物多具有较强生物活性和芳香气味。如薄荷油中含8％左右的薄荷醇；山苍子油中含8％左右的柠檬醛；樟脑油含约50％的樟脑等。

（二）芳香族化合物

挥发油中芳香族化合物仅次于萜类，存在也相当广泛。有些为一些小分子的芳香族成分，大多是具有 C_6-C_3 骨架的苯丙烷类衍生物，如桂皮油中的桂皮醛、丁香油中的丁香酚、茴香油中的茴香醚等。

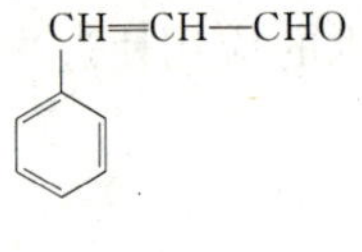

桂皮醛 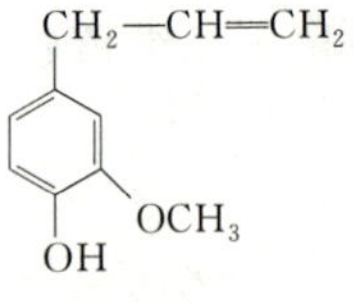　　　丁香酚 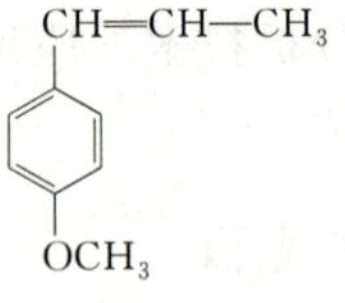　　　茴香醚

（三）脂肪族化合物

一些小分子脂肪族化合物在挥发油中常有存在。如甲基正壬酮在鱼腥草、黄柏果实及芸香挥发油中存在，正癸烷存在于桂花的头香成分中，正庚烷存在于松节油中，正壬醇存在于陈皮的挥发油中。

$$\underset{\text{甲基正壬酮}}{\text{H}_3\text{C}-\overset{\overset{\text{O}}{\|}}{\text{C}}-(\text{CH}_2)_8-\text{CH}_3}$$

$$\underset{\text{正癸烷}}{\text{CH}_3(\text{CH}_2)_8\text{CH}_3} \qquad \underset{\text{正庚烷}}{\text{CH}_3(\text{CH}_2)_5\text{CH}_3} \qquad \underset{\text{正壬醇}}{\text{CH}_3(\text{CH}_2)_7\text{CH}_2\text{OH}}$$

(四) 其他类化合物

除以上三类化合物外,还有些中药经水蒸气蒸馏能分解出挥发性物质,亦称为挥发油,有些为含硫和含氮的化合物,如芥子油、杏仁油、大蒜油等。芥子油中由芥子苷经芥子酶水解后得到的异硫氰酸烯丙酯类化合物含有氮元素和硫元素;挥发杏仁油是苦杏仁中苦杏仁苷水解后产生的苯甲醛;大蒜油中含有多种硫醚类化合物,如大蒜辣素等。

$$\underset{\text{异硫氰酸烯丙酯}}{\text{H}_2\text{C}=\text{CH}-\text{CH}_2-\text{N}=\text{C}=\text{S}}$$

$$\underset{\text{大蒜辣素}}{\text{H}_2\text{C}=\text{CH}-\text{CH}_2-\overset{\overset{\text{O}}{\|}}{\text{S}}-\text{S}-\text{CH}_2-\text{CH}=\text{CH}_2}$$

二、挥发油的理化性质

挥发油的理化性质

(一) 性状

1. 颜色与状态

常温下挥发油大多为无色或淡黄色油状液体,少数因含有薁类成分或色素而显特殊颜色,如洋甘菊油显蓝色、麝香草油显红色。低温放置时某些挥发油中含量高的成分可析出结晶,这种析出物习称为"脑",如薄荷脑、樟脑、茴香脑等。

2. 气味

大多数挥发油具有特殊而浓烈的香气或其他气味,有辛辣烧灼感,呈中性或酸性,如鱼腥草油有腥味,土荆芥油有臭气。挥发油的气味往往是其品质优劣的重要标志。

3. 挥发性

挥发油在常温下可自行挥发而不留痕迹,可与脂肪油区别。

(二) 溶解性

挥发油易溶于石油醚、乙醚、二硫化碳等有机溶剂,可溶于高浓度乙醇,在低浓度乙醇中只能溶解一定数量。挥发油难溶于水,在水中溶解度很小,但挥发油中极性大的含氧衍生物能部分溶解于水,如薄荷醇在水中溶解度为1%。挥发油的饱和水溶液为芳香水剂,在药物制剂中作为矫味剂,如薄荷水。

(三) 物理常数

挥发油是混合物,无确定的物理常数,但各挥发油的组成基本稳定,因此其物理常数有一定的范围。挥发油的折光率一般在 1.43~1.61 之间;比旋光度在 +97°~+117° 范围内;相对密度在 0.850~1.065 之间;挥发油沸点一般在 70~300℃ 之间。

> **边学边练**
>
> 在2020版《中华人民共和国药典》（二部）收载的薄荷含量测定项下，规定本品按干燥品计算，含薄荷脑（$C_{10}H_{20}O$）不得少于0.20％。如何从薄荷中提取分离得到薄荷脑？请参见：实训七　薄荷中挥发油的提取分离与检识技术。

（四）化学常数

1. 酸值

挥发油中游离羧酸和酚类成分含量的指标。以中和1g挥发油中游离酸性成分所消耗氢氧化钾的毫克数表示。

2. 酯值

挥发油中酯类成分含量的指标。以水解1g挥发油中所含酯所需要氢氧化钾的毫克数表示。

3. 皂化值

挥发油中所含游离羧酸、酚类成分和结合态酯总量的指标。以中和并皂化1g挥发油中含有的游离酸性成分与酯类所需氢氧化钾的毫克数表示。实际上皂化值是酸值和酯值的总和。

（五）稳定性

挥发油长时间与空气、光线接触，会逐渐氧化变质，导致密度增大，颜色加深，失去原有香气，并形成树脂样物质，不能再随水蒸气蒸馏，故挥发油应贮存于棕色瓶内并在阴凉低温处保存。

三、挥发油的提取与分离技术

（一）提取技术

1. 水蒸气蒸馏法

提取挥发油最常用的方法，利用挥发油的挥发性和与水不相混溶的性质进行提取。在加热过程中，当挥发油和水两者蒸气压之和与大气压相等时，挥发油即可随水蒸气蒸馏出来。水蒸气蒸馏法根据操作方式不同，分为水蒸气蒸馏法和共水蒸馏法两种。水蒸气蒸馏法是将水蒸气通入待提取的药材中，使挥发油和水蒸气一起蒸出。共水蒸馏法是将粉碎好的药材放入蒸馏器中，加水浸泡，直火煮沸，使挥发油与水蒸气一起蒸出。蒸出的挥发油冷却后可与水分层，如挥发油在水中溶解度稍大或挥发油含量低不易分层，常采用盐析法促使挥发油自水中析出，或盐析后用低沸点有机溶剂萃取，低温蒸去萃取剂即得挥发油。

蒸馏法虽具有设备简单、容易操作、成本低、产量大等优点，但这种方法因原料直接受热，温度较高，可能使挥发油中某些成分分解，有时原料易焦化，影响产品的质量。

2. 溶剂提取法

使用有机溶剂如乙醚、石油醚对含挥发油的药材进行回流提取或冷浸，提取液经蒸馏或减压蒸馏除去溶剂，即得含有挥发油的浸膏。此法提取得到的挥发油含杂质较多，原料中的其他脂溶性成分如树脂、油脂、蜡等也同时被提取出来。通常利用乙醇对植物蜡等脂溶性杂质的溶解度随温度的降低而减小的性质除去杂质，先用热乙醇溶解浸膏，冷却（-20℃）放置，滤除不溶性杂质，再减压蒸去乙醇可得较纯的挥发油。

3. 冷压法

此法适用于挥发油含量较高的新鲜植物药材，如柠檬、橘、橙、柚子等的果皮经直接压榨，榨出液离心分层，即得挥发油粗品。此法优点是在常温下进行，所得挥发油保持原有的新鲜香味，但不足之处是产品不纯，含有水分、黏液质、色素、细胞组织等杂质，且挥发油并不能完全压榨出来，提取不完全。通常将压榨后的药材再进行水蒸气蒸馏，使挥发油提取完全。

4. 油脂吸收法

油脂类一般具有吸收挥发油的性质，往往利用此性质提取贵重的挥发油，如玫瑰油、茉莉花油常采用吸收法进行。通常用无臭味的猪油3份与牛油2份的混合物均匀地涂在玻璃板两面，然后将此玻璃板嵌入木制框架中，在玻璃板上面铺放金属网，网上放一层新鲜花瓣，将一个个的木框玻璃板重叠起来，花瓣被包围在两层脂肪的中间，挥发油逐渐被油脂所吸收，待脂肪充分吸收芳香成分后刮下脂肪，即为"香脂"，谓之冷吸收法。吸收挥发油后的油脂可直接供香料工业用，也可加入无水乙醇共搅，醇溶液减压蒸去乙醇即得精油。所得挥发油保持原有芳香气味，纯度高，但耗时长，操作麻烦。

5. 超临界流体萃取法

此法与其他挥发油的提取方法比较，具有防止氧化、热解、无残留溶剂、提取效率高、所得挥发油品质高、芳香纯正等优点。如紫苏中的香味成分紫苏醛，是紫丁香花中的独特香味成分，不稳定，易受热分解，采用二氧化碳超临界流体提取所得芳香挥发油气味与原料相同，明显优于其他方法。但由于工艺技术要求高，设备费用昂贵，在我国应用还不普遍。

6. 微波萃取法

微波萃取技术是近年发展的从天然产物中提取香料的一种新技术。微波萃取法是以微波辐射作为热源进行提取，具有设备简单、提取效率高和提取时间短等优点，有利于热敏性成分提取。但该技术也存在不足之处，如提取成品的组成不稳定，同时挥发性成分随萃取时间延长而逐步散失。

（二）分离技术

1. 冷冻法

将挥发油置于0℃以下使其析出结晶，如无结晶析出可将温度降至-20℃，继续放置。所得结晶再经重结晶可得纯品。如薄荷油冷至-10℃，12h析出第一批粗脑，将薄荷油在-20℃冷冻24h可析出第二批粗脑，粗脑加热熔融，在0℃冷冻即可得较纯薄荷脑。本法操作简单，但有时分离不完全。

2. 分馏法

挥发油为混合物，成分大多为单萜、倍半萜类化合物，因其结构中所含的双键数、含氧取代基不同，所以各成分间的沸点各异，以此作为分离的依据。由于挥发油的成分多对热及空气中的氧较敏感，一般采用减压分馏法。按照温度不同可分为三个馏分：

低沸程馏分（35~70℃/1.333kPa）为单萜烯类化合物。

中沸程馏分（70~100℃/1.333kPa）为单萜含氧衍生物。

高沸程馏分（100~140℃/1.33kPa）为倍半萜及其含氧衍生物和薁类化合物。

挥发油中有些成分沸点相差不大，因此所得的馏分仍可能是混合物，需进一步采用精馏或结合冷冻、重结晶或色谱等方法进行分离。

3. 化学法

根据挥发油各组成成分酸碱性或结构官能团的不同，选择合适的化学方法进行处理，使各成分达到分离的目的。

(1) 碱性成分的分离　将挥发油溶于乙醚，用1%～2%的盐酸或硫酸萃取，取酸水层碱化后用乙醚萃取，蒸去乙醚即得碱性成分。

(2) 酸、酚性成分的分离　将分出碱性成分的挥发油乙醚液，分别用5%$NaHCO_3$溶液和2%NaOH溶液进行萃取，取碱水层加稀酸酸化后用乙醚萃取，蒸去乙醚，前者可得酸性成分，后者可得酚性或弱酸性成分。

(3) 羰基类成分的分离　常用的方法有亚硫酸氢钠法与吉拉德试剂法。其原理是使亲脂性的羰基类成分（醛、酮等）与亚硫酸氢钠或吉拉德试剂生成亲水性的加成物，从而与油中其他成分分离。加成物在酸或碱的作用下分解，还原为原来的羰基成分而被亲脂性有机溶剂萃取出来。亚硫酸氢钠只能与醛和小分子的酮类成分形成加成物，而吉拉德试剂对所有羰基成分都适用。

(4) 醇类的分离　挥发油中的醇类成分可与邻苯二甲酸酐或丙二酸单酰氯或丁二酸酐反应生成酸性单酯，将生成物溶于碳酸氢钠溶液中，加乙醚萃取出其他中性挥发油成分，分出碳酸氢钠溶液，酸化后用乙醚萃取出所生成的酯，回收乙醚，残留物经氢氧化钠皂化后，使邻苯二甲酸酐等试剂与挥发油的醇类生成的酸性单酯水解，用乙醚萃取，可得原挥发油中的醇类成分。

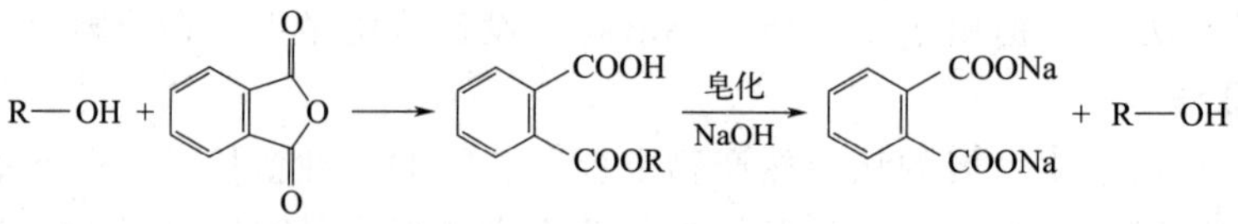

萜醇　　邻苯二甲酸酐　　酸性邻苯二甲酸萜醇酯　　　　　　　　萜醇

(5) 其他成分的分离　挥发油中醚类成分可与浓磷酸反应，生成白色磷酸盐沉淀，沉淀加水稀释，醚类又分离出来，用乙醚萃取即得；具有不饱和双键的萜烃，可与溴、盐酸或氢溴酸生成加成物析出结晶；挥发油中的薁类化合物，能溶于强酸生成加成物，生成物加水稀释，薁类又析出。挥发油中各成分的化学系统分离流程如图7-1。

4. 色谱法

由于挥发油组成成分复杂，一般先用分馏法、化学法做适当分离后，再用色谱法分离。

(1) 吸附色谱法　硅胶和氧化铝吸附柱色谱应用最为广泛。样品一般溶于石油醚或己烷等极性小的溶剂，使其通过硅胶或氧化铝色谱柱，依次用石油醚、己烷、乙酸乙酯等按一定比例组成的混合溶剂进行洗脱。分段收集洗脱液，结合薄层色谱检识，相同组分合并，经进一步处理得到单体化合物。

(2) 硝酸银色谱法　对于含有双键异构体的挥发油，用一般色谱法难以分离，可采用硝酸银色谱。依据挥发油成分中双键的数目、位置及顺反异构体不同，与硝酸银形成π-络合物的难易及稳定性的差异，采用硝酸银柱色谱或硝酸银薄层色谱进行分离。一般来说，双键多的化合物易形成络合物；末端双键较其他双键形成的络合物稳定；顺式双键形成络合物的稳定性大于反式双键。如α-细辛醚、β-细辛醚、欧细辛醚，最先被洗脱下来的是具有反式双键的α-细辛醚，其次是顺式双键的β-细辛醚，最后是具有末端双键的欧细辛醚。

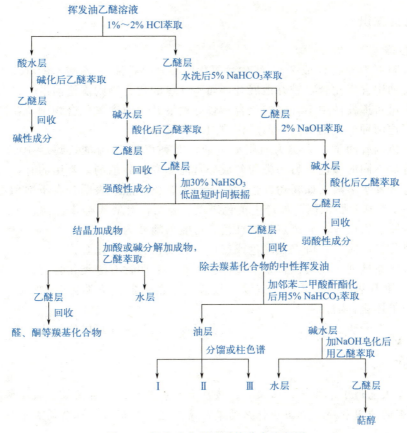

图 7-1 挥发油化学法系统分离流程图

α-细辛醚　　β-细辛醚　　欧细辛醚

四、挥发油的检识技术

(一) 理化检识

1. 一般检识

将试样溶于乙醚或石油醚中,滴在滤纸上,如油斑在室温下能挥发并不留有痕迹,可能含有挥发油;如油斑不消失则可能含有油脂。

2. 理化常数测定

包括物理常数和化学常数。

(1) 物理常数的测定　相对密度、比旋度、折光率是鉴定挥发油常用的物理常数。测定挥发油的物理常数,一般先测折光率,若折光率不合格,其余项目不必测定,此挥发油不合格。

(2) 化学常数的测定　包括酸值、酯值、皂化值的测定。

（二）色谱检识

1. 薄层色谱

常用的吸附剂为硅胶 G 或 2~3 级中性氧化铝 G。以石油醚-乙酸乙酯（85:15）为展开剂，可将挥发油中含氧化合物较好地展开，而不含氧的化合物则展至前沿。以石油醚或正己烷为展开剂，可将挥发油中不含氧的化合物较好地展开，而含氧化合物则留在原点。实际工作中常分别用这两种展开剂对同一薄层作单向二次展开。

常用的显色剂有两类，一类为通用显色剂，即香草醛-浓硫酸，喷后 105℃ 加热，挥发油中各种成分显不同的颜色。另一类为各成分官能团专属显色剂，常用的有：

（1）高锰酸钾水溶液，如在粉红色背景下产生黄色斑点，表明含有不饱和化合物。
（2）2,4-二硝基苯肼试剂，如产生黄色斑点，表明含有醛酮类化合物。
（3）异羟肟酸铁反应，如斑点显淡红色，可能为酯或内酯。
（4）三氯化铁反应，如斑点显绿色或蓝色，表明含有酚性化合物。
（5）硝酸铈铵试剂，在黄色背景下显棕色斑点，表明含有醇类化合物。
（6）对-二甲氨基苯甲醛试剂，室温下显蓝色，表明含有薁类化合物；80℃ 烘烤 10min 才显色为薁类单体化合物。
（7）0.05% 溴酚蓝乙醇溶液，如产生黄色斑点，表明含有有机酸类化合物。

> **边学边练**
>
> 在单向二次色谱中，为什么必须先用极性大的展开剂，然后用极性较小的展开剂？如果交换展开剂的使用顺序，会出现什么结果？请参见：实训六　八角茴香中挥发油的提取分离与检识技术。

2. 气相色谱

气相色谱法具有分离效果好、灵敏度高、样品用量少、分析速度快等优点，是研究挥发油组成成分的重要方法，特别是与质谱联用，已广泛用于挥发油的定性定量分析。在一定条件下，通过观察色谱图的出峰数和各峰面积，可初步了解挥发油中所含成分的种类及各成分的比例。对已知成分的鉴定，可利用已知成分的标准品与挥发油在同一条件下，相对保留时间出现的色谱峰，确定挥发油中的某一成分。对于未知成分的鉴定，目前多采用气相色谱-质谱-数据系统联用（GC-MS-DS），气相色谱具有分离的功能，质谱承担检测和结构分析，通过与已知化合物质谱数据库比对，大大提高了挥发油分析鉴定的速度和研究水平。

第三节　应用实例

实例　穿心莲中萜类化学成分的提取分离

穿心莲为爵床科植物穿心莲（*Andrographis paniculata*）的干燥地上部分，其味苦，性寒,具有清热解毒、凉血消肿的功效。

(一) 穿心莲中主要有效成分的结构、理化性质

穿心莲叶中含有多种二萜内酯及二萜内酯苷类成分,如穿心莲内酯、新穿心莲内酯、14-去氧穿心莲内酯、脱水穿心莲内酯等,主要活性成分为穿心莲内酯,且含量最高。穿心莲内酯又称穿心莲乙素,为无色方形或长方形结晶,味极苦,熔点 230～232℃。易溶于丙酮、甲醇、乙醇,微溶于三氯甲烷、乙醚,难溶于水、石油醚、苯。穿心莲内酯遇碱加热开环成穿心莲酸盐,遇酸又环合形成内酯。对酸碱不稳定,在 pH=10 时,不但内酯开环,并可能产生双键移位或结构改变。内酯环具有活性亚甲基反应,可与 Legal 试剂、Kedde 试剂等反应显紫红色。

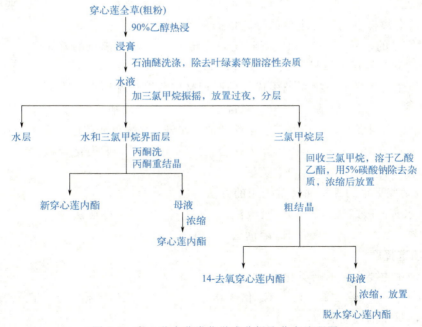

穿心莲内酯　　　新穿心莲内酯　　　14-去氧穿心莲内酯　　　脱水穿心莲内酯

(二) 穿心莲中穿心莲内酯类化合物的提取分离

1. 工艺流程 (图 7-2)

图 7-2　穿心莲中萜类化学成分提取分离流程图

2. 流程说明

利用穿心莲内酯、新穿心莲内酯与 14-去氧穿心莲内酯、脱水穿心莲内酯在三氯甲烷中溶解度不同进行粗分,再采用结晶法进行精制。

学习目标检测

一、单项选择题

1. 用哪种方法可区分挥发油与脂肪油？（　　）
   A. 升华试验　　B. 挥发性试验　　C. 泡沫试验
   D. 溶血试验　　E. 沉淀反应

2. 在青蒿素的结构中，具有抗疟作用的活性基团是（　　）。
   A. 羰基　　B. 醚键　　C. 过氧基
   D. 内酯环　　E. 双键

3. 环烯醚萜类多以哪种形式存在？（　　）
   A. 酯　　B. 游离　　C. 苷
   D. 萜源功能基　　E. 苷元

4. 组成挥发油最主要的成分是（　　）。
   A. 单萜、倍半萜　　B. 三萜　　C. 二萜类
   D. 半萜　　E. 多萜

5. 挥发油经薄层展开后，欲了解挥发油整体组成情况，常选用的显色剂（　　）。
   A. 三氯化铁试剂　　B. 高锰酸钾溶液　　C. 香草醛-浓硫酸试剂
   D. 异羟肟酸铁试剂　　E. 氢氧化钠溶液

6. 薁类衍生物可溶于（　　）。
   A. 强碱　　B. 水　　C. 弱碱　　D. 强酸　　E. 弱酸

7. 分馏法分离挥发油时，主要的分离依据是（　　）。
   A. 相对密度的差异　　B. 溶解度的差异　　C. 沸点的差异
   D. 官能团化学性质的差异　　E. 酸碱性的差异

8. 硝酸银络合色谱分离挥发油中成分的原理是硝酸银与哪种官能团结合？（　　）
   A. 羰基　　B. 羟基　　C. 双键　　D. 羧基　　E. 醛基

9. 挥发油经薄层展开后，喷洒三氯化铁试剂，如斑点显绿色或蓝色，表明含有（　　）。
   A. 不饱和化合物　　B. 酯类化合物　　C. 薁类化合物
   D. 酚性化合物　　E. 黄酮

10. 提取某些贵重的挥发油，常选用的方法是（　　）。
    A. 通入水蒸气蒸馏法　　B. 吸收法　　C. 冷压法
    D. 浸取法　　E. 溶剂法

二、多项选择题

1. 挥发油中主要含有的萜类化合物是（　　）。
   A. 单萜　　B. 二萜　　C. 倍半萜　　D. 二倍半萜　　E. 三萜

2. 挥发油具备的性质有（　　）。
   A. 难溶于水　　B. 具挥发性　　C. 升华性
   D. 易溶于有机溶剂　　E. 能随水蒸气蒸馏

3. 挥发油易溶的溶剂有（　　）。
   A. 乙醚　　B. 苯　　C. 水　　D. 石油醚　　E. 二硫化碳

4. 提取挥发油可采用的方法是（　　）。
   A. 水蒸气蒸馏法　　　B. 压榨法　　　C. 吸收法
   D. 溶剂提取法　　　　E. 升华法
5. 挥发油氧化变质后，一般表现为（　　）。
   A. 相对密度增大　　　B. 颜色加深　　　C. 失去香气
   D. 聚合成树脂样物质　E. 不能随水蒸气蒸馏

三、简答题

1. 挥发油如何保存？为什么？
2. 萜类化合物的分类依据是什么？各类萜在植物体内的存在形式是什么？
3. 青蒿素属于哪类化合物？具有什么生物活性？为提高临床疗效制备了哪些主要衍生物？

第八章

三萜类化合物及其苷类

> 【学习目标】

❖ 知识目标
1. 掌握三萜类化合物的定义、结构特点和类型、理化性质以及化学检识方法。
2. 熟悉三萜类化合物的提取、分离方法和色谱检识方法。
3. 了解三萜皂苷元的波谱学特征。

❖ 能力目标
1. 能利用合适的提取、分离方法进行三萜及其苷类化合物的提取与分离精制。
2. 能正确配制常用检识试剂，并利用合适的检识方法进行三萜及苷类化合物的检识。
3. 能根据三萜及其苷类化合物的理化性质初步设计合理的提取分离及检识方法。

❖ 素质目标
1. 养成善于合作、乐于奉献的团队精神，深入认识和了解中医药文化。
2. 具有认真端正的学习态度、严谨科学的学术作风和良好的职业道德。
3. 具有诚实守信的品质以及独立分析问题和解决问题的能力。

【知识导图】

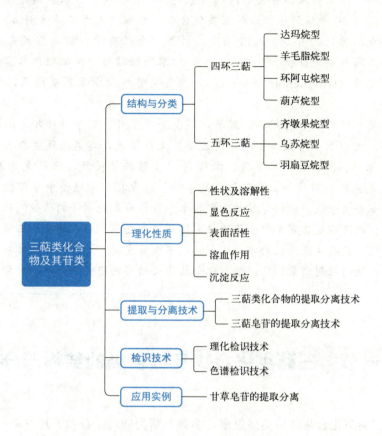

情景导入

天然甘草酸中主要是18β-甘草酸，18α-甘草酸只微量存在于优质甘草，极难获取。我国通过攻克构型转化、分离纯化两大难关，开发出全球第一个18α-甘草酸的全新化合物——异甘草酸镁（天晴甘美），获得国家1类新药批件，并实现了低成本、低排放、低能耗的绿色生产，在保肝和肝损伤领域都获得了学术界的高度认可，被多个学术指南加以推荐，被誉为"肝病领域的青蒿素"。

学前导语

甘草是豆科植物甘草、光果甘草、胀果甘草的干燥根及根茎，别名甜草，具有缓急、润肺、解毒、调和诸药的作用，是中医临床常用药，有"十方九草"之说，南朝名医陶弘景将其誉为"药之国老"。现代药理研究发现，甘草中的主要有效成分即为三萜类化合物，其中甘草酸及其苷元甘草次酸具有多种生物活性，从而在临床上起到十分重要的作用。如甘草水剂，将甘草切片，按常规方法加水煎两次，合并滤液，浓缩，分装，高压灭菌，室温保存，用于治疗胃病，具有疗程短、疗效高、不易复发等优势。除药用之外，甘草还作为食品添加剂而广泛应用于食品工业。

本项目主要介绍三萜及其苷类的结构与分类、理化性质、提取分离与检识技术。

多数三萜是由 30 个碳原子组成的萜类化合物，根据"异戊二烯法则"，多数三萜被认为是由 6 个异戊二烯（30 个碳）缩合而成。该类化合物有的以游离形式存在，有的则与糖结合成苷。三萜苷类化合物多数可溶于水，水溶液振摇后产生似肥皂水溶液样泡沫，故又被称为三萜皂苷（triterpenoid saponins）。该类皂苷结构中多具有羧基，所以有时又称之为酸性皂苷。

三萜及其苷广泛存在于自然界，菌类、蕨类、单子叶、双子叶植物，动物以及海洋生物中均有分布，尤以双子叶植物中分布得最多。文献报道，游离三萜主要来源于菊科、豆科、大戟科、楝科、卫矛科、茜草科、橄榄科、唇形科等植物，三萜皂苷在豆科、五加科、葫芦科、毛茛科、石竹科、伞形科、鼠李科、报春花科等植物中分布较多。

随着色谱等分离手段、波谱等结构测定技术、分子和细胞水平的活性测试方法的迅速发展，使结构相似的三萜及其苷类化合物的研究得到很大发展。越来越多的三萜及其苷类化合物被分离和鉴定，具有生物活性的该类化合物也不断被发现。由于三萜及其苷具有多种生物活性，显示出广泛的应用前景，所以该类化合物为天然药物研究中的一个重要领域。

第一节　三萜类化合物及其苷类的结构与分类

已发现的三萜类化合物结构类型很多，多数三萜为四环三萜和五环三萜，也有少数为链状、单环、双环和三环三萜。

一、四环三萜

存在于自然界较多的四环三萜有达玛烷型、羊毛脂烷型、环阿屯烷型（环阿尔廷烷型）和葫芦烷型三萜类。几种主要的四环三萜结构类型见表 8-1。

表 8-1　四环三萜的结构类型

结构类型	结构特点	实例	
		结构及名称	来源及作用
达玛烷型	环氧角鲨烯的全椅式构象形成，8 位有角甲基，且为 β-构型。此外，13 位连有 β-H，10 位有 β-CH$_3$，17 位有 β-侧链，C-20 构型为 R 或 S	达玛烷型	五加科植物人参（Panax ginseng C. A. Mey.）为名贵的滋补强壮药，国内外对人参属植物的研究十分活跃，现已从人参属植物中分离鉴定了 150 多种皂苷。人参的主根和侧根及茎叶均含有多种人参皂苷（ginsenosides），其绝大多数属于达玛烷型四环三萜

续表

结构类型	结构特点	实例 结构及名称	来源及作用
达玛烷型	环氧角鲨烯的全椅式构象形成,8位有角甲基,且为β-构型。此外,13位连有β-H,10位有β-CH$_3$,17位有β-侧链,C-20构型为R或S	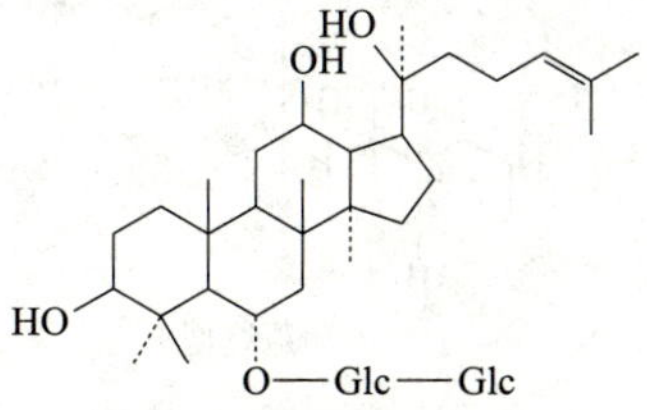 人参皂苷Rf	
羊毛脂烷型	环氧角鲨烯经椅-船-椅构象式环合而成,其10、13、14位分别连有β、β、α-CH$_3$,C-20为R构型,A/B、B/C、C/D环均为反式	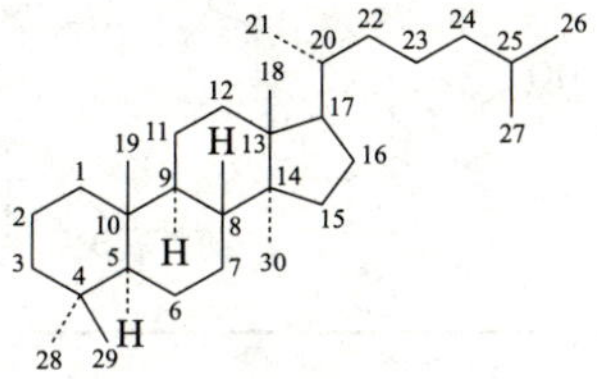 羊毛脂烷型 灵芝酸C	灵芝为多孔菌科真菌赤芝和紫芝的干燥子实体。是补中益气、滋补强壮、扶正固本、延年益寿的名贵中药。由其中分离出四环三萜化合物已达100余个,属于羊毛脂烷高度氧化的衍生物
环阿屯烷型	基本骨架与羊毛脂烷很相似,差别仅在于环阿屯烷10位甲基(C-19)与9位脱氢形成三元环	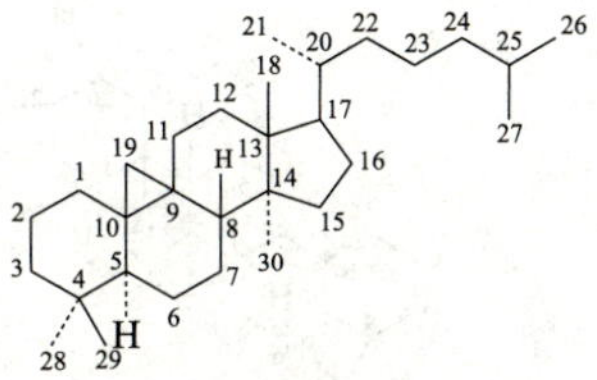 环阿屯烷型 环黄芪醇	中药黄芪为豆科植物蒙古黄芪或膜荚黄芪的根。具有补气、强壮之功效。从黄芪及其同属近缘植物中分离鉴定的皂苷有40多个,绝大多数为环阿屯烷型三萜皂苷,多数皂苷的苷元为环黄芪醇,它在黄芪中与糖结合成单糖链、双糖链或三糖链的皂苷而存在

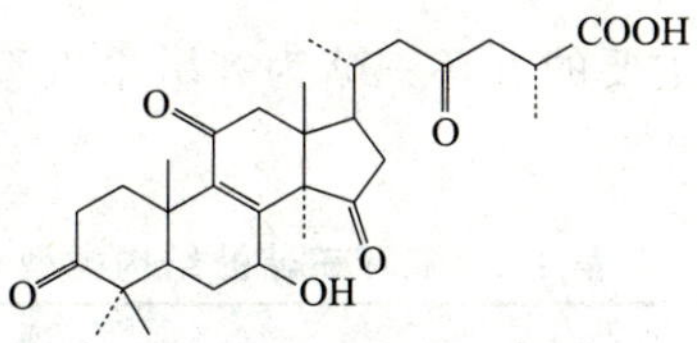

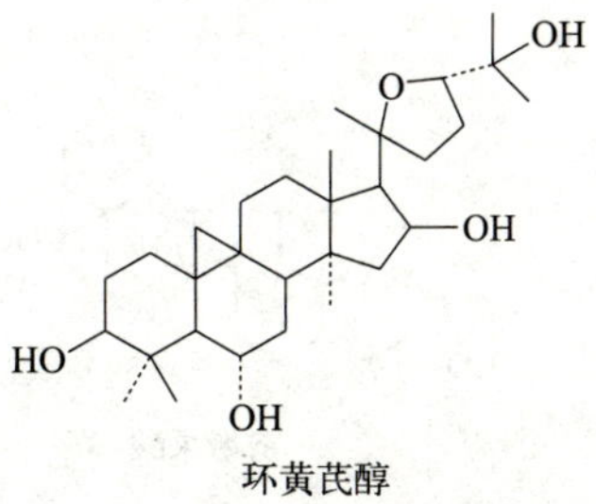

第八章 三萜类化合物及其苷类

续表

结构类型	结构特点	实例 结构及名称	实例 来源及作用
葫芦烷型	A/B环上的取代和羊毛脂烷类型化合物不同,有 5β-H、8β-H、10α-H,9位连有β-CH₃,其余与羊毛脂烷一样	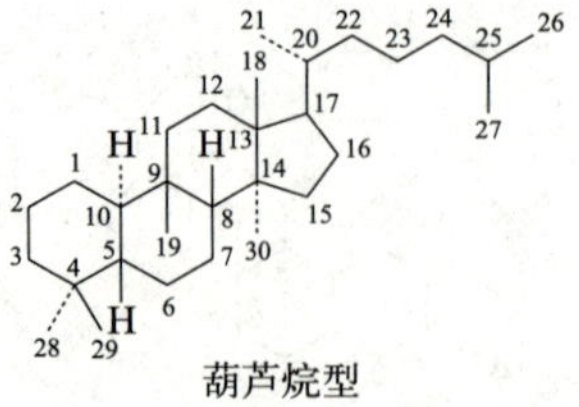 葫芦烷型 葫芦素B	葫芦科许多属植物中含有此类成分,总称为葫芦苦素类,例如由雪胆属植物雪胆的根中分出的雪胆甲素和乙素,临床上用于急性痢疾、肺结核、慢性气管炎的治疗

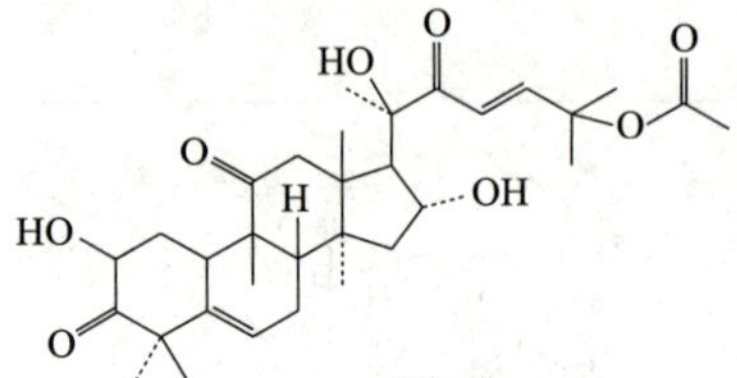

二、五环三萜

五环三萜类型数目较多,主要的五环三萜为齐墩果烷型、乌苏烷型和羽扇豆烷型。几种主要五环三萜的结构类型见表8-2。

表8-2 五环三萜的结构类型

结构类型	结构特点	实例 结构及名称	实例 来源及作用
齐墩果烷型	大多含有3β-OH,其五个六元环中 A/B、B/C、C/D 环均为反式稠合;D/E 环多数是顺式稠合(即18β-H),少数为反式稠合	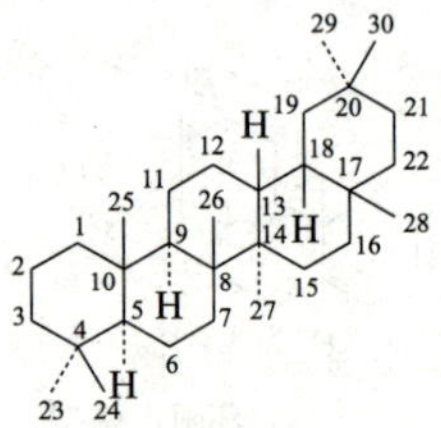 齐墩果烷型 齐墩果酸	齐墩果酸(oleanolic acid)首先从木犀科植物木犀榄(习称齐墩果)的叶子中分得,广泛分布于植物界,如在青叶胆全草、女贞果实等中以游离形式存在,但大多数与糖结合成苷存在。齐墩果酸经动物实验证实,有降转氨酶作用,对四氯化碳引起的大鼠急性肝损伤有明显的保护作用,用于治疗急性黄疸型肝炎,对慢性肝炎也有一定疗效

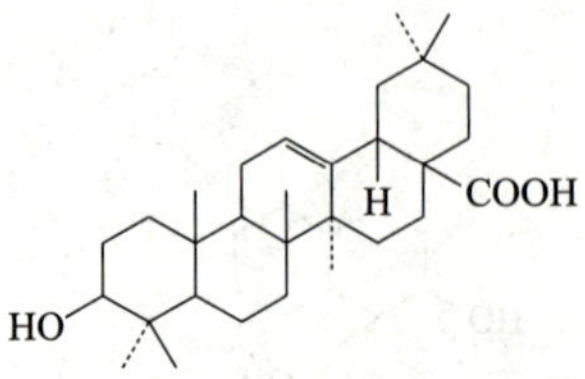

续表

结构类型	结构特点	实例 结构及名称	来源及作用
乌苏烷型	A/B、B/C、C/D 环均为反式；D/E 环多为顺式排列，也有反式排列	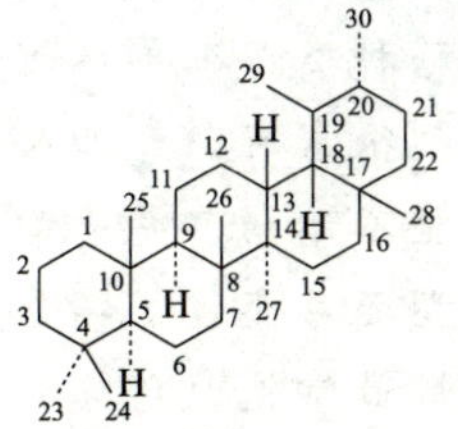 乌苏烷型 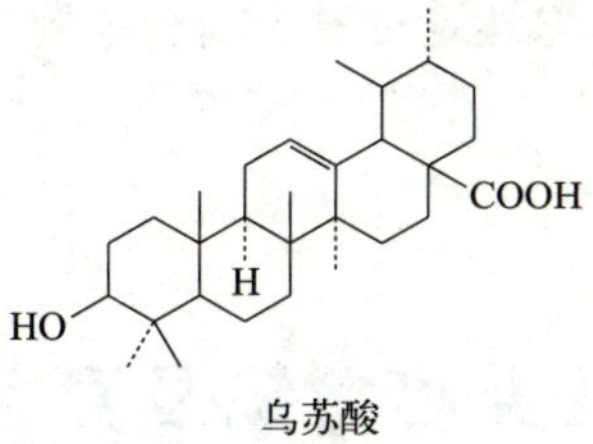 乌苏酸	乌苏酸（ursolic acid），又称熊果酸，在植物界分布较广，如在熊果叶、栀子果实、女贞叶、车前草、白花蛇舌草、石榴的叶和果实等中均有存在。该成分在体外对革兰氏阳性菌、革兰氏阴性菌、酵母菌有抑制活性，能明显降低大鼠的正常体温，并有安定作用
羽扇豆烷型	E 环为五元碳环，且在 E 环 19 位有异丙基以 α-构型取代，A/B、B/C、C/D 及 D/E 环均为反式	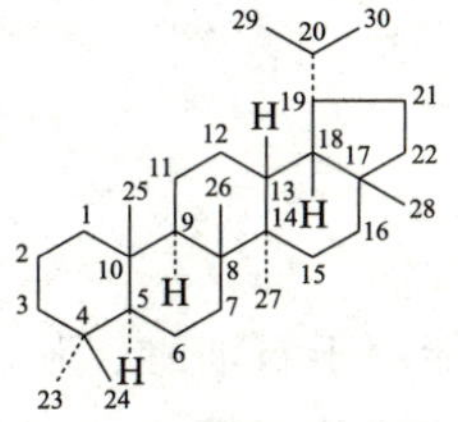 羽扇豆烷型 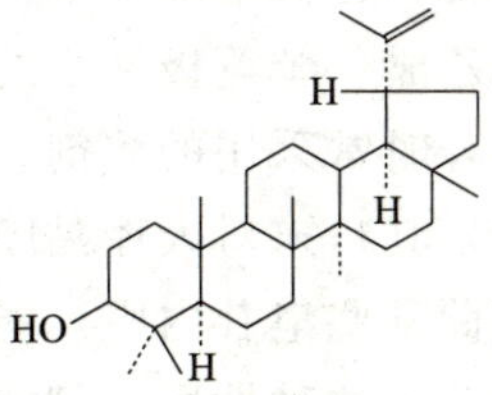 羽扇豆醇	此类成分主要有黄羽扇豆种子中存在的羽扇豆醇，酸枣仁中的白桦醇、白桦酸等。由它们衍生的皂苷为数不多，但近年有所发现

拓展链接

人参——当之无愧的"C 位"

《神农本草经》记载，人参主补五脏，安精神、定魂魄、止惊悸、除邪气，久服还可以轻身延年。人参是公认治虚劳内伤的第一要药，能够大补元气、补脾益肺、生津止渴、安神益智。现代医学研究表明，人参含人参皂苷、人参多糖、人参多肽、有机酸、维生素等营养成分，可培补人体元气，提高人体免疫力等。

附：人参总皂苷提取分离流程，取人参，切成厚片，加水煎煮二次，第一次 2h，第二次 1.5h，煎液滤过，合并滤液，通过 D101 型大孔吸附树脂柱，水洗脱至无色，再用 60% 乙醇洗脱，收集 60% 乙醇洗脱液，滤液浓缩至相对密度为 1.06~1.08（80℃）的清膏，干燥，粉碎，即得。

> **课堂互动**
>
> 顺口溜
>
> 四环三萜种类多，羊环阿达楝葫芦；
> 达玛烷型很富有，五加人参鼠李酸；
> 其他类型不示弱，灵芝黄芪雪胆楝；
> 达玛烷型还善变，扩环重排成五环；
> 齐墩果烷最常见，乌苏羽扇木栓烷；
> 甘草柴胡商合志，地榆雪草白头翁，肩搭一条雷公藤；
> 甾体家族是近亲，咱们等到下章见。

第二节　三萜类化合物及其苷类的理化性质

一、性状及溶解性

三萜类化合物多有较好结晶，能溶于石油醚、苯、乙醚、三氯甲烷等有机溶剂，而不溶于水。三萜化合物若与糖结合成苷，尤其寡糖苷，由于糖分子的引入，使羟基数目增多，极性加大，不易结晶，因而皂苷大多为白色无定形粉末，可溶于水，易溶于热水、稀醇、热甲醇和热乙醇中，几乎不溶或难溶于乙醚、苯等极性小的有机溶剂。含水丁醇或戊醇对皂苷的溶解度较好，因此是提取和纯化皂苷时常采用的溶剂。

三萜皂苷多数具有苦而辛辣味，其粉末对人体黏膜有强烈刺激性，尤其鼻内黏膜的敏感性最大，吸入鼻内能引起喷嚏。因此某些皂苷内服，能刺激消化道黏膜，产生反射性黏液腺分泌，而用于祛痰止咳。但有的皂苷无这种性质，例如甘草皂苷有显著的甜味，对黏膜刺激性弱。皂苷还具有吸湿性。

二、显色反应

三萜化合物在无水条件下，与强酸（硫酸、磷酸、高氯酸）、中等强酸（三氯乙酸）或Lewis酸（氯化锌、三氯化铝、三氯化锑）作用，会产生颜色变化或荧光。具体作用原理还不清楚，主要是使羟基脱水，增加双键结构，再经双键移位、双分子缩合等反应生成共轭双烯系统，又在酸作用下形成阳碳离子而呈色。因此，全饱和的、3位又无羟基或羰基的化合物呈阴性反应。本来就有共轭双键的化合物显色很快，孤立双键的显色较慢，常见显色反应如下。

（1）醋酐-浓硫酸反应（Liebermann-Burchard反应）　将样品溶于醋酐中，加浓硫酸-醋酐（1:20），可产生黄→红→紫→蓝等颜色变化，最后褪色。

（2）五氯化锑反应　将样品三氯甲烷或醇溶液点于滤纸上，喷以20%五氯化锑的三氯甲烷溶液，该反应试剂也可选用三氯化锑饱和的三氯甲烷溶液代替（不应含乙醇和水），干燥后60～70℃加热，显蓝色、灰蓝色、灰紫色等多种颜色斑点。

（3）三氯醋酸反应　将样品溶液滴在滤纸上，喷25％三氯醋酸乙醇溶液，加热至100℃，生成红色渐变为紫色。

（4）三氯甲烷-浓硫酸反应　样品溶于三氯甲烷，加入浓硫酸后，在三氯甲烷层呈现红色或蓝色，并有绿色荧光出现。

（5）冰醋酸-乙酰氯反应　样品溶于冰醋酸中，加乙酰氯数滴及氯化锌结晶数粒，稍加热，则呈现淡红色或紫红色。

三萜皂苷作为三萜衍生物，也具有上述三萜化合物的显色反应。

三、表面活性

皂苷水溶液经强烈振摇能产生持久性的泡沫，且不因加热而消失，这是由于皂苷具有降低水溶液表面张力的缘故。因此皂苷可作为清洁剂、乳化剂应用。皂苷的表面活性与其分子内部亲水性和亲脂性结构的比例相关，只有当二者比例适当，才能较好地发挥出这种表面活性。某些皂苷由于亲水性强于亲脂性或亲脂性强于亲水性，就不呈现这种活性。

四、溶血作用

皂苷的水溶液大多能破坏红细胞而有溶血作用，若将其水溶液注射进入静脉中，毒性极大，低浓度水溶液就能产生溶血作用。通常称皂苷为皂毒类，就是指其有溶血作用。皂苷水溶液肌内注射易引起组织坏死，口服则无溶血作用，可能与其在胃肠道吸收很差或被肠道微生物代谢发生水解等有关。各类皂苷的溶血作用强弱不同，可用溶血指数表示。溶血指数是指在一定条件下能使血液中红细胞完全溶解的最低浓度，例如甘草皂苷的溶血指数为1∶4000。

皂苷能溶血，是因为多数皂苷能与胆固醇结合生成不溶性的分子复合物。当皂苷水溶液与红细胞接触时，红细胞壁上的胆固醇与皂苷结合，生成不溶于水的复合物沉淀，破坏了血红细胞的正常渗透，使细胞内渗透压增加而发生崩解，从而导致溶血现象。但并不是所有皂苷都能破坏细胞产生溶血现象，例如人参总皂苷就没有溶血的现象，但经过分离后，其中以原人参三醇及齐墩果酸为苷元的人参皂苷则具有显著的溶血作用，而以原人参二醇为苷元的人参皂苷，则有抗溶血作用。皂苷溶血活性还和糖部分有关，以单糖链皂苷作用明显，某些双糖链皂苷无溶血作用，可是经过酶解转为单糖链皂苷，就具有溶血作用。还有一些三萜酯皂苷具有溶血作用，但当E环上酯键被水解，生成物仍是皂苷，却失去了溶血作用。如果在A环上有极性基团而在D环或E环上有一中等极性基团的三萜皂苷，一般有溶血作用。苷元3位为β-OH，16位有α-OH或羰基时，溶血指数最高，如果D环或E环有极性基团，如28位连有糖链，或具有一定数量的羟基取代，则可导致溶血作用消失。

另外植物粗提取液中有一些其他成分也有溶血作用，如某些植物的树脂、脂肪酸、挥发油等亦能产生溶血作用，鞣质则能凝集血细胞而抑制溶血。要判断是否由皂苷引起溶血，除进一步提纯再检查外，还可以结合胆固醇沉淀法。如沉淀后的滤液无溶血现象，而沉淀分解后有溶血活性，表示确系皂苷引起的溶血现象。

五、沉淀反应

皂苷的水溶液可以和一些金属盐类如铅盐、钡盐、铜盐等产生沉淀。酸性皂苷（通常指三萜皂苷）的水溶液加入硫酸铵、醋酸铅或其他中性盐类即生成沉淀。中性皂苷（通常指甾体皂苷）的水溶液则需加入碱式醋酸铅或氢氧化钡等碱性盐类才能生成沉淀。利用这一性质可进行皂苷的提取和初步分离。

 拓展链接

柴胡注射剂——世界上第一支中药注射剂

柴胡，味辛苦、性微寒，具有解表、退热、抗疟作用，对结核分枝杆菌、流感病毒均有抑制作用，是历史悠久的药用植物。但传统中医的用法，柴胡需要现煎现服，不可长期保存。抗日战争时期太行山区诞生了我国历史上第一支中药注射液——柴胡注射液，采用加水浸泡，蒸馏法进行提取，收集初馏液，重蒸馏，收集重馏液，制成注射剂，规模化生产的柴胡针剂适应了战时急救的需要，打破了敌人的医药封锁线，有效支援了抗日战争。它开中药注射剂之先河，成为现代中药批量化生产的开端。直至目前，柴胡注射液仍然是治疗感冒、发热的推荐药，在日常生活中发挥着重要作用。

第三节　三萜类化合物及其苷类的提取与分离技术

一、三萜类化合物的提取与分离技术

三萜化合物的提取与分离方法大致分 3 类：①用乙醇、甲醇或稀乙醇提取，提取物直接进行分离。②用醇类溶剂提取后，提取物依次用石油醚、三氯甲烷、乙酸乙酯等溶剂进行分步提取，然后进一步分离，三萜成分主要从三氯甲烷部位中获得。③有许多三萜化合物在植物体中是以皂苷形式存在，可由三萜皂苷水解后获得，即将三萜皂苷进行水解，水解产物用三氯甲烷等溶剂萃取，然后进行分离。但有些三萜在酸水解时，由于水解反应比较强烈，发生结构变异而生成次生结构，得不到原生皂苷元，如果欲获得原生皂苷元，则应采用温和的水解条件，如两相酸水解、酶水解或 Smith 降解等方法。

三萜化合物的分离通常是采用反复硅胶吸附柱色谱。先经常压或低压硅胶柱色谱做初步分离，待样品纯度有所提高，再经中压柱色谱、制备薄层色谱、高效液相色谱等方法进一步分离纯化。硅胶柱色谱常用溶剂系统为石油醚-三氯甲烷、甲苯-乙酸乙酯、三氯甲烷-乙酸乙酯、三氯甲烷-丙酮、三氯甲烷-甲醇、乙酸乙酯-丙酮等。

二、三萜皂苷的提取与分离技术

三萜皂苷常用醇类溶剂提取，若皂苷含有羟基、羧基等极性基团较多，亲水性强，用稀醇提取效果较好。提取液减压浓缩后，加适量水，必要时先用石油醚等亲脂性溶剂萃取，除去亲脂性杂质，然后用正丁醇萃取，减压蒸干，得粗制总皂苷，此法被认为是皂苷提取的通法。此外，亦可将醇提取液减压回收醇后，通过大孔吸附树脂，先用少量水洗去糖和其他水溶性成分，后改用30%～80%甲醇或乙醇梯度洗脱，洗脱液减压蒸干，得粗制总皂苷。由于皂苷难溶于乙醚、丙酮等溶剂，可将粗制总皂苷溶于少量甲醇，然后滴加乙醚或乙酸乙酯或丙酮或乙醚-丙酮（1:1）等混合溶剂，混合均匀后，皂苷即析出。如此处理数次，可提高皂苷纯度，再进行分离。

三萜皂苷的分离，采用分配柱色谱法要比吸附柱色谱法好，常用硅胶为支持剂，以 $CHCl_3$-MeOH-H_2O 或 CH_2Cl_2-MeOH-H_2O 或 EtOAc-EtOH-H_2O 等溶剂系统进行梯度洗脱，也可用水饱和的 n-BuOH 等作为洗脱剂。制备薄层色谱用于皂苷分离，可取得较好效果。同时，反相色谱方法也得到了广泛应用。通常以反相键合硅胶 RP-18、RP-8 或 RP-2 为填充剂，常用甲醇-水或乙腈-水等溶剂为洗脱剂。反相色谱柱需用相对应的反相薄层色谱进行检识，有预制的 RP-18、RP-8 等反相高效薄层板。在总皂苷中常因含有亲水性色素等杂质，在用薄层寻找分离条件时在薄层板上得不到分离度较好的斑点，而是一条线。使用硅胶等色谱法分离得到较纯的皂苷中所掺杂的一些其他杂质，可采用 Sephadex LH-20，以 MeOH 等为洗脱剂进行纯化可得到令人满意的结果。如被分离的皂苷结构相似，难以分离，亦可将皂苷进行乙酰化制成乙酰酯；如果皂苷结构中有羧基，可用 CH_2N_2 甲酯化制成甲酯，然后用硅胶柱色谱分离，常以己烷、乙酸乙酯等为溶剂，纯化后在碱性条件下脱乙酰基或甲基。分离皂苷常需将多种方法结合使用，才能得到满意的结果。

第四节　三萜类化合物及其苷类的检识技术

一、理化检识技术

1. 泡沫试验

三萜皂苷的水溶液经强烈振摇能产生大量持久的泡沫，此性质可用于该类成分的鉴别。取药材粉末 1g，加水 10mL，煮沸 10min 后滤出水溶液，振摇后如能产生持久性泡沫（15分钟以上），则为阳性。

有的皂苷没有发泡性，而有的化合物如蛋白质的水溶液有发泡性，但其泡沫加热后即消失或明显减少，故可通过加热的方法鉴别假阳性或假阴性反应。

2. 显色反应

利用 Liebermann-Burchard 等颜色反应和 Molish 反应，可初步推测化合物是否为三萜或三萜皂苷类化合物，这些反应检识皂苷虽然比较灵敏，但是专属性较差。

3. 溶血试验

取药材提取液 1mL，水浴蒸干后用 0.9% 生理盐水溶解，加入几滴 2% 红细胞悬浮液，如有皂苷类成分存在，即发生溶血现象，溶液由浑浊变为澄明。

二、色谱检识技术

1. 薄层色谱

亲水性强的皂苷用分配色谱效果较好，以硅胶作载体，极性较大的溶剂系统作展开剂。常用的展开剂有水饱和的正丁醇、正丁醇-乙酸乙酯-水（4:1:5，上层）、乙酸乙酯-乙酸-水（8:2:1）。亲脂性强的三萜皂苷和三萜皂苷元极性较小，可用吸附色谱，以硅胶为吸附剂，采用亲脂性较强的溶剂系统如苯-乙酸乙酯（1:1）、环己烷-乙酸乙酯（1:1）、苯-丙酮（8:1）、三氯甲烷-丙酮（95:5）等作为展开剂。皂苷（元）分子中极性基团增多时，R_f 值减小。分离酸性三萜皂苷时，应在展开剂中加少量酸，避免产生拖尾现象。

薄层色谱常用的显色剂有三氯乙酸、浓硫酸、三氯化锑或五氯化锑、乙酸酐-浓硫酸及磷钼酸等试剂。

2. 纸色谱

亲水性皂苷的纸色谱，多以水为固定相，展开剂的极性也相应增大，常用的展开剂有水饱和的正丁醇、正丁醇-乙醇-水（9:2:9，上层）、正丁醇-乙酸-水（4:5:1）。分离苷元或亲脂性皂苷多用甲酰胺作为固定相，用甲酰胺饱和的三氯甲烷或苯作为展开剂。常用的显色剂为磷钼酸、三氯化锑或五氯化锑。

甘草皂苷的提取分离

第五节　应用实例

实例　甘草皂苷的提取分离

甘草是常用中药，是豆科植物甘草（*Glycyrrhiza uralensis* Fisch.）、胀果甘草（*Glycyrrhiza inflata* Bat.）或光果甘草（*Glycyrrhiza glabra* L.）的干燥根及根茎，具有补脾益气、润肺止咳、缓急止痛、调和诸药等功效。甘草中含有的化学成分主要有三萜类、黄酮类、香豆素类、氨基酸类等，其中三萜皂苷含量较高，如甘草酸、甘草次酸等是其主要有效成分。

1. 结构性质

甘草皂苷属于齐墩果烷型五环三萜皂苷，苷元部分有羧基取代，是酸性皂苷。因此，甘草皂苷又称甘草酸，还因其味极甜又称甘草甜素，可用于食品工业做甜味剂。甘草酸为无色柱状结晶，沸点170℃，220℃分解，易溶于热水，可溶于稀乙醇，几乎不溶于无水乙醇或乙醚。甘草中的三萜皂苷以钾盐或钙盐形式存在，易溶于水。甘草次酸为白色针状结晶，沸点296℃，易溶于乙醇和三氯甲烷。甘草酸和甘草次酸具有促肾上腺皮质激素样活性，临床用于治疗胃溃疡、肝炎等。

2. 提取分离

（1）甘草酸单钾盐的制备　从甘草中提取的甘草酸不易精制，一般通过制成钾盐后才能得到精制品。提取流程如图 8-1 所示。

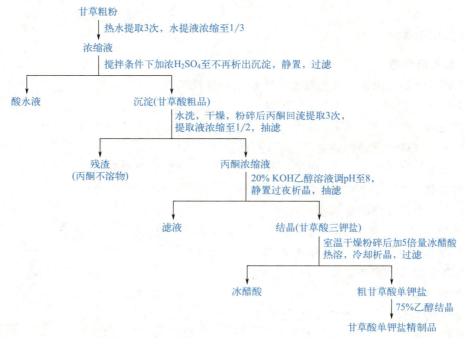

图 8-1　甘草酸单钾盐的提取分离流程

流程分析：甘草酸在甘草中以钾盐或钙盐存在，易溶于水，利用水作溶剂提取。甘草酸呈酸性，在酸性条件下其水溶性下降可析出沉淀得到甘草酸粗品。甘草酸与氢氧化钾生成甘草酸三钾盐，在丙酮和乙醇的混合溶剂中难溶而析晶。甘草酸三钾盐溶于热冰醋酸后生成甘草酸单钾盐，难溶于冷冰醋酸而析晶。

（2）甘草次酸的制备　提取流程如图 8-2 所示。

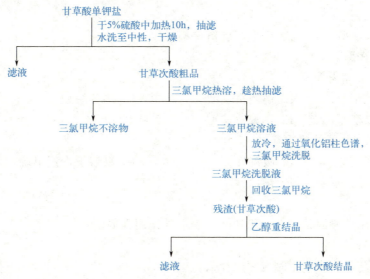

图 8-2　甘草次酸的提取分离流程

流程分析：甘草次酸的制备利用甘草酸在 5% 硫酸溶液中 110～120℃ 进行水解，产生一分子甘草次酸和两分子葡萄糖醛酸，再利用甘草次酸易溶于热乙醇和三氯甲烷的性质，用三氯甲烷溶解分离后用乙醇重结晶得到甘草次酸结晶。

学习目标检测

一、单项选择题

1. 下列成分的水溶液，经振摇能产生肥皂样泡沫的是（   ）。
   A. 黄酮类　　　　　B. 强心苷类　　　　C. 皂苷类
   D. 生物碱　　　　　E. 蒽醌

2. 苷元为三萜类化合物的是（   ）。
   A. 大豆苷　　　　　B. 栀子苷　　　　　C. 甘草皂苷
   D. 甜菊苷　　　　　E. 金丝桃苷

3. 能产生溶血现象的化学物质是（   ）。
   A. 黄酮　　　　　　B. 香豆素　　　　　C. 皂苷
   D. 挥发油　　　　　E. 生物碱

4. 皂苷溶血作用的有无取决于（   ）。
   A. 糖的种类　　　　B. 皂苷元　　　　　C. 糖的数目
   D. 糖链的数目　　　E. 酸性的有无

5. 甘草酸属于（   ）。
   A. 四环三萜皂苷　　B. 五环三萜皂苷　　C. 甾体皂苷
   D. 强心苷　　　　　E. 氰苷

6. 知母皂苷属于（   ）。
   A. 四环三萜皂苷　　B. 五环三萜皂苷　　C. 甾体皂苷
   D. 强心苷　　　　　E. 氰苷

7. 人参皂苷元的主要结构类型是（   ）。
   A. 羊毛甾烷型　　　B. 呋甾烷型　　　　C. 达玛烷型
   D. 异螺旋甾烷型　　E. 变形螺旋甾烷型

二、多项选择题

1. 常见的三萜皂苷类型（   ）。
   A. 羊毛甾烷型　　　B. 螺旋甾烷型　　　C. 乌苏烷型
   D. 齐墩果烷型　　　E. 羽扇豆烷型

2. 大多数皂苷共同的性质有（   ）。
   A. 苦味及辛辣味　　B. 吸湿性　　　　　C. 易溶于三氯甲烷
   D. 能产生泡沫　　　E. 溶血性

三、简答题

皂苷溶血作用的原因是什么？用什么来表示其作用强弱？

四、案例分析

含有皂苷的药物临床应用时应注意什么？

第九章

甾体及其苷类

【学习目标】

❖ 知识目标
1. 掌握强心苷及甾体皂苷的化学结构和类型、理化性质及鉴别反应。
2. 熟悉强心苷及甾体皂苷的提取分离方法。
3. 了解甾体化合物的概念、结构特点与分类。

❖ 能力目标
1. 能利用合适的提取、分离方法进行强心苷类化合物的提取与分离精制。
2. 能正确配制常用检识试剂,并利用合适的检识方法进行强心苷类化合物的检识。
3. 能根据强心苷类化合物的理化性质的特点初步设计合理的提取分离及检识方法。

❖ 素质目标
1. 热爱中医药文化,增强民族自豪感和自信心。
2. 具有良好的学习态度,培养认真、严谨、热情、勤快的职业素养。
3. 具有科学严谨的作风和开拓创新的精神。

【知识导图】

- 甾体及其苷类
  - 强心苷
    - 结构与分类
      - 苷元部分
      - 糖基部分
      - 糖与苷元的连接方式
    - 理化性质
      - 理化性质
      - 苷键水解：酸催化水解、酶催化水解
    - 提取与分离技术
      - 提取
      - 纯化
      - 分离：两相溶剂萃取法、逆流分配法、色谱分离法
    - 检识技术
      - 化学检识
      - 色谱检识：纸色谱、薄层色谱
  - 甾体皂苷
    - 结构与分类——螺甾烷醇类、异螺甾烷醇类、呋甾烷醇类、变形螺甾烷醇类
    - 理化性质
    - 提取与分离技术
    - 检识技术——显色反应、色谱检识、泡沫试验
  - 应用实例
    - 地高辛的提取分离技术
    - 薯蓣皂苷元的提取

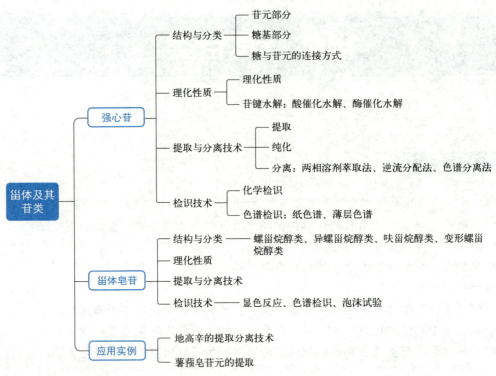

情景导入

地高辛是一种常用的心脏病治疗药物，它能够增强心肌收缩力，降低心脏负荷，从而改善心脏功能。地高辛的生产工艺是一个复杂的过程，需要经过多个步骤才能得到高纯度的地高辛产品。常采用溶剂提取法和微波辅助提取法，将毛地黄中的地高辛成分提取出来，再经一系列的纯化过程，如酸碱中和、溶剂萃取、蒸馏、结晶等方可制得高纯度的地高辛产品，过程中需要严格控制每个步骤的条件和参数，以确保地高辛产品的质量和安全性。

学前导语

地奥心血康胶囊是成都地奥制药集团自主研发、生产的国家中药保护品种，是从药用植物穿龙薯蓣根茎中提取有效部分甾体总皂苷制成的预防和治疗心血管疾病的纯中药制剂。地奥心血康胶囊主要含有8种甾体皂苷有效成分。现代药理研究发现，地奥心血康具有活血化瘀、行气止痛、扩张冠状动脉、改善心肌缺血作用，特别是通过独特的内源性的心肌保护机制达到抗心肌缺血的目的，可作为冠心病患者的基础用药。

本项目主要介绍强心苷及甾体皂苷的结构与分类、理化性质、提取分离与检识技术。

甾体化合物是天然广泛存在的一类化学成分，种类很多，但结构中都具有环戊烷骈多氢

菲的甾核。甾核四个环可以有不同的稠合方式。甾核 C-3 位有羟基取代，可与糖结合成苷。甾核的 C-10 和 C-13 位有角甲基取代，C-17 位有侧链。根据侧链结构的不同，天然甾类成分又分为许多类型，如表 9-1 所示。

表 9-1　天然甾类化合物分类及甾核的稠合方式

结构类型	C_{17} 侧链	A/B	B/C	C/D
C_{21} 甾类	甲羰基衍生物	反	反	顺
强心苷类	不饱和内酯环	顺、反	反	顺
甾体皂苷类	含氧螺杂环	顺、反	反	反
植物甾醇	脂肪烃	顺、反	反	反
昆虫变态激素	脂肪烃	顺	反	反
胆酸类	戊酸	顺、反	反	反

天然甾类成分的 C-10、C-13、C-17 侧链大都是 β-构型。C-3 位有羟基取代，由于此羟基的空间排列，具有 2 种异构体：C-3 位 OH 和 C-10 位 CH_3 为顺式，称为 β-型（以实线表示）；C-3 位 OH 和 C-10 位 CH_3 为反式，称为 α-型或 epi-（表-）型（以虚线表示）。甾体母核的其他位置还可以有羟基、羰基、双键、环氧醚键等功能基的取代。本章主要介绍强心苷和甾体皂苷。

第一节　强心苷

强心苷的
结构与分类

一、强心苷的结构与分类

强心苷（cardiac glycosides）是存在于植物中具有强心作用的甾体苷类化合物。目前临床上应用的达二三十种，主要用于治疗充血性心力衰竭及节律障碍等心脏疾患，如毛花苷丙、地高辛、毛地黄毒苷等。强心苷存在于许多有毒的植物中，3000 年前，古埃及人就已知多种含强心苷的药用植物。目前已知主要有十几个科几百种植物中含有强心苷，特别是以玄参科、夹竹桃科植物最普遍，其他如百合科、萝藦科、十字花科、卫矛科、豆科、桑科、毛茛科、梧桐科、大戟科等亦较普遍。主要存在于植物的果、叶或根中。

动物中至今尚未发现有强心苷类存在，蟾蜍皮下腺分泌物中所含强心成分为蟾毒配基及其酯类（称蟾酥毒类），而非苷类成分。哥伦比亚箭毒蛙中所含的强心成分 batrachotoxin A 则系一种生物碱。

强心苷是由甾体化合物与糖形成的苷类，根据结构中甾体部分的不同，可分为甲型强心苷和乙型强心苷；根据甾体与糖连接方式不同，可分为Ⅰ型强心苷、Ⅱ型强心苷和Ⅲ型强心苷。

（一）苷元部分

1. 基本母核

强心苷元由甾体母核和不饱和内酯环两部分组成，其甾体母核与植物甾醇的立体结构不同。天然存在的强心苷元 B/C 环都为反式稠合，C/D 环都为顺式稠合（C-14 取代基为 β-构型），C/D 环若为反式稠合则无强心活性（甾醇 C/D 环为反式稠合，C-14 取代基为 α-构型），A/B 环多为顺式（5β-H）、少为反式（5α-H）。

2. 取代基

甾体母核上的取代基有甲基、羟基、羰基等几种类型。C-3、C-14 位有羟基取代，C-3 位羟基多数为 β-构型，少数是 α-构型，强心苷中的糖均与 C-3 羟基缩合形成苷，C-14 位羟基为 β-构型。除此之外，在甾体母核其他碳原子上也可能有羟基、羰基等取代基；在 C-4、C-5 或 C-5、C-6 常有双键。在 C-10、C-13、C-17 有三个固定的取代基，多为 β-构型。C-10 为甲基或醛基、羟甲基、羧基等含氧取代基，C-13 为甲基取代，C-17 为不饱和内酯环取代。

3. 分类

根据甾体母核上 C-17 位不饱和内酯环的不同，可将强心苷元分为两类。①甲型强心苷元：C-17 位连接五元不饱和内酯环（$\Delta^{\alpha\beta}$-γ-内酯）的甾体母核，也称强心甾烯；②乙型强心苷元：C-17 位连接六元不饱和内酯环（$\Delta^{\alpha\beta,\gamma\delta}$-$\delta$-内酯）的甾体母核，也称海葱甾二烯类（scillanolides）或蟾蜍甾二烯（bufanolide）。自然界中的强心苷多数属于甲型强心苷元，如洋地黄毒苷元（digitoxigenin）、夹竹桃苷元（oleandrigenin）；少数为乙型强心苷元，如绿海葱苷元（scilliglaucogenin）、蟾酥毒素（bufotoxins）。几种主要的强心苷元结构类型见表 9-2。

表 9-2　强心苷元的结构类型

结构类型	结构特点	实例 结构及名称	来源及作用
甲型强心苷元	C-17 位连接五元不饱和内酯环（$\Delta^{\alpha\beta}$-γ-内酯）的甾体母核	强心甾烯 洋地黄毒苷元	毛地黄（*Digitalis purpurea* L.）是玄参科、毛地黄属一年生或多年生草本植物，以叶入药。含强心苷 30 种以上，为速效强心苷，有强心、利尿作用
乙型强心苷元	C-17 位连接六元不饱和内酯环（$\Delta^{\alpha\beta,\gamma\delta}$-$\delta$-内酯）的甾体母核	海葱甾二烯类或蟾蜍甾二烯	蟾酥，为蟾蜍科动物中华大蟾蜍或黑眶蟾蜍的干燥分泌物。蟾酥中含有大量的蟾蜍毒素类物质，该类物质均有强心活性

续表

结构类型	结构特点	实例	
		结构及名称	来源及作用
乙型强心苷元	C-17 位连接六元不饱和内酯环（$\Delta^{\alpha\beta,\gamma\delta}$-δ-内酯）的甾体母核	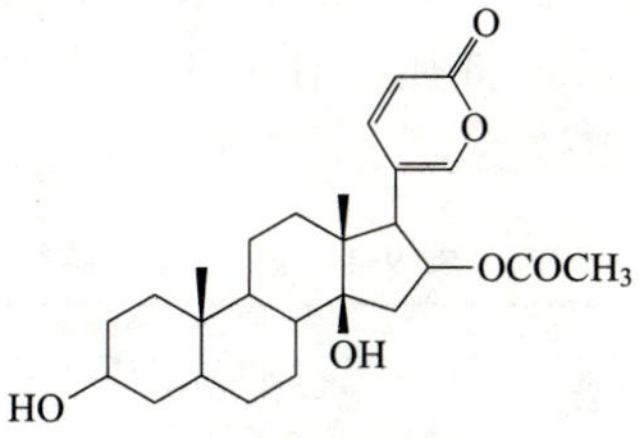 蟾酥毒素	蟾酥，为蟾蜍科动物中华大蟾蜍或黑眶蟾蜍的干燥分泌物。蟾酥中含有大量的蟾蜍毒素类物质，该类物质均有强心活性

（二）糖基部分

强心苷的糖类，根据糖分子中 C-2 是否含有氧原子，可分为 2-羟基糖（α-羟基糖）和 2-去氧糖（α-去氧糖）两种类型（如表 9-3）。α-去氧糖常见于强心苷类，是区别于其他苷类成分的一个重要特征。

表 9-3　糖的结构类型

结构类型	结构特点	实例
		结构及名称
2-羟基糖	C-2 含有氧原子的糖	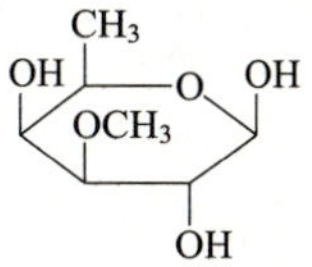 D-洋地黄糖(6-去氧糖甲醚) 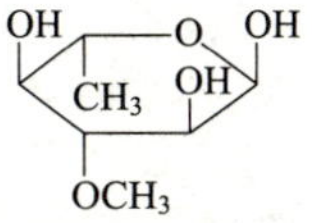 L-黄花夹竹桃糖(6-去氧糖甲醚)
2-去氧糖	C-2 不含有氧原子的糖	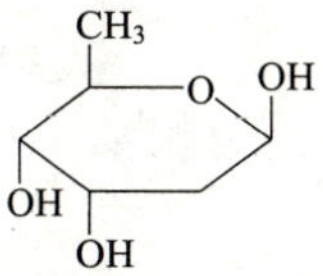 D-洋地黄毒糖(2,6-二去氧糖) 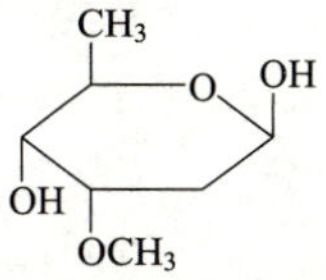 L-加拿大麻糖(2,6-二去氧糖甲醚)

（三）糖与苷元的连接方式

强心苷大多是低聚糖苷，少数为单糖苷或双糖苷。强心苷中糖均与 C-3 位羟基结合形成苷，以直链连接。若存在去氧糖，苷元 C-3 位羟基首先与去氧糖连接，再与其他糖连接。根据苷元与糖的连接方式不同，可将强心苷分为三类：Ⅰ型、Ⅱ型、Ⅲ型（如表9-4）。植物体中以Ⅰ型、Ⅱ型较多，Ⅲ型较少。

表 9-4　强心苷的结构类型

结构类型	结构特点	实例（结构及名称）
Ⅰ型强心苷	苷元 C_3-O-(2,6-二去氧糖)$_x$-(D-葡萄糖)$_y$	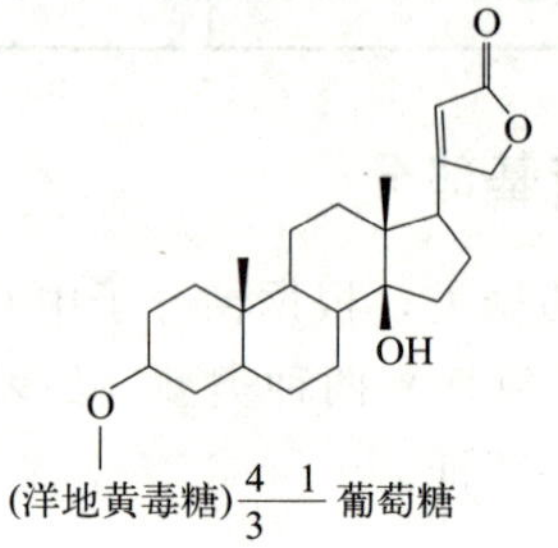 （洋地黄毒糖）$\frac{4\ 1}{3}$葡萄糖　紫花洋地黄苷A；加拿大麻糖 $\frac{4\ 1}{}$ 葡萄糖 $\frac{6\ 1}{}$ 葡萄糖　毒毛花苷K 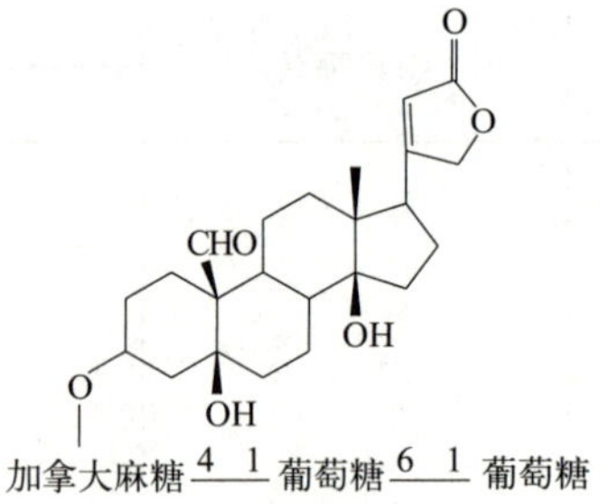
Ⅱ型强心苷	苷元 C_3-O-(6-去氧糖)$_x$-(D-葡萄糖)$_y$	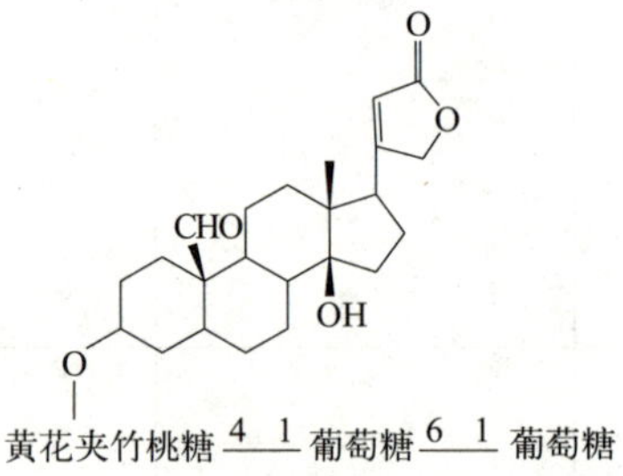 黄花夹竹桃糖 $\frac{4\ 1}{}$ 葡萄糖 $\frac{6\ 1}{}$ 葡萄糖　黄花夹竹桃苷A；鼠李糖　乌本苷 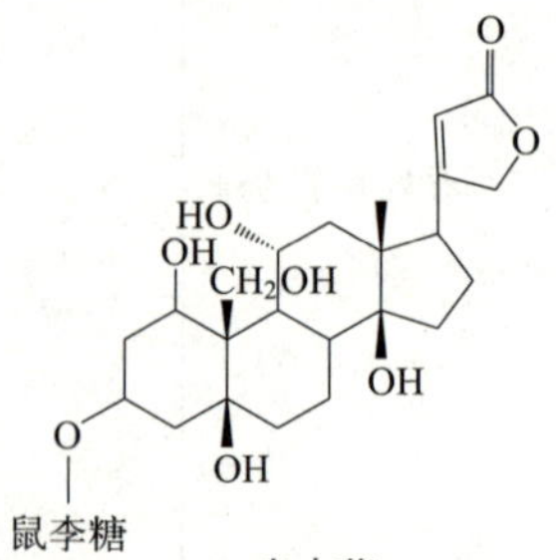

续表

结构类型	结构特点	实例 结构及名称
Ⅲ型强心苷	苷元 C$_3$-O-(D-葡萄糖)$_x$	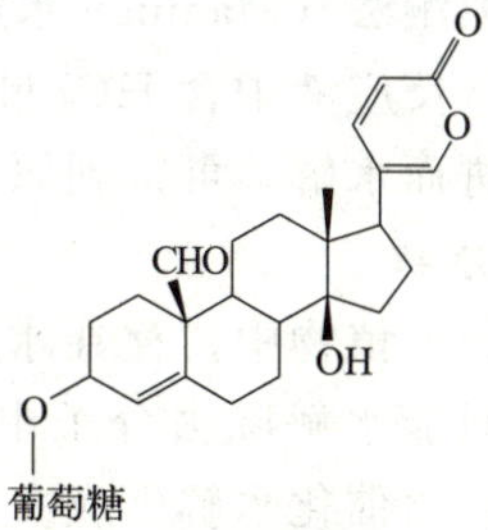 绿海葱苷（葡萄糖）

拓展链接

美丽的花，高危的药——洋地黄类药物

人类从毛花洋地黄植物提取出的药物地高辛，堪称是治疗心力衰竭历史最悠久的药物，不仅可以治疗心力衰竭，还可以控制心律失常，其有效治疗的安全范围狭窄，治疗量与中毒量非常接近，是一把"双刃剑"，个体差异亦较大，若服用不当，极易发生中毒反应。因此，在使用地高辛时需注意，医生开处方要做到用法用量准确无误；病人要绝对遵照医嘱，按时按量应用，不得更改用药次数和剂量。

二、强心苷的理化性质

（一）理化性质

强心苷多为无色结晶或无定形粉末，有旋光性，C-17侧链为β-构型的味苦，α-构型的味不苦，但无效。强心苷的溶解度也因糖分子数目和性质以及苷元分子中有无亲水性基团而有差异，一般可溶于水、丙酮及醇类等极性溶剂，略溶于乙酸乙酯、含醇三氯甲烷，几乎不溶于乙醚、苯、石油醚等非极性溶剂。

强心苷分子中有内酯环结构，当用KOH或NaOH的水溶液处理，内酯环开裂，但酸化后又环合。如用醇性苛性碱溶液处理，内酯环异构化，这种变化是不可逆的，遇酸亦不能复原。

（二）苷键的水解

强心苷和其他苷类成分相似，其苷键亦能被酸、酶所水解，分子中如有酯键结构，还可被碱水解，唯强心苷中苷键由于糖的结构不同，水解难易有区别，水解产物也有差异。

1. 酸催化水解

（1）温和酸水解　用稀酸（0.02～0.05mol/L 的 HCl 或 H$_2$SO$_4$）在含水醇中经短时间（半小时至数小时）加热回流，可水解去氧糖的苷键。2-羟基糖苷在此条件下不易断裂。

（2）剧烈酸水解　2-羟基糖的苷，由于 2-位羟基的存在，产生互变，阻扰了水解反应的进行，水解较为困难，必须提高酸的浓度（1～1.3mol/L），延长水解时间，或同时加压。但由于反应比较强烈常引起苷元的脱水，产生脱水苷元。如羟基毛地黄毒苷用盐酸水解，不能得到羟基毛地黄毒苷元，而得到它的三脱水产物。

（3）盐酸丙酮法（Mannich水解） 强心苷于丙酮溶液中，室温条件下与氯化氢长时间反应（约2周，反应液中含HCl量0.4%～1%），糖分子中2-OH和3-OH与丙酮反应，生成丙酮化物，进而水解，可得到原来的苷元和糖的衍生物。

2. 酶催化水解

在含强心苷的植物中，存在水解β-D-葡萄糖之间苷键的酶，无水解2-去氧糖的酶，所以酶催化水解只能水解除去分子中的葡萄糖，保留2-去氧糖部分，生成次生苷。例如，毛花洋地黄苷丙经酶催化水解生成次生苷。

酶催化水解具有专属性，不同的酶水解不同的苷键。除了植物体中共存的酶以外，一些生物体中的酶也能使强心苷中的苷键水解。例如，来源于动物脏器和蜗牛的消化液、紫苜蓿和一些霉菌中的水解酶，尤其是蜗牛消化酶，是一种混合酶，几乎能水解所有的苷键。该方法用于研究强心苷的结构。

三、强心苷的提取与分离技术

植物体中所含强心苷比较复杂，大多含量又较低。多数强心苷是多糖苷，常常与糖类、皂苷、色素、鞣质等共存，这些成分的存在往往能影响或改变强心苷在许多溶剂中的溶解度。同时植物中还含有能酶解强心苷类的酶，植物原料在保存或提取过程中均可促使强心苷的酶解，产生次级苷，增加了成分的复杂性。因此，提取过程中要注意酶的问题。

（一）提取

一般原生苷易溶于水而难溶于亲脂性溶剂，次级苷则相反，易溶于亲脂性溶剂而难溶于水。如果要提取原生苷，必须抑制酶的活性，原料要新鲜，采集后要低温快速干燥。如果提取次级苷，可利用酶的活性进行酶解（25～40℃）获得次级苷，也可以先提取原生苷再进行酶解。此外，还要注意酸、碱对强心苷结构的影响。提取时可根据强心苷的性质选择不同溶剂，例如乙醚、三氯甲烷、三氯甲烷-甲醇混合溶剂、甲醇、乙醇等。但常用的为甲醇或70%乙醇，提取效率高，且能使酶破坏而失去活性。

（二）纯化

1. 溶剂法

原料如为种子或含油脂类杂质较多时，一般宜先采用压榨法或溶剂法进行脱脂，然后用醇或稀醇提取。另外，也可先用醇或稀醇提取，浓缩提取液除去醇，残留水提液用石油醚、苯等萃取，除去亲脂性杂质。水液再用三氯甲烷-甲醇混合液萃取，提出强心苷，亲水性杂质则留在水层而弃去。若原料为地上部分，叶绿素含量较高，可将醇提液浓缩，保留适量浓度的醇，放置使叶绿素等脂溶性杂质呈胶状沉淀析出，过滤除去。

2. 吸附法

强心苷稀醇提取液通过活性炭，提取液中的叶绿素等脂溶性杂质可被吸附而除去。当提取液通过Al_2O_3，溶液中的糖类、水溶性色素、皂苷等可被吸附，从而达到纯化目的。但强心苷亦有可能被吸附而损失，而且吸附量与溶液中乙醇的浓度有关，是应该注意的。

（三）分离

1. 两相溶剂萃取法

利用强心苷在两种互不相溶的溶剂中分配系数的不同而达到分离。例如毛花洋地黄总苷中苷 A、B、C 的分离，由于在三氯甲烷中苷 C 溶解度（1∶2000）比苷 A（1∶225）和苷 B（1∶550）小，而三者在甲醇（1∶20）和水（几乎不溶）中溶解度均相似。用三氯甲烷-甲醇-水（5∶1∶5）为溶剂系统进行两相溶剂萃取，溶剂用量为总苷的 1000 倍，苷 A 和苷 B 容易分配到三氯甲烷层，苷 C 集中留在水层，分出水层，浓缩到原体积的 1/50，放置结晶析出，收集结晶，用相同溶剂再进行第二次两相溶剂萃取，可得到纯的苷 C。

2. 逆流分配法

依据分配系数的不同，使混合苷分离。例如黄花夹竹桃苷 A 和 B 的分离，以三氯甲烷-乙醇（2∶1）750mL/水 150mL 为两相溶剂，三氯甲烷层为移动相，水层为固定相，经 9 次逆流分配（0～8 管），最后由三氯甲烷层 6～7 管中获得苷 B，水层 2～5 管中获得苷 A。

3. 色谱分离法

分离亲脂性单糖苷、次级苷和苷元，一般选用吸附色谱，常以硅胶为吸附剂，用正己烷-乙酸乙酯、苯-丙酮、三氯甲烷-甲醇、乙酸乙酯-甲醇为溶剂，进行梯度洗脱。对弱亲脂性成分宜选用分配色谱，可用硅胶、硅藻土、纤维素为支持剂，常以乙酸乙酯-甲醇-水或三氯甲烷-甲醇-水进行梯度洗脱。液滴逆流色谱法亦是分离强心苷的一种有效方法。F. Abe 等曾采用三氯甲烷-甲醇-水（5∶6∶4）为溶剂，成功地自夹竹桃科植物鳝藤中分离出多种强心苷。

当组分复杂时，往往须几种方法配合应用反复分离，才能达到满意的分离效果。

四、强心苷的检识技术

（一）化学检识

强心苷除甾体母核所产生的显色反应外，还可因结构中含有不饱和内酯环和 2-去氧糖而产生显色反应。

1. 不饱和内酯环产生的反应

甲型强心苷类由于 C-17 侧链上有一个不饱和五元内酯环，在碱性溶液中，双键转位能形成活性次甲基，从而能够与某些试剂反应而显色（表 9-5）。反应产物在可见光区往往具有特殊最大吸收，故亦用于定量。乙型强心苷在碱性溶液中不能产生活性次甲基，故无此类反应产生。

表 9-5 活性次甲基显色反应

反应名称	试剂	颜色	λ_{max}/nm
Legal 反应	亚硝酰铁氰化钠	深红或蓝	470
Kedde 反应	3,5-二硝基苯甲酸	深红或红	590
Raymond 反应	间二硝基苯	紫红或蓝	620
Baljet 反应	苦味酸	橙或橙红	490

此类反应可以在试管内进行，也可以作为薄层色谱和纸色谱的显色剂。先喷以硝基苯类试剂，再喷醇性氢氧化钠溶液，即可呈现有色斑点，放置渐渐消退。

Legal 反应机制可能是由于亚硝酰铁氰化钠试剂中的亚硝基和活性次甲基反应生成肟基衍生物而留在络合阴离子内，Fe^{3+} 被还原为 Fe^{2+}。

2. 2-去氧糖产生的反应

（1）Keller-Kiliani 反应　强心苷溶于含少量 Fe^{3+}［$FeCl_3$ 或 $Fe_2(SO_4)_3$］的冰醋酸，沿管壁滴加浓硫酸，观察界面和冰醋酸层颜色变化。如有 2-去氧糖存在，冰醋酸层渐呈蓝色或蓝绿色。界面的呈色，是由于浓硫酸对苷元所起的作用渐渐扩散向下层，其色随苷元不同而异。如毛地黄毒苷呈草绿色，羟基毛地黄毒苷呈洋红色，异羟基毛地黄毒苷呈黄棕色。放置久后因碳化而转化为暗色。

此反应只对游离的 2-去氧糖或在反应的条件下能水解出 2-去氧糖的强心苷显色。例如紫花毛地黄苷 A 和毛地黄毒苷，它们虽都有 3 分子毛地黄毒糖，但前者的呈色深度为后者的 2/3。这可能是由于前者在此条件下只能水解出 2 分子的毛地黄毒糖，另一分子毛地黄毒糖与葡萄糖相连，较难水解而不能呈色。又如 K-毒毛旋花子苷和 K-毒毛旋花子次苷 β，它们虽有一分子加拿大麻糖，但因与葡萄糖相连，均呈阴性反应，对乙酰化的 2-去氧糖也不呈色。因此对此反应不显色的，并非绝对没有 2-去氧糖的组成。

（2）对二甲氨基苯甲醛反应　将强心苷醇溶液滴在滤纸上，干后，喷对二甲氨基苯甲醛试剂［1%对二甲氨基苯甲醛乙醇溶液-浓盐酸（4∶1）］，并于 90℃加热 30s，如有 2-去氧糖，可显灰红色斑点。

（3）呫吨氢醇反应　取强心苷固体样品少许，加呫吨氢醇试剂（10mg 呫吨氢醇溶于 100mL 冰醋酸，加入 1mL 浓硫酸），置水浴上加热 3min，只要分子中有 2-去氧糖都能显红色。

（4）过碘酸-对硝基苯胺反应　过碘酸能与强心苷分子中的 2-去氧糖氧化生成丙二醛，再与对硝基苯胺缩合而呈黄色。

这个显色反应可作为薄层色谱和纸色谱的显色。在薄层上先喷过碘酸钠溶液（1 份过碘酸钠饱和水溶液，加 2 份蒸馏水），室温放置 10min，再喷对硝基苯胺试液［1%对硝基苯胺乙醇溶液-浓盐酸（4∶1）］，立即在灰黄色背底上出现深黄色斑点，在紫外线下，在棕色背底上现黄色荧光斑点。如再喷以 5% NaOH-MeOH 溶液，斑点变为绿色。

（二）色谱检识

色谱法也是检识强心苷的一种重要手段，有纸色谱、薄层色谱等色谱方法。

1. 纸色谱

用纸色谱检识强心苷时，可根据强心苷及苷元的极性选择固定相，若强心苷的亲水性较强，宜选水为固定相，水饱和的丁酮、乙醇-甲苯-水（4∶6∶1）、三氯甲烷-甲醇-水（10∶2∶5）等为移动相；亲水性较弱的强心苷或苷元，可用甲酰胺为固定相，甲酰胺饱和的甲苯或苯为移动相。

2. 薄层色谱

由于强心苷分子中含有较多的极性基团，尤其是含有多糖的强心苷，其极性强，与氧化铝产生的吸附作用也较强，分离效果较差，因此可采用硅胶作吸附剂，三氯甲烷-甲醇-冰醋酸（85∶13∶2）、二氯甲烷-甲醇-甲酰胺（80∶19∶1）、乙酸乙酯-甲醇-水（8∶5∶5）等溶剂系统作为移动相进行检识，若展开剂中加少量甲酰胺或水可以减少拖尾现象。

常用显色剂有：1%苦味酸溶液与 10%氢氧化钠溶液（95∶5）混合，喷后于 100℃加热数分钟，显橙红色；2% 3,5-二硝基苯甲酸乙醇溶液与 2mol/L 氢氧化钾溶液等体积混合，喷后显红色，数分钟后红色渐渐褪去；2%三氯化锑溶液，喷后于 100℃加热数分钟，各种强心苷及苷元显不同颜色。

> **课堂互动**
>
> Kedde 反应、Baljet 反应、Legal 反应、Keller-Kiliani 反应的试剂组成与用途分别是什么？

第二节 甾体皂苷

甾体皂苷（steroidal saponins）是一类由螺甾烷（spirostane）类化合物与糖结合的寡糖苷，在植物中有着广泛的分布，迄今发现的甾体皂苷类化合物已达一万种以上，主要分布在薯蓣科、百合科、玄参科、菝葜科、龙舌兰科等植物中。由于甾体皂苷元是合成甾体避孕药及激素类药物的原料，20 世纪 50～60 年代，国内外学者在寻找资源、改进工艺等方面做了大量工作。到目前为止，我国已是大量生产薯蓣皂苷元、剑麻皂苷元和海柯皂苷元的重要国家。进入 20 世纪 90 年代，随着甾体皂苷化学的发展，许多新的生物活性逐渐被发现，特别是防治心脑血管疾病、抗肿瘤、降血糖和免疫调节等作用引起了国际上的广泛关注，一些新的甾体皂苷类药物开始进入临床使用，并取得满意的结果。如由黄山药植物中提取的甾体皂苷制成的地奥心血康胶囊，内含 8 种甾体皂苷，含量在 90% 以上，对冠心病、心绞痛发作疗效显著，总有效率为 91%。心脑舒通为蒺藜果实中提取的总皂苷制剂，临床用于心脑血管病的防治，具有改善冠脉循环作用，对缓解心绞痛、改善心肌缺血有较好疗效。从中药薤白中分离到的薤白皂苷经体外试验显示，其具有较强的抑制 ADP 诱导的家兔血小板聚集作用。

糖链对甾体皂苷的生物活性也起着一定影响。从百合属和百子莲属植物中分离的螺甾烷醇类皂苷对磷酸二酯酶的抑制活性随糖链数目变化而变化，其中以三糖苷最强。地奥心血康中的甾体皂苷具有显著的扩张血管作用，而水解产生的薯蓣皂苷元却不具上述作用，反而具有明显的细胞毒性。

一、甾体皂苷的结构与分类

甾体皂苷的皂苷元基本骨架属于螺甾烷的衍生物，通常由 27 个碳原子组成，共有 A、B、C、D、E、F 六个环。A/B 环有顺、反（5β 或 5α）两种稠合方式，B/C 和 C/D 环常为反式稠合（即 8β、9α、13β、14α）。C_{17} 位侧链为 β-构型，侧链中 C_{22} 分别与 C_{16} 和 C_{26} 通过氧原子形成了一个五元含氧杂环和一个六元含氧杂环。因此，E 环与 F 环以螺缩酮形式连接，其共享碳原子为 C_{22}。E 环和 F 环中有三个手性碳原子，分别是 C_{20}、C_{22} 和 C_{25}。通常 C_{20} 的绝对构型为 S 构型，C_{22} 的绝对构型为 R 构型，C_{25} 的绝对构型为 R、S 两种构型。

甾体皂苷依照螺甾烷结构中 C-25 的构型和环 F 的环合状态，可将其分为 4 种类型（如

表 9-6）。

表 9-6　甾体皂苷的结构类型

结构类型	结构特点	实例 结构及名称	实例 来源及作用
螺甾烷醇类	C-25 为 S 构型	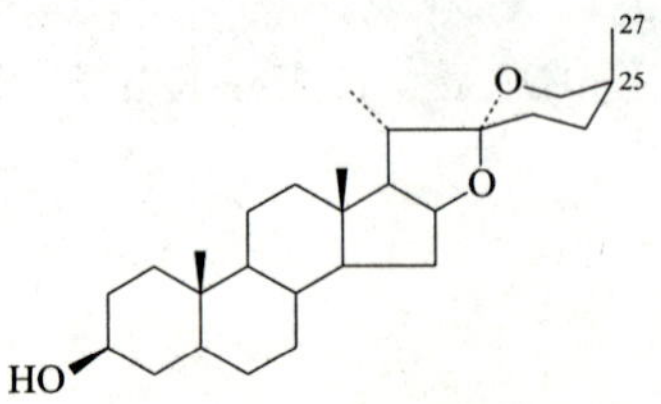 螺甾烷醇；剑麻皂苷元	从剑麻中得到的剑麻皂苷元，是螺甾烷醇的衍生物，C_{12} 位有羰基。其化学名为 3β-羟基-5α，$20\beta_F$，$22\alpha_F$，$25\beta_F$-螺甾-12-酮，是合成激素的原料。
异螺甾烷醇类	C-25 为 R 构型	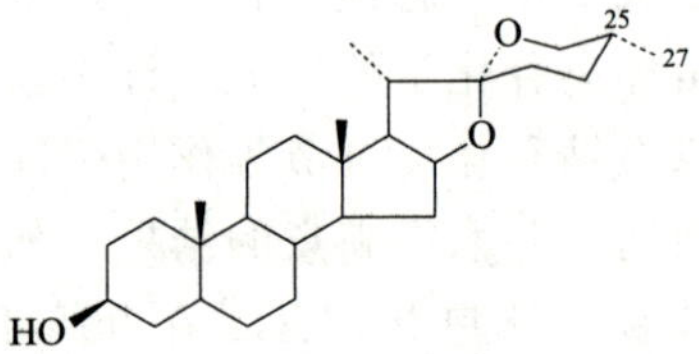 异螺甾烷醇；薯蓣皂苷元	薯蓣皂苷元是薯蓣科薯蓣属植物根茎中薯蓣皂苷的水解产物，为制药工业中重要的原料，是异螺甾烷的衍生物，化学名为 Δ^5-$20\beta_F$，$22\alpha_F$，$25\alpha_F$-螺甾烯-3β-醇。异螺甾烷醇与螺甾烷醇互为异构体，通常共存于植物体内，由于 25R 型较稳定，故而 25S 型很容易转化成 25R 型
呋甾烷醇类	F 环为开链型衍生物	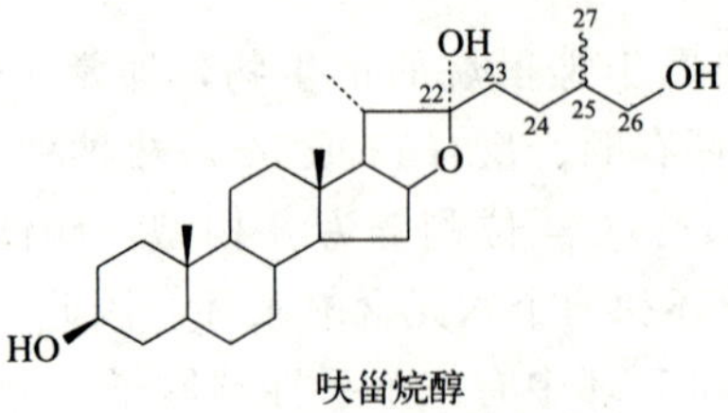 呋甾烷醇	原菝葜皂苷是菝葜根中与菝葜皂苷伴存的双糖链皂苷，其开裂，F 环上 C_{26} 位连接的葡萄糖易被 β-葡萄糖苷酶酶解，F 环重新环合，转为菝葜皂苷

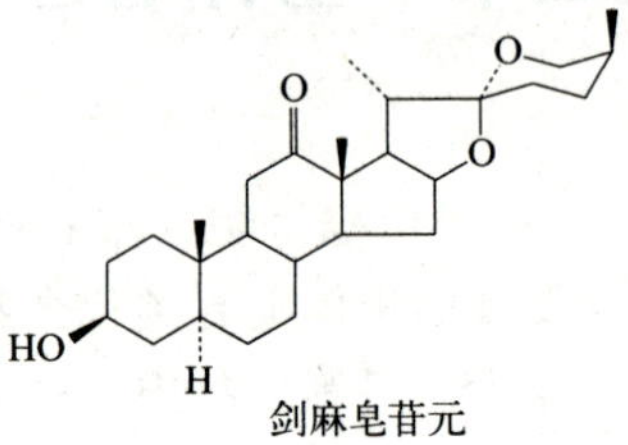

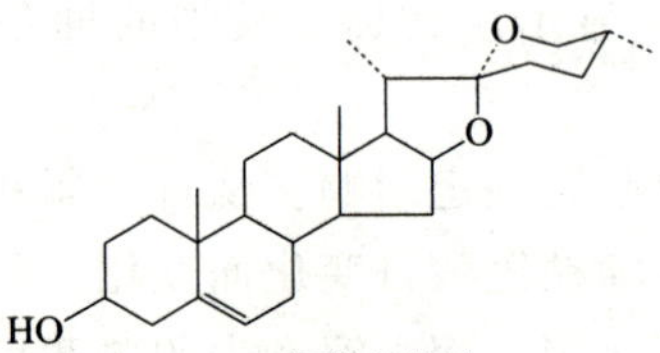

续表

结构类型	结构特点	实例	
		结构及名称	来源及作用
呋甾烷醇类	F环为开链型衍生物	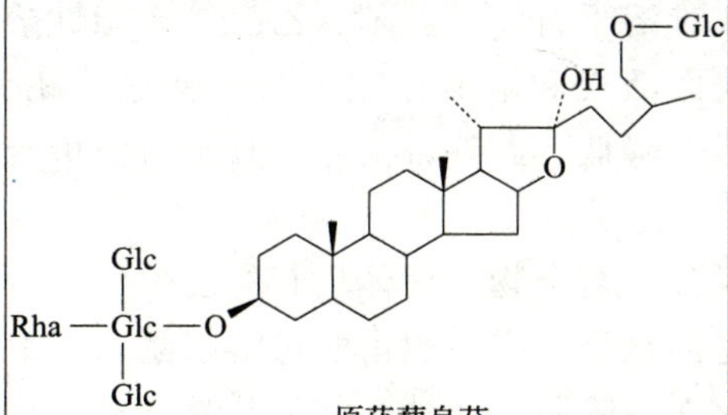 原菝葜皂苷	
变形螺甾烷醇类	F环为五元四氢呋喃环	变形螺甾烷醇 纽替皂苷元	从用于治疗支气管炎和风湿病的茄科植物喀西茄根中得到的颠茄皂苷A是纽替皂苷元的衍生物。将颠茄皂苷A经酸催化水解,可得到纽替皂苷元和具有正常螺甾烷侧链的异纽替皂苷元

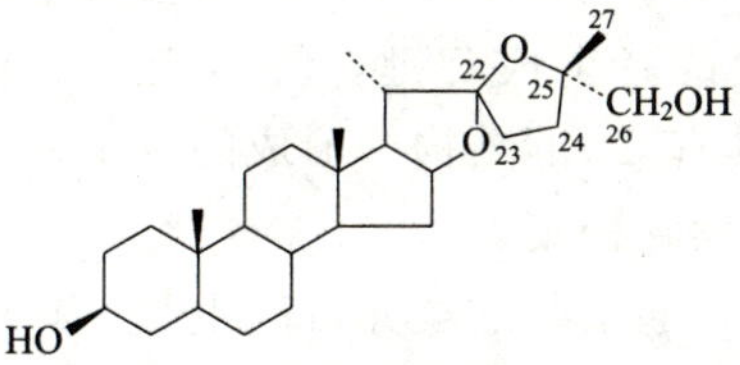

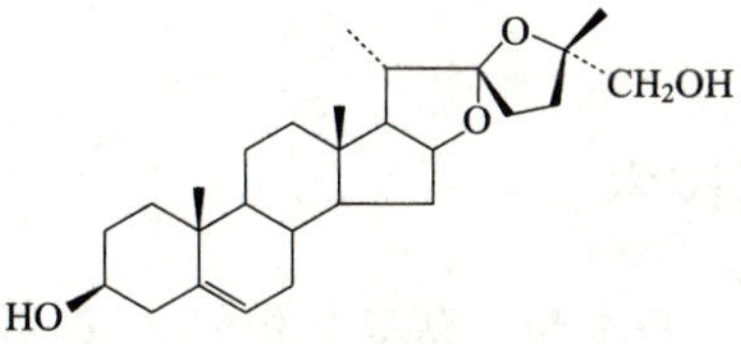

拓展链接

黄鸣龙——我国甾体工业的奠基人

黄鸣龙于1958年利用薯蓣皂苷元为原料,用微生物氧化加入11α-羟基和用氧化钙-碘-醋酸钾加入C21-OAc的方法,七步合成了可的松。这不仅填补了中国甾体工业的空白,而且使中国可的松的合成方法跨进了世界先进行列。

有了合成可的松的工业基础,许多重要的甾体激素,如黄体酮、睾丸素、可的唑、强的松、强的唑龙和地塞米松等,都在20世纪60年代初期先后生产出来。不久,他又合成了若干种疗效更好的甾体激素,如6α-甲基可的唑、6α-甲基-17α-乙酰氧基黄体酮、Δ6-6-甲基副肾皮酮、Δ6-6-甲基-17α羟基黄体酮和Δ1-16-次甲基副肾皮酮等。

黄鸣龙在甾体激素的合成中,比较重视合成方法的研究。他在引进16α-甲基合成地塞米松中,发现化合物用酸处理得到的混合物经氢化后,均得16α-甲基化合物。其中黄鸣龙老先生用到了他自己改良的化学反应,即基斯内尔-沃尔夫-黄鸣龙反应。

二、甾体皂苷的理化性质

(1) 甾体皂苷元多有较好结晶态,能溶于石油醚、三氯甲烷等亲脂性溶剂中,而不溶于水，它的熔点常随着羟基数目增加而升高，单羟基物都在208℃以下，三羟基物都在242℃以上，多数双羟基或单羟基酮类介于两者之间。

甾体皂苷元若与糖结合成为苷类，尤其是与寡糖结合成皂苷后，则一般可溶于水，易溶于热水、稀醇，几乎不溶于或难溶于石油醚、苯、乙醚等亲脂性溶剂。

（2）甾体皂苷所具有的表面活性和溶血作用等与三萜皂苷相似，但F环开裂的皂苷往往不具溶血作用，而且表面活性降低。此外，甾体皂苷水溶液可与碱式乙酸铅或氢氧化钡等碱性盐类生成沉淀。

（3）甾体皂苷与甾醇形成分子复合物。甾体皂苷的乙醇溶液可被甾醇（常用胆甾醇）沉淀。生成的分子复合物用乙醚回流提取时，胆甾醇可溶于醚，而皂苷不溶，从而可以纯化皂苷和检查是否有皂苷类成分存在。除胆甾醇外，其他凡是含有C-3位β-OH的甾醇（如β-谷甾醇、豆甾醇、麦角甾醇等）均可与皂苷结合生成难溶性分子复合物。若C-3位OH为α取向，或者是当C-3位OH被酰化或者生成苷键，就不能与皂苷生成难溶性的分子复合物。而且当甾醇A/B环为反式，或具有Δ^5的结构，形成的分子复合物溶度积最小。三萜皂苷与甾醇形成的分子复合物不及甾体皂苷稳定。

（4）甾体皂苷在无水条件下，遇某些酸类亦可产生与三萜皂苷相类似的显色反应。只是甾体皂苷与乙酸酐-硫酸反应，在颜色变化中最后出现绿色，三萜皂苷最后出现红色。与三氯乙酸反应时，三萜皂苷须加热到100℃才能显色，而甾体皂苷加热至60℃，即发生颜色变化。

三、甾体皂苷的提取与分离技术

甾体皂苷的提取与分离方法，基本与三萜皂苷相似。只是甾体皂苷一般不含羧基，呈中性（因此甾体皂苷俗称中性皂苷），亲水性较弱。甾体皂苷元如薯蓣皂苷元、剑麻皂苷元、海柯皂苷元为合成甾体激素和甾体避孕药物的重要原料。因此将甾体皂苷进行水解，提取其皂苷元较为有实用价值。现介绍薯蓣皂苷元的提取方法如下。

我国薯蓣科薯蓣属植物资源丰富，种类多，分布于南北各地。其根茎中含有大量的薯蓣皂苷。作为薯蓣皂苷元生产原料的植物主要有盾叶薯蓣（俗称黄姜）的根茎和穿龙薯蓣（又称穿地龙）的根茎。生产上多采用酸水解法，即先将植物原料加水浸透后再加水3.5倍，并加入浓硫酸，使成3%浓度。然后通蒸汽加压进行水解反应（8h）。水解物用水洗去酸性，干燥后粉碎（含水量不超过6%），置回流提取器中，加6倍量汽油（或甲苯）提取20h。提取液回收溶剂，浓缩至约1:40，室温放置，使结晶完全析出，离心甩干，用乙醇或丙酮重结晶，活性炭脱色，即得薯蓣皂苷元。此法收率比较低，只有2%左右。如果将植物原料在酸水解前经过预发酵或自然发酵，既缩短水解时间，又能提高薯蓣皂苷元的收率。文献有报道带水提取薯蓣皂苷元的工艺，即水解物含水50%即用汽油进行提取。

此外，也可根据甾体皂苷元难溶或不溶于水，而易溶于多数常见有机溶剂的性质，自原料中先提取粗皂苷，将粗皂苷加热加酸水解，然后用苯、三氯甲烷等有机溶剂自水解液中提取皂苷元。

甾体皂苷目前研究很多，实验室和工业生产中多采用溶剂法提取，主要使用甲醇或稀乙醇作溶剂，提取液回收溶剂后，用水稀释，经正丁醇萃取或大孔吸附树脂纯化，得粗皂苷，最后用硅胶柱色谱进行分离或高效液相制备，得到单体，常用的洗脱剂有不同比例的三氯甲烷-甲醇-水混合溶剂和水饱和的正丁醇。

四、甾体皂苷的检识技术

1. 显色反应

甾体皂苷具有甾体母核的颜色反应。

（1）Liebermann-Burchard（乙酸酐-浓硫酸）反应 取供试液 2mL，水浴上蒸干，残留物溶于乙酸酐，加入浓硫酸-乙酸酐（1∶20）数滴，甾体皂苷最后变为绿色，而三萜皂苷最后显红紫色或蓝色。

（2）Rosen-Heimer（三氯乙酸）反应 将供试液滴在滤纸上，喷25％的三氯乙酸乙醇溶液，三萜皂苷必须加热到100℃时才能显示颜色，而甾体皂苷在加热到60℃时即可产生红色颜色变化。

（3）酸性-芳香醛反应 F环裂解的呋甾烷醇型皂苷对盐酸二甲氨基苯甲醛试剂（Ehrlich 试剂，简称 E 试剂）可显红色，对茴香醛试剂（Anisaldehyde 试剂，简称 A 试剂）则显黄色，而螺甾烷醇型皂苷只对 A 试剂显色，对 E 试剂不显色。

2. 色谱检识

（1）薄层色谱法 薄层色谱法是鉴定皂苷元常用的方法，常以硅胶和中性氧化铝为吸附剂，展开系统有环己烷-乙酸乙酯（1∶1）、苯-乙酸乙酯（1∶1）、三氯甲烷-丙酮（95∶5）等。甾体皂苷极性较大，用分配薄层效果较好，常用的展开系统有三氯甲烷-甲醇-水（65∶35∶10，下层）、正丁醇-乙酸-水（4∶1∶5，上层）、乙酸乙酯-吡啶-水（3∶1∶3，上层）、水饱和正丁醇等。

（2）纸色谱法 亲脂性甾体皂苷或皂苷元用纸色谱鉴定时，多以甲酰胺为固定相，展开剂为甲酰胺饱和的苯、三氯甲烷或其他混合溶剂。对于亲水性强的甾体皂苷，可直接以水为固定相，展开剂的极性也相应增大，如乙酸乙酯-吡啶-水（2∶1∶2，上层）、苯-正丁醇-吡啶-水（1∶5∶3∶3，上层）。但这种以水为固定相的纸色谱得到的斑点不集中，因此亲水性强的皂苷用硅胶色谱法较纸色谱法效果好。

3. 泡沫试验

生药粗粉 5~10g，加水 50~100mL 温浸 1h，滤过，得到供试液。取供试液 2mL 置于试管中，密塞后强烈振摇约 1min，若产生持久性泡沫，则可能含有皂苷。应注意含黏液质和蛋白质的水溶液也能产生泡沫，但很快消失。此外，某些皂苷仅有微弱的泡沫或没有泡沫反应。

第三节　应用实例

实例1　地高辛的提取分离

毛花洋地黄是玄参科植物毛花洋地黄（*Digitalis laanta* Ehrh.）的叶，其临床应用已有百年历史，至今仍是治疗心力衰竭的有效药物。

地高辛是毛花洋地黄苷丙的次级苷，为白色结晶或结晶性粉末，熔点 235~245℃（分解），溶于稀乙醇、吡啶或氯仿与乙醇的混合溶液中，几乎不溶于水、乙醚、丙酮、乙酸乙酯、氯仿。在80%乙醇中的溶解度比羟基洋地黄毒苷大。提取流程如图9-1。

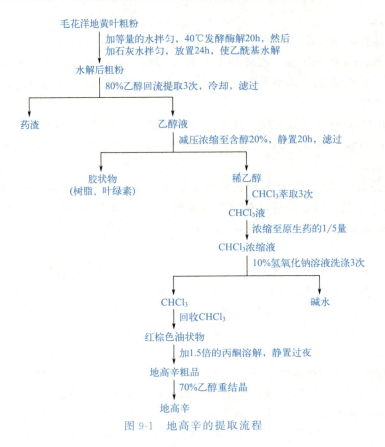

图 9-1 地高辛的提取流程

流程分析：

（1）酶解脱葡萄糖　毛花洋地黄叶粗粉加等量水拌匀，利用毛花洋地黄叶中存在的 β-D-葡萄糖酶，于40℃下酶解20h，脱去毛花洋地黄苷丙糖链上的外侧葡萄糖。

（2）乙醇提取　80%乙醇回流提取，减压浓缩醇提液至1/4后，需加入高浓度的乙醇调至含醇量为20%，15℃下放置20h，胶质沉淀完全，目的是除去其中的叶绿素等弱极性脂溶性杂质。每次加稀醇液1/5量的氯仿，萃取3次，合并氯仿液浓缩至原生药量的1/5。

（3）脱乙酰基　氯仿浓缩液加入10%氢氧化钠溶液洗涤3次，弃去碱水液得到的氯仿液蒸干，再加入1.5倍量的丙酮溶解，静置过夜得地高辛粗品，再加入70%乙醇重结晶可得地高辛纯品。

实例2　薯蓣皂苷元的提取

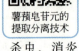

薯蓣皂苷元的提取分离技术

穿山龙为薯蓣科植物穿龙薯蓣 *Dioscorea nipponica* Makino 的干燥根茎，所含的主要成分为薯蓣皂苷。

薯蓣皂苷普遍存在于以薯蓣属植物为代表的多种植物中，具有抗癌、抑菌、杀虫、消炎等生物活性，此外，薯蓣皂苷还是生产薯蓣皂苷元的基本原料。薯蓣皂苷元又名皂素，具有溶血、降血脂、抗菌、消炎等多种药理作用，可作为合成甾体激素类药物和甾体避孕药的基本医药化工原料，具有重要的药理价值和广阔的市场潜力。提取流程如图9-2。

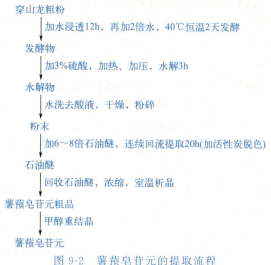

图 9-2　薯蓣皂苷元的提取流程

流程分析：

（1）薯蓣皂苷元的提取制备　称取穿山龙粗粉 50g，加水浸透 12h，再加 2 倍水，水浴上保温 40℃发酵 2 天；再加 3％硫酸混合均匀，室温放置过夜浸泡，再于直火上煮沸，控制微沸状态 3h，随时补充损失的水分，直到瓶内药材变为暗褐色后停止加热；倾泻除去酸水，再用清水漂洗至水洗液呈中性，用纱布（双层）包好水解药材，尽量挤出多余的水分，然后将药渣摊于搪瓷盘中，置于 100℃烘箱中鼓风干燥，待完全烘干后取出，粉碎成粗粉；装于特制的滤纸筒内，以精棉封堵筒口，将滤纸筒置于脂肪提取器中，连接蒸馏瓶和冷凝管，由上端加入石油醚（30～60℃），在沸水浴上连续回流提取 20h，并加入活性炭脱色；将连续回流得到的石油醚提取液，蒸馏回收石油醚至剩余约 20mL，倒入小烧杯中，密盖，置于冰箱中析晶；待结晶全部析出后，滤集结晶，晾干，得白色粗制薯蓣皂苷元。

（2）薯蓣皂苷元的精制　将上述所得薯蓣皂苷元粗制品，置于小圆底烧瓶中，加约 50mL 甲醇后于沸水浴上加热回流至完全溶解，取下放冷，加活性炭约 0.6g，继续回流半小时，趁热迅速抽滤，滤液冷至室温后再放冰箱中析晶，滤集，得白色精制薯蓣皂苷元，干燥，即得。

学习目标检测

一、单项选择题

1. 结构中含有 α-去氧糖的苷类化合物是（　　）。
   A. 环烯醚萜苷　　B. 蒽醌苷　　C. 二萜苷　　D. 黄酮苷　　E. 强心苷

2. Ⅰ型强心苷是（　　）。
   A. 苷元-(D-葡萄糖)$_y$
   B. 苷元-(6-去氧糖甲醚)$_x$-(D-葡萄糖)$_y$
   C. 苷元-(2,6-二去氧糖)$_x$-(D-葡萄糖)$_y$
   D. 苷元-(6-去氧糖)$_x$-(D-葡萄糖)$_y$

E. 苷元-(D-葡萄糖)$_x$-(2,6-二去氧糖)$_y$

3. 甲型强心苷和乙型强心苷结构主要区别点是（　　）。
   A. 不饱和内酯环不同　　　　　　　　　　　　B. 糖链连接位置不同
   C. A/B 环稠合方式不同　　　　　　　　　　　D. 内酯环的构型不同
   E. 内酯环的位置不同

4. 乙型强心苷苷元甾体母核中 C-17 位上的取代基是（　　）。
   A. 醛基　　　　B. 六元不饱和内酯环　　　　C. 糖链
   D. 羧基　　　　E. 五元不饱和内酯环

5. 在温和酸水解的条件下，可水解的糖苷键是（　　）。
   A. 强心苷元-α-去氧糖　　　　　　　　　B. α-羟基糖(1→4)-6-去氧糖
   C. 强心苷元-α-羟基糖　　　　　　　　　D. α-羟基糖(1→4)-α-羟基糖
   E. 强心苷元-β-葡萄糖

6. 地高辛属于（　　）。
   A. 甾体皂苷　　B. 三萜皂苷　　C. 环烯醚萜苷　　D. 强心苷　　E. 黄酮苷

7. Ⅱ型强心苷是（　　）。
   A. 苷元-(D-葡萄糖)$_y$
   B. 苷元-(6-去氧糖甲醚)$_x$-(D-葡萄糖)$_y$
   C. 苷元-(2,6-二去氧糖)$_x$-(D-葡萄糖)$_y$
   D. 苷元-(6-去氧糖)$_x$-(D-葡萄糖)$_y$
   E. 苷元-(D-葡萄糖)$_x$-(2,6-二去氧糖)$_y$

二、多项选择题

1. 强心苷的结构特点（　　）。
   A. 甾体母核结构　　　　　　　　　　　　　B. C-3 位常有羟基取代
   C. C-3 位常有硝基取代　　　　　　　　　　D. C-3 位常有苯基取代
   E. C-3 位常有环戊烷基取代

2. 强心苷的性状特点为（　　）。
   A. 中性无色结晶或粉末　　　　B. 酸性黄色结晶　　　　C. 有旋光性
   D. 多数味苦，有刺激性　　　　E. 味甜

三、简答题

1. 天然甾体化合物常见的结构类型有哪些？它们各自的结构特征是什么？
2. 天然甾体化合物常见的显色反应有哪些？
3. 提取原生苷时应注意哪几方面因素？

第十章

其他类型天然药物化学成分

【学习目标】

❖ 知识目标
  1. 掌握鞣质、有机酸、氨基酸、蛋白质和酶等化合物提取、分离精制和检识的基本理论。
  2. 熟悉鞣质、有机酸、氨基酸、蛋白质和酶等化合物的结构分类和理化性质。
  3. 了解鞣质、有机酸、氨基酸、蛋白质和酶等化合物的含义、分布及生理活性。

❖ 能力目标
  1. 能利用合适的提取、分离方法进行鞣质、有机酸、氨基酸、蛋白质和酶等化合物的提取与分离精制。
  2. 能正确配制常用检识试剂，并利用合适的检识方法进行鞣质、有机酸、氨基酸、蛋白质和酶等化合物的检识。
  3. 能根据鞣质、有机酸、氨基酸、蛋白质和酶等化合物的理化性质的特点，初步设计合理的提取分离及检识方法。

❖ 素质目标
  1. 热爱中医药文化，坚定中医药文化自信。
  2. 具有严谨认真、细致专注的工作态度和爱岗敬业、诚实守信的职业道德。
  3. 具有标准意识、规范操作意识以及环境保护意识、追求革新的创新意识。

【知识导图】

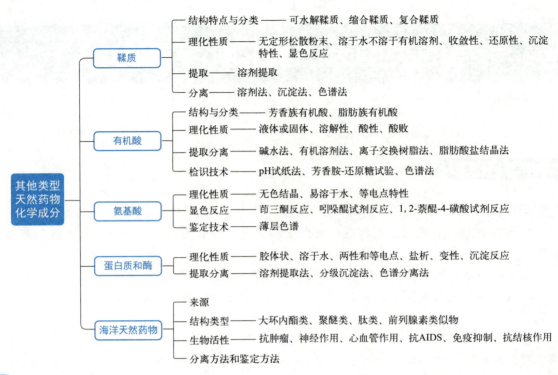

情景导入

人类对鞣质类化合物的应用可追溯到5000年以前。据记载：散者收之，是立法的依据。老年、久病、元气不固引起的自汗盗汗、泻痢不止、滑精遗尿，应用固涩收敛滑脱、遏制气血津液的耗散，该种治疗方法叫固涩法。现代研究表明，固涩类药物都含有丰富的鞣质成分。多年前，鞣质成分在医药领域被认为仅有收敛及蛋白质凝固作用，临床上用于各种止血、止泻及抗菌抗病毒。近十年来，由于新技术、新方法的应用，人们对植物中鞣质的研究取得重大进展，除发现其有抗菌、抗炎、止血药理活性外，还发现其具有抗突变、抗脂质过氧化、抗肿瘤与抗艾滋病等多种药理活性，尤其在抗肿瘤治疗中显示出了诱人的前景。

学前导语

除了前面章节介绍的生物碱类、黄酮类、蒽醌类、苯丙素类、萜类和挥发油、甾体类等天然化学成分外，植物中还普遍存在鞣质、有机酸、氨基酸、蛋白质和酶等化合物，它们很多时候被认为是杂质而被去除，但是研究发现它们中也有一些特殊结构的化合物具有生物活性。另外，海洋这一巨大的天然产物宝库，因特殊的生长环境（高盐、高压、缺氧、少光照），产生了大量具有特殊化学结构和多样生理活性的物质，所以开发新型海洋药物是一个重要领域和发展方向。

本章简要介绍这几类化合物。

第一节 鞣质

一、概述

鞣质，又称单宁，广泛分布在植物界，是存在于植物体内的一类结构比较复杂的多元酚类化合物及其衍生物。鞣质因能与蛋白质结合形成不溶于水的沉淀，故可用来鞣革，即与兽皮中的蛋白质相结合，使皮成为致密、柔韧、难于透水且不易腐败的革。

鞣质是植物的次生代谢产物，70%以上的天然药用植物中含有鞣质类化合物，尤以在裸子植物及双子叶植物的杨柳科、山毛榉科、蓼科、蔷薇科、豆科、桃金娘科和茜草科中为多。鞣质存在于多种树木的树皮和果实中，如橡树和漆树，也是这些树木受昆虫侵袭而生成的虫瘿中的主要成分，含量达50%～70%。在正常生活的细胞中，鞣质仅存在于液泡中，不与原生质接触，大多呈游离状态存在，部分与其他物质（如生物碱类）结合而存在。

鞣质具多种药理活性，如具有收敛性，内服可用于治疗胃肠道出血、溃疡和水泻等症；外用于创伤、烧伤，可使创伤后渗出物中蛋白质凝固，形成痂膜，可减少分泌和防止感染，鞣质能使创面的微血管收缩，有局部止血作用。鞣质能凝固微生物体内的原生质，故有抑菌作用，有些鞣质具抗病毒作用，如贯众能抑制多种流感病毒。鞣质可用作生物碱及某些重金属中毒时的解毒剂。鞣质具有较强的还原性，可清除生物体内的超氧自由基，延缓衰老。此外，鞣质还有抗变态反应、抗炎、驱虫、降血压、抗肿瘤等作用。

二、鞣质的结构特点与分类

根据鞣质的化学结构可分为两大类：可水解鞣质和缩合鞣质。
结构类型见表10-1。

表10-1 鞣质的化学结构分类

结构类型	分类	实例	
		结构及名称	来源及作用
可水解鞣质	没食子酸鞣质	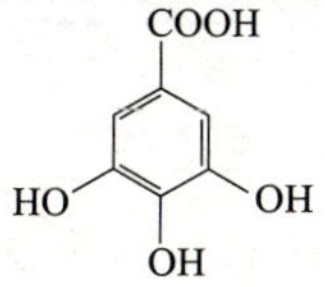 没食子酸	来源于中药材五倍子。具有抗菌、收敛、止血、止泻的功效
	逆没食子酸鞣质	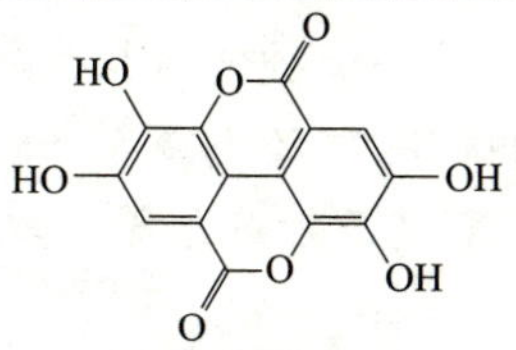 逆没食子酸	来源于大戟科植物飞扬草的全草。具有抗菌、收敛、止血、止泻的功效

续表

结构类型	分类	实例	
		结构及名称	来源及作用
	缩合鞣质	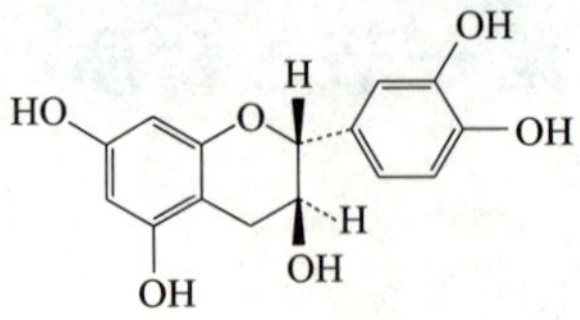 (+)-儿茶素	来源于豆科植物儿茶的枝。具有收敛、生肌、敛疮之功效
		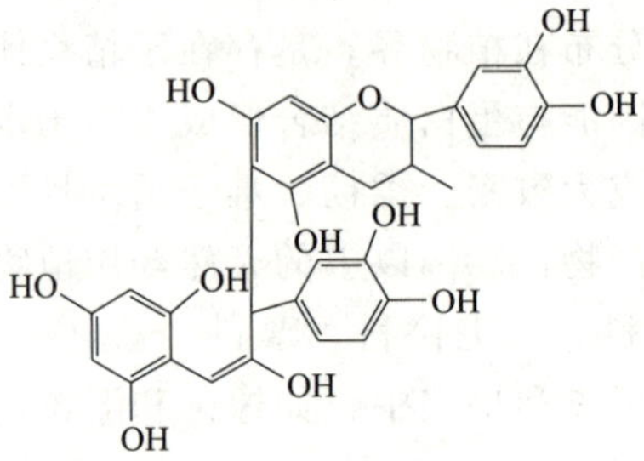 双儿茶素	来源于山茶科植物茶叶。具有收敛、生肌、敛疮之功效
	复合鞣质	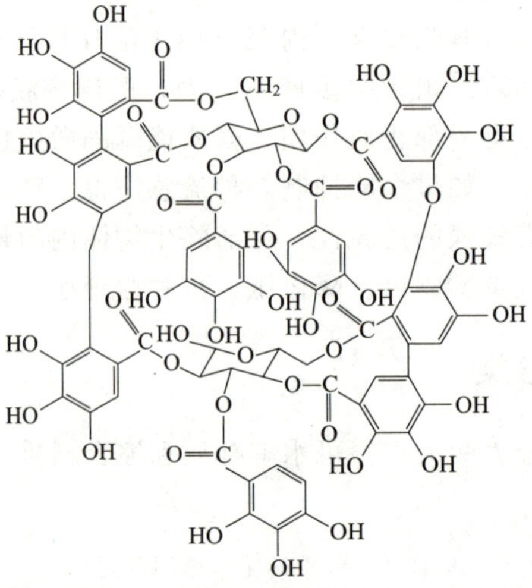 山茶素B	来源于山茶科植物红山茶的花芽。具有抗菌、收敛、抗肿瘤的功效

> **拓展链接**
>
> ## 五倍子
>
> 中药材五倍子是漆树科植物盐肤木或青麸杨等植物叶上的虫瘿，这类植物因自带一种芳香味，特别容易招惹同翅目蚜虫科的角倍蚜或倍蛋蚜雌虫，它们吸食五倍子树的嫩叶和叶柄，然后树木受伤的部位就会生长成为一种囊状聚生物虫瘿，看起来很像果实。而这种虫瘿的形状也很奇特，多是不规则的，有些还有多个凸起的尖角。因为里面含有很多的虫子，在民间多叫它"百虫仓"，或者是"百药煎"等。取下用清水煮三五分钟，晾干，便可入药。

其味酸而涩，性寒，是常用的收敛性中药。《本草纲目》曰："敛肺止血、化痰、止渴、收汗；散热毒疮肿，除泻痢、湿烂。"临床上除用以配方，内服治疗痰火久咳出血、小便尿血、久泄久痢、痔疮外，将其外用还有治疗瘢痕疙瘩等特殊作用，而且疗效显著。

三、鞣质的理化性质

1. 鞣质的性状

鞣质为黄色或棕黄色无定形松散粉末，仅少数为晶体，分子量通常为500～3000。味涩，具收敛性，易潮解，较难提纯。因具较多的酚羟基，特别是邻位酚羟基易被氧化，难以得到无色单体，在空气中颜色逐渐变深，多为杏黄色、棕色或褐色。有强吸湿性，不溶于乙醚、苯、氯仿，易溶于水、乙醇、丙酮，水溶液味涩；在210～215℃分解。

2. 收敛性

鞣质具有与蛋白质发生结合使之沉淀的性质，称之为收敛性，此性质在工业上用于鞣革。鞣质与蛋白质的沉淀反应在一定条件下是可逆的，当此沉淀与丙酮回流，鞣质可溶于丙酮而与蛋白质分离。

3. 还原性

鞣质含有很多酚羟基，为强还原剂，很易被氧化，能还原斐林试剂。鞣质水溶液在pH大于2.5时能被空气中的氧氧化而颜色变深。

4. 与重金属盐沉淀

鞣质的水溶液能与重金属盐，如醋酸铅、醋酸铜、氯化亚锡或碱土金属的氢氧化物溶液等作用，生成沉淀。

与生物碱生成沉淀：鞣质分子中因有较多的酚羟基，故其水溶液显酸性。鞣质的水溶液可与生物碱生成难溶或不溶的沉淀，故可用作生物碱沉淀试剂。

5. 显色特性

（1）与三氯化铁的作用　鞣质的水溶液与$FeCl_3$作用，产生蓝黑色或绿黑色反应或产生沉淀。蓝黑墨水的制造以鞣质为原料。

（2）与铁氰化钾氨溶液的作用　鞣质与铁氰化钾氨溶液反应呈深红色，并很快变成棕色。

> **拓展链接**
>
> **含鞣质的常见中药与食物**
>
> 含鞣质的常见的中药有重楼、锁阳、五倍子、金樱子、石榴皮、诃子等，上述药物所含鞣质量比较大，且具有一定药用价值，可以帮助缓解高血糖等疾病。含鞣质的食物最常见的是柿子，柿子在切开以后发黑，通常是鞣质氧化造成的。除了柿子含有鞣质以外，葡萄、李子、核桃、橘子、石榴等也含有一定鞣质。如果患者存在高血糖，可以在平时适当吃上述食物，可起到辅助缓解的作用。

鞣质虽具有一定的生物活性，但在许多天然药物中仍被视为无效成分。天然药物制剂中若有少量鞣质存在，将影响制剂的质量，致使一些天然药物制剂（如注射剂）在灭菌、储藏过程中不稳定，颜色变深，产生混浊或析出沉淀，导致注射剂澄明度不合格，肌内注射还会引起局部硬结或疼痛。因此，在制剂制备过程中必须注意除尽鞣质。

四、鞣质的提取分离技术

1. 提取技术

提取鞣质的中药原料最好用新鲜原料，且宜立即浸提，也可以用冷冻或浸泡在丙酮中的方法贮存。原料的干燥宜在尽可能短的时间内完成，以避免鞣质在水分、日光、氧气和酶的作用下变质。将药材粉碎，过筛，用95％乙醇冷浸或渗漉提取，提取液或渗漉液减压浓缩成浸膏。鞣质的提取流程如图10-1。

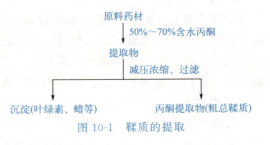

图10-1　鞣质的提取

2. 分离技术

（1）溶剂法　通常将含鞣质的水液先用乙醚等极性小的溶剂萃取，除去极性小的杂质，然后用乙酸乙酯提取，可得到较纯的鞣质。亦可将鞣质粗品溶于少量乙醇和乙酸乙酯中，逐渐加入乙醚，鞣质可沉淀析出。具体流程见图10-2。

（2）沉淀法　向含鞣质的水液中分批加入明胶溶液，滤取沉淀，用丙酮回流，鞣质溶于丙酮，蛋白质不溶于丙酮而析出。具体流程见图10-3。

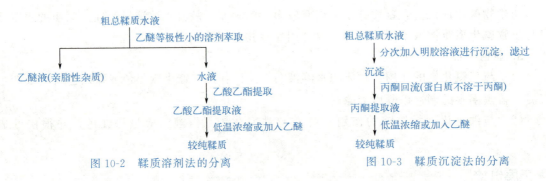

图10-2　鞣质溶剂法的分离　　　　图10-3　鞣质沉淀法的分离

（3）柱色谱法　普遍采用的固定相是Diaion HP-20、Toyopearl HW-40、Sephadex LH-20及MCI Gel CHP-20。以水-甲醇、水-乙醇、水-丙酮为流动相（洗脱剂），如图10-4所示。

（4）高效液相色谱法　HPLC法对鞣质不仅具有良好的分离效果，而且还可以用于判断鞣质分子的大小、各组分的纯度及α、β-异构体等，具有简便、快速、准确、实用性强等优点。

正相柱　Supersphcr Si 60及Zorbax SIL

环己烷-甲醇-四氢呋喃-甲酸（60∶45∶15∶1 V/V）＋草酸500mg/1.2L

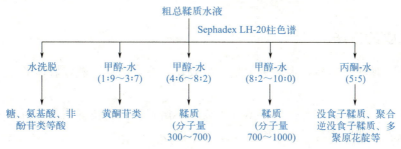

图 10-4 鞣质柱色谱法的分离

反相柱　Lichrospher RP-18

① 0.01mol/L 磷酸-0.01mol/L 磷酸二氢钾-乙酸乙酯（85∶10∶5）。
② 0.01mol/L 磷酸-0.01mol/L 磷酸二氢钾-乙腈（87∶13）。

检测波长　280nm

3. 鞣质的检识技术

（1）明胶反应

鞣质水液与明胶水液反应生成沉淀。

（2）TLC 检识（图 10-5）

吸附剂：硅胶 G

展开剂：氯仿-丙酮-水-甲酸（不同比例）

显色剂：三氯化铁、茴香醛-硫酸、三氯化铁-铁氰化钾（1∶1）

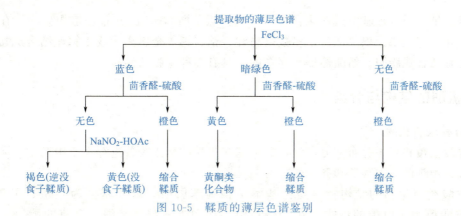

图 10-5 鞣质的薄层色谱鉴别

4. 两类鞣质的鉴别（表 10-2）

表 10-2 两类鞣质的鉴定方法

试剂	可水解鞣质	缩合鞣质
稀酸（共沸）	无沉淀	暗红色沉淀（鞣红）
溴水	无沉淀	黄色或橙红色沉淀
三氯化铁	蓝或蓝黑色（或沉淀）	绿或绿黑色（或沉淀）
石灰水	青灰色沉淀	棕或棕红色沉淀
乙酸铅	沉淀	沉淀（可溶于稀乙酸）
甲醛和盐酸	无沉淀	沉淀

五、除去鞣质的方法

（1）**冷热处理法** 鞣质在水溶液中是一种胶体状态，高温可破坏胶体的稳定性，低温可使之沉淀。

（2）**石灰法** 利用鞣质与钙离子结合生成水不溶性沉淀，使鞣质沉淀析出；或在中药原料中拌入石灰乳，使鞣质与钙离子结合生成水不溶物。

（3）**铅盐法** 在中药的水提取液中加入饱和的乙酸铅或碱式乙酸铅溶液，可使鞣质沉淀而被除去，然后按常规方法除去滤液中过剩的铅盐。

（4）**明胶法** 在中药的水提取液中，加入适量4%明胶溶液，使鞣质沉淀完全，滤除沉淀，滤液浓缩至小体积，加入3～5倍量的乙醇，以去除沉淀的明胶，然后回收乙醇。

（5）**聚酰胺吸附法** 将中药的水提液通过聚酰胺柱，鞣质与聚酰胺以氢键结合而牢牢吸附在聚酰胺柱上，80%乙醇亦难以洗脱，从而达到除去鞣质的目的。

（6）**溶剂法** 利用鞣质与碱成盐后难溶于醇的性质，在乙醇溶液中用40%氢氧化钠调至pH9～10，可使鞣质沉淀，再滤过除去。

第二节 有机酸

有机酸是一类含羧基的酸性化合物（不包括氨基酸），广泛分布在植物界中，存在于植物的花、叶、茎、果、根等部位，多数以与钾、钠、钙等金属离子或生物碱结合成盐的形式存在，也有结合成脂肪、蜡酯等形式存在的。具有多种生物活性。

一、有机酸的结构与分类

1. 芳香族有机酸

芳香酸在植物界中分布十分广泛，如羟基桂皮酸的衍生物普遍存在于中药中，尤以对羟基桂皮酸、咖啡酸、阿魏酸和芥子酸较为多见。

桂皮酸类衍生物的结构特点是：基本结构为苯丙酸，取代基多为羟基、甲氧基等。有些桂皮酸衍生物以酯的形式存在于植物中，如咖啡酸与奎宁酸结合成的酯，3-咖啡酰奎宁酸（又称绿原酸）和3,4-二咖啡酰奎宁酸是茵陈利胆有效成分及金银花抗菌有效成分。

但有少部分芳香族有机酸具有较强的毒性，如马兜铃酸等。据报道，马兜铃酸有较强的肾毒性，易导致肾功能衰竭。含有马兜铃酸的中药有马兜铃、关木通、广防己、细辛、天仙藤、青木香、寻骨风等，在实际应用中应给予足够的重视。

2. 脂肪族有机酸

脂肪酸也广泛存在于植物界中，如中药中普遍存在着柠檬酸、苹果酸、酒石酸、琥珀酸等。脂肪酸为带有羧基的脂肪族化合物，分子式少于8个碳的有机酸被称为低级脂肪酸，8个碳以上者为高级脂肪酸。若按其所含官能团分类，又可分为饱和脂肪酸、不饱和脂肪酸、多元羧酸、羟基酸、酮酸等。

3. 萜类有机酸

属于萜类化合物，如甘草次酸、齐墩果酸等。

二、有机酸的理化性质

1. 性状

低级脂肪酸和不饱和脂肪酸大多为液体，高级脂肪酸、脂肪二羧酸、脂肪三羧酸和芳香酸大多为固体。

2. 溶解性

一般低级脂肪酸（含8个碳原子以下）易溶于水或乙醇，难溶于亲脂性有机溶剂。芳香族有机酸易溶于乙醇、乙醚等，难溶于水。同时，有机酸因含羧基，均能溶于碱水。

3. 酸性

有机酸具有一般羧酸的性质，可与碱结合成盐。其一价金属盐易溶于水，二价或三价金属盐如有机酸的铅盐、钙盐，则较难溶于水，此性质可用于有机酸的提取分离。

4. 酸败

油脂等脂肪酸在贮藏时由于与空气等作用发生氧化而进一步分解产生异臭味的现象。主要因为油脂中不饱和脂肪酸发生自动氧化，产生过氧化物，并进而降解成挥发性醛、酮、酸的复杂混合物。

三、有机酸的提取分离技术

通常采用以下方法提取与分离有机酸。

1. 有机溶剂提取法

利用有机酸（分子量小的除外）易溶于亲脂性有机溶剂而难溶于水，有机酸盐易溶于水而难溶于亲脂性有机溶剂的性质，一般先用稀酸水湿润药材，使有机酸游离，然后选用合适的有机溶剂提取。提取流程如图10-6。

2. 水或碱水提取法

有机酸在天然药物中一般以盐的形式存在，故可用水或稀碱液提取，提取液经酸化后，得到游离的有机酸，若其水溶性较小即可析出。

3. 离子交换树脂法

将中药的水提取液直接通过强碱性阴离子交换树脂柱，使有机酸根离子交换到树脂柱上，碱性成分和中性成分则流出树脂柱被除去；接着用水洗净树脂，再用稀氨水洗脱树脂柱，从树脂上交换下来的有机酸以铵盐的形式存在于洗脱液中；将洗脱液减压蒸去过剩的氨水，加酸酸化，总有机酸即可游离析出。

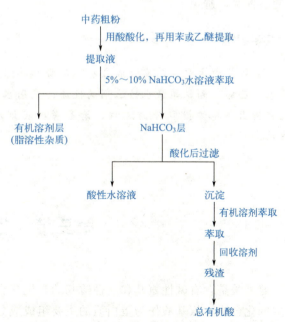

图10-6 有机溶剂提取法提取有机酸流程图

4. 脂肪酸盐结晶法

将脂肪酸混合物经氢氧化钠醇溶液皂化为脂肪酸盐，冷却，使饱和及单不饱和脂肪酸盐析出，滤液酸化提取，得高浓度的多不饱和脂肪酸，此法适用于工业生产。

上述方法得到的总有机酸，尚需采用分步结晶法或色谱法进行进一步分离纯化，才能得到单一的有机酸。

四、有机酸的检识技术

1. 显色试验

将有机酸的提取液滴在 pH 试纸上，显红色。将有机酸的提取液滴在滤纸上，喷洒 0.1％溴酚蓝乙醇溶液，蓝色背景上显现黄色斑点。

2. 芳香胺-还原糖试验

将有机酸滴在滤纸上，喷洒芳香胺-还原糖试剂（5g 苯胺和 5g 木质糖溶于 100mL 50％乙醇中），125～130℃加热至出现棕色斑点。

3. 色谱检识

天然药物中有机酸的检识，常采用纸色谱或薄层色谱。在色谱检识中，为避免有机酸部分呈解离状态而造成拖尾或斑点不集中的现象，可通过调节展开剂的 pH 来改善分离效果，可采用加酸（甲酸或乙酸）使其游离或加碱（浓氨水）使其成盐的方法进行展开。

（1）纸色谱法 展开剂用正丁醇-冰醋酸-水（BAW 系统，4:1:5，上层）或正丁醇-吡啶-二氧六环-水（14:1:1:1）。

（2）薄层色谱法 用聚酰胺-淀粉-水（5:1:5）作吸附剂时，选用 95％乙醇或氯仿-甲醇（1:1）为展开剂；用硅胶-石膏-水（10:2:30）作吸附剂时，选用乙酸乙酯-甲醇-浓氨水（90:5:3）或苯-甲醇-乙酸（95:8:4）为展开剂。

显色剂用 0.05％溴酚蓝水溶液。当展开剂中含有酸性组分时，应先将薄层板在 120℃加热使酸挥尽，避免干扰。

> **边学边练**
>
> 金银花中主要抗菌有效成分有绿原酸和异绿原酸，可以利用绿原酸和异绿原酸易溶于热水、乙醇、丙酮等亲水性溶剂的性质，采用水煎煮提取，然后再生成难溶于水的钙盐而沉淀析出。具体提取分离流程，请参考：实训八 金银花中绿原酸的提取分离及检识技术。

第三节 氨基酸

氨基酸是含有碱性氨基和酸性羧基的有机化合物，羧酸碳原子上的氢原子被氨基取代后形成的化合物。氨基酸作为蛋白质的主要组成成分广泛存在于动植物体内，是组成生物有机体蛋白质的基本单元。

根据人体营养来源不同可分为两类：一类是必需氨基酸，是构成生物有机体蛋白质的氨基酸，这类氨基酸大部分具有医药应用价值，如精氨酸、谷氨酸用于治疗肝性昏迷，组氨酸用于治疗胃、十二指肠溃疡及肝炎。另一类是天然氨基酸，自然界存在的游离氨基酸，这类氨基酸已发现300余种。很多天然氨基酸就是天然药物中的有效成分，如南瓜子中的南瓜子氨酸，有抑制血吸虫和绦虫的作用；使君子中的使君子氨酸有驱蛔虫的作用等；昆布氨酸具有降血糖作用；天南星、半夏中的 γ-氨基丁酸具有降血压的效果。

一、氨基酸的理化性质

1. 性状

氨基酸一般为无色结晶，熔点较高。易溶于水，难溶于有机溶剂（丙酮、乙醚、氯仿），氨基酸为两性化合物，和强酸、强碱都能成盐。

2. 等电点

在某一 pH 的溶液中，氨基酸解离成阳离子和阴离子的趋势及程度相等，成为兼性离子，呈电中性，此时的溶液 pH 称该氨基酸的等电点。不同的氨基酸所带的羧基和氨基不同，等电点也不同。等电点对氨基酸的电泳性能和溶解度都产生较大影响。处于等电点的氨基酸溶解度最小，可析出沉淀；在电解质电泳床上电泳时，不同氨基酸在与其等电点对应的 pH 区内停止电泳，达到分离目的。

二、氨基酸的显色反应

1. 茚三酮试剂

在加热条件及弱酸环境下，氨基酸或肽与茚三酮反应生成紫蓝色（与天冬酰胺则形成棕色产物，与脯氨酸或羟脯氨酸反应生成黄色产物）化合物及相应的醛和二氧化碳的反应。用于氨基酸鉴别、薄层喷雾显色。

2. 吲哚醌试剂

不同氨基酸显不同颜色。

3. 1,2-萘醌-4-磺酸试剂

不同氨基酸显不同颜色。

三、氨基酸的提取分离技术

药材用水浸泡提取，提取液减压浓缩至1∶1，加入乙醇（2倍量）除去杂质，回收乙醇，再通过强酸性阳离子交换树脂，用氨水洗脱，洗脱液蒸去氨，即得。经上述方法获得的总氨基酸，还要进一步分离纯化，可结合结晶法、色谱法、电泳法获得单体。

四、氨基酸的鉴定技术

一般采用显色法以及色谱法，如采用薄层色谱，在硅胶薄层上常用的展开剂有乙醇-氨水(4∶1)、正丁醇-乙酸乙酯-水(65∶15∶20)、正丁醇-甲酸-水(75∶15∶10) 等。

第四节 蛋白质和酶

蛋白质是由 α-氨基酸按一定顺序结合形成一条多肽链，再由一条或一条以上的多肽链按照其特定方式结合而成的高分子化合物。蛋白质是生命的物质基础，是有机大分子，是构成细胞的基本有机物，是生命活动的主要承担者。

其分子常由数百个氨基酸分子组成，若氨基酸的个数在 100 以上，一般称为蛋白质；若低于 100 个，称之为多肽。而酶是一类具有专一催化能力的活性蛋白。

天然药物中含有的蛋白质和酶具有较高的生物活性。例如来自天花粉中的天花粉蛋白可用于中期引产，并具有抗病毒和抑制艾滋病病毒的作用；凤梨中的凤梨酶可以消化蛋白质，用于驱除肠内寄生虫、抗水肿和抗炎；番木瓜中的木瓜酶，可以驱除肠内寄生虫。此外，多肽、低肽和糖肽也具有多种生物活性，如苦杏仁酶具有止咳平喘之功效；蜂毒素中的蜂毒肽有强溶血作用和表面活性；牛黄中的水溶性肽具有收缩平滑肌和降低血压的作用；水蛭素具有抗凝血作用。

一、蛋白质和酶的理化性质

1. 高分子化合物

蛋白质和酶因分子量较高，一般呈现胶体状，仅少数蛋白质能制成晶态。其水溶液有显著的胶体通性，如丁达尔现象、扩散速度慢、不能透过半透膜等。常可利用这些性质提纯蛋白质和酶。

2. 溶解性

大部分蛋白质和酶能溶于水，生成胶体溶液，有些则需要在弱酸或弱碱溶液中才能溶解。不溶于甲醇、乙醇、丙酮等有机溶剂，只有少数与脂类结合的蛋白质能溶于稀乙醇等有机溶剂中。蛋白质水溶液振摇能产生似肥皂状的泡沫，加热凝结可从溶液中沉淀析出。

3. 两性和等电点

蛋白质和酶与氨基酸一样，呈两性，也具有等电点。在不同的 pH 溶液中显示酸性或碱性，在电场中向正极或负极泳动，在等电点时溶解度最小，利用这些性质可分离纯化蛋白质。

4. 盐析

蛋白质和酶分子表面有许多亲水基团（如氨基、羧基、羟基及酰胺基等）能与水分子发生水化作用，形成牢固的水化层而将蛋白质分子互相隔开，使溶液得以稳定。

当加入大量强电解质（如硫酸铵、氯化钠、硫酸钠等）于蛋白质溶液中，水化层被破坏，蛋白质分子互相凝聚，从溶液中沉淀析出。析出的蛋白质仍有活性，加水后沉淀又可溶解，故盐析为可逆过程，属于物理变化。常利用这一性质提纯有活性的蛋白质，盐析时，溶液的 pH 在蛋白质的等电点处效果最好。

5. 变性

蛋白质和酶在高温、高压、紫外线、强酸、强碱、重金属盐以及一些有机化合物如甲醛、乙醇等的作用下，发生化学变化，凝聚成固体物质而析出，称为变性。变性后蛋白质的结构和性质都发生了变化，如溶解度降低、黏度增大、生物活性丧失、易被酶水解等。变性是个不可逆的过程，属于化学变化。在提取中常用乙醇沉淀法除去蛋白质类杂质。利用此性质可除去蛋白质，也可进行蛋白质的检识，见表 10-3。

6. 沉淀反应

蛋白质可与酸性沉淀试剂（如鞣酸、苦味酸、硅钨酸、三氯乙酸等），重金属盐（如硫酸铜、氯化汞、乙酸铅）和乙醇发生沉淀反应，见表 10-3。

7. 显色反应

（1）双缩脲反应　蛋白质分子中含有许多和双缩脲结构相似的肽键，能在碱性溶液中与硫酸铜反应生成紫红色络合物，见表 10-3。

（2）茚三酮反应　同氨基酸类似，蛋白质溶液中加入茚三酮加热至沸显紫色，见表 10-3。

（3）硫的反应　当蛋白质分子中含有半胱氨酸或蛋氨酸等含硫氨基酸时，与碱及醋酸铅共热会产生黑色硫化铅沉淀，见表 10-3。

（4）Millon 试剂反应　蛋白质遇 Millon 试剂（硝酸汞、亚硝酸汞、硝酸和亚硝酸的混合物）后即产生白色沉淀，加热后变成红色。酪氨酸及含酪氨酸的蛋白质都有此反应，见表 10-3。

表 10-3　蛋白质的检识

反应类型	反应试剂	结果
沉淀反应	酸性试剂、重金属盐、乙醇等	沉淀
双缩脲反应	碱性硫酸铜	紫红色
茚三酮反应	茚三酮	紫色
硫的反应	碱及醋酸铅	黑色硫化铅沉淀
Millon 反应	Millon 试剂	白色沉淀，加热后红色

二、蛋白质和酶的提取分离技术

1. 溶剂提取法

（1）水溶液提取法　根据蛋白质和酶的溶解性，一般用水冷浸提取。因其提取液中还含有无机盐、糖、有机酸和苷类等水溶性杂质，常先加入乙醇、丙酮或无机盐，或调节溶液 pH，使蛋白质和酶沉淀析出。由于常温下蛋白质和酶对有机溶剂不稳定，通常在较低温度下加入并迅速进行并搅拌。

（2）有机溶剂提取法　一些和脂质结合比较牢固或分子中非极性侧链较多的蛋白质和酶，不溶于水、稀盐、稀酸或稀碱溶液，能溶于乙醇、丙酮和丁醇等有机溶剂。这些有机溶剂既具有一定的亲水性，又具有较强的亲脂性，是理想的脂蛋白提取溶剂，但须在低温下操作，如丁醇提取法。此外，丁醇提取法的 pH 及温度选择范围较广，也适用于动植物及微生物材料的提取。

2. 分级沉淀法

（1）有机溶剂分级沉淀法　预先将蛋白质溶液和溶剂冷却，将有机溶剂按浓度由低到高的顺序依次加入蛋白质溶液，每加入一次有机溶剂，离心分离出蛋白质沉淀。将离心得到的蛋白质溶于足量的水或者缓冲液中，然后稀释其中的有机溶剂。

（2）无机盐分级沉淀法　无机盐溶解度较大，对蛋白质或酶无破坏作用，常用的有氯化钠、硫酸钠、硫酸铵等。其中硫酸铵最常用，使用时因其溶于水后显酸性，故需调节溶液pH 至 6~7。

（3）pH 分级沉淀法　利用蛋白质在等电点时溶解度最小的性质，调节溶液的 pH，使部分蛋白质沉淀。

3. 色谱分离法

（1）吸附色谱法　将沉淀得到的总蛋白质与硅藻土拌样加于吸附柱上，用硫酸铵溶液进行洗脱，既可以分离蛋白质，又可以除杂。

（2）凝胶色谱法　通常选用葡聚糖凝胶与聚丙烯酰胺凝胶。上样后，用合适的洗脱剂洗脱，蛋白质按其分子从大到小的顺序流出色谱柱。

（3）离子交换色谱法　分离蛋白质时应用亲水性较强的离子交换剂，如离子交换纤维粉和离子交换凝胶。当纤维粉或凝胶分子带有羧甲基时，呈阳离子交换性能；带有二乙氨乙基时，呈阴离子交换性能。离子交换色谱常采用分级洗脱或梯度洗脱，分步收集洗脱液。因洗脱液无色，需用显色反应检测各部分收集液，再用电泳法检验蛋白质的分离情况。

蛋白质和酶在天然药物中普遍存在，多被视为无效成分。随着研究的深入，近年来陆续开发了天然药物中具有不同活性的蛋白质，如天花粉中的天花粉蛋白具有引产、抗病毒和抗癌作用，苦瓜中的多肽类具有降血糖作用等。

第五节　海洋天然药物

海洋是一个巨大的天然产物宝库，海洋约占地球表面积的 71.2%。生物种类可能超过 200 万种，生物总量占地球总生物量的 87%，特殊的生长环境——高盐、高压、缺氧、少光照，产生了大量具有特殊化学结构和多样生理活性的物质，开发利用海洋生物资源已成为世界各国竞相研究的一个重要领域和发展方向。研究开发海洋天然产物（海洋药物、功能食品、生物材料等）对充分利用我国丰富的海洋资源、提高科学技术水平、发展国民经济都具有重要的战略意义——"海洋战略"。

早在 20 世纪 60 年代初，不少国家就开展了海洋生物活性物质的研究，随后各国学者相继开展了海洋生物抗肿瘤、抗病毒、抗真菌、抗心脑血管病、抗艾滋病等活性成分的研究。

因海洋天然药物特殊独有的新颖化学结构类型，一系列高效低毒的抗肿瘤、抗病毒、心血管和神经系统活性化合物正在被开发中，进入 21 世纪，海洋药物研究经过近数十年的积累取得了令人瞩目的成绩。在新药开发方面已逐步进入收获期，至少 11 种创新药物批准上市用于肿瘤、慢性疼痛等多种疾病的治疗；70 个以上的化合物处于各期临床研究中；上千个海洋活性化合物处于成药性评价和临床前研究中。

一、海洋天然药物的来源

几乎所有海洋生物都能够产生具有生物活性的次生代谢产物。其中，海洋植物主要为除微藻之外的各种藻类，而生长于潮间带的红树林植物也是较有特色的海洋植物，其代谢产物具有较丰富的结构多样性和生物活性多样性；海洋动物一直以来都是海洋药物学研究的主要对象，特别是多孔动物门（海绵动物门）、腔肠动物门、软体动物门、棘皮动物门、苔藓动物门等海洋低等无脊椎动物以及脊索动物门的被囊动物亚门等，目前依然是海洋天然产物的主要来源；海洋微生物则是近年来海洋药物研究领域的热点之一。

二、海洋天然药物的结构类型

海洋天然药物的结构类型见表10-4、表10-5。

表10-4 海洋天然药物的结构类型（1）

结构类型	实例	
	结构及名称	来源及作用
大环内酯类	简单大环内酯	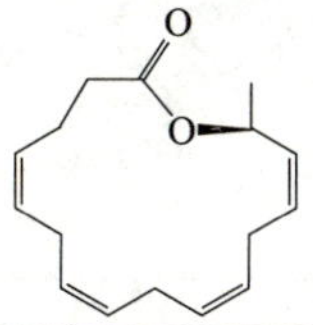 海洋软体动物 *Aplysia depilans* 中得到的 aplyolide A，为海洋动物的化学防御物质，有强的毒鱼活性
	内酯环含有氧环的大环内酯	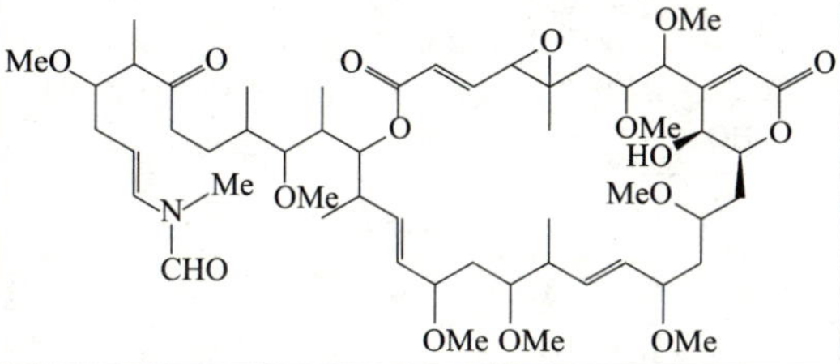 从海绵中得到的 sphinxolide E，具有细胞毒活性
	多聚内酯	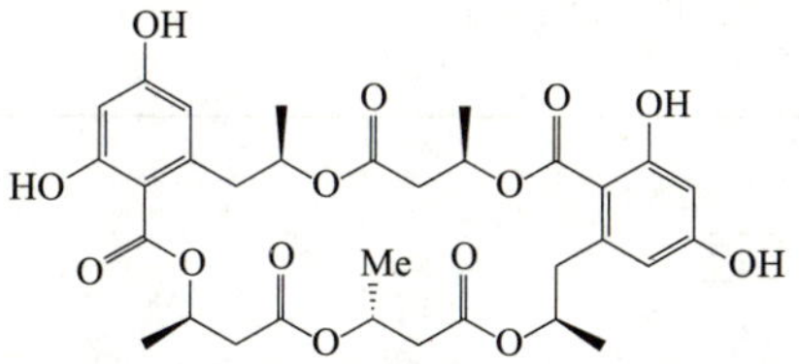 此化合物是从海洋微生物 Hypoxylon oceanicum 中分离得到的，具有抗真菌活性

表10-5 海洋天然药物的结构类型（2）

结构类型	实例	
	结构及名称	来源及作用
聚醚类	大环内酯类聚醚	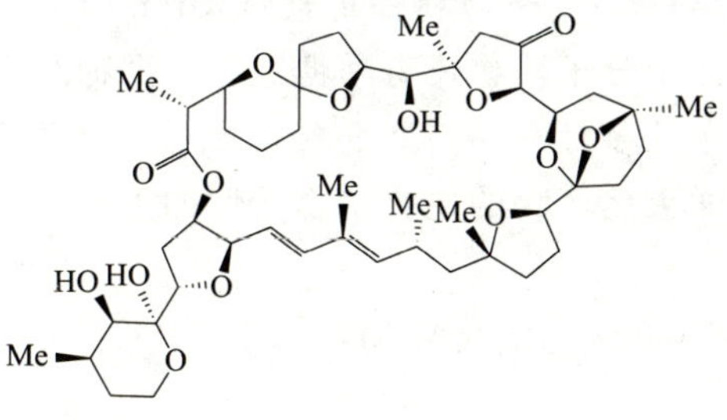 扇贝毒素（pectenotoxin 2，PTX2）
	聚醚三萜类	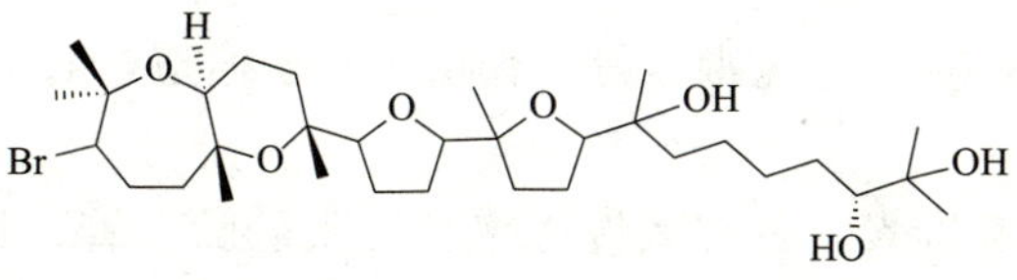 此化合物是从红藻中分离得到的

续表

结构类型		实例	
		结构及名称	来源及作用
聚醚类	聚醚梯类	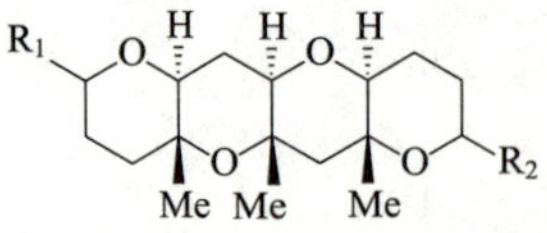 (结构图)	结构中含有多个以六元环为主的醚环，极性低，为脂溶性毒素
	线性聚醚	有高度氧化的碳链、仅部分羟基成醚环、多数羟基游离、多为线型，极性较大，为水溶解性聚醚	从岩沙海葵中分离得到的palytoxin
肽类化合物		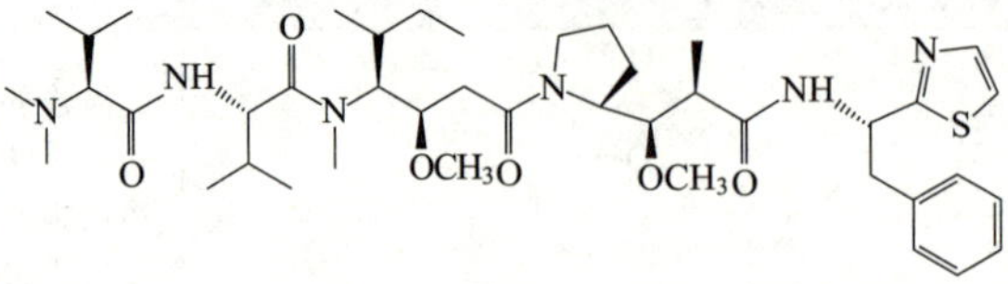 (结构图)	dolastatin 10，2000年Ⅱ期临床研究后被否决，对P388白血病细胞的IC_{50}为0.04ng/mL
前列腺素类似物		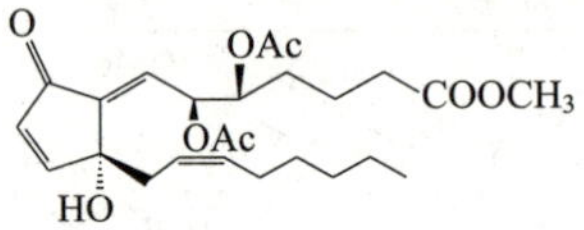 (结构图)	从八放珊瑚中分离得到的punaglandin具有抗肿瘤作用
甾体化合物		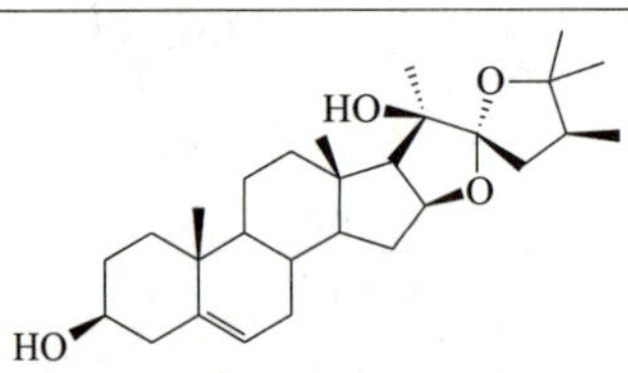 (结构图)	从软珊瑚中分离得到的具有罕见hippurin结构的化合物

三、海洋天然药物的生物活性

海洋生物活性物质是指海洋生物体内含有的对生命现象具有影响的微量或少量物质，包括海洋药用物质、生物信息物质、海洋生物毒素和生物功能材料等。

实际上，β-内酰胺类抗生素头孢菌素C应该是最早发现的海洋药物之一，于20世纪60年代从海洋真菌中分离得到，目前已发展成系列的头孢类抗菌药物，成为临床抗感染的主要用药之一。20世纪60年代的抗结核一线药物利福霉素（Rifamycin）亦源自海洋细菌。除这2种药物以外，目前上市的海洋小分子药物还有阿糖胞苷、阿糖腺苷、齐考诺肽、曲贝替定、甲磺酸艾日布林、泊仁妥西布凡多汀和ω-3-脂肪酸乙酯等，还有近30种海洋天然产物处于各期临床研究之中。已知海洋天然产物的主要生物活性如下：

1. 抗肿瘤物质

主要为大环内酯类、聚醚类和海洋多肽化合物，如Et-743，从海鞘、海绵、海兔、软珊瑚等海洋生物中得到。

2. 神经作用物质

主要为海洋毒素，如河豚毒素、海兔毒素等，作用于离子通道，对神经系统起作用。

3. 心血管作用物质

核苷类化合物，如岩沙海葵毒素，具有减慢心率、舒张冠脉血管、持续降血压的作用。另外，硫酸多糖类，如藻酸双酯钠可以降血脂、改善心脑供血。

4. 抗 AIDS 海洋药物

主要为海洋萜类和硫酸多糖类化合物，具有抑制 HIV 逆转录酶活性，且对病毒的装配和释放也有阻断作用。

5. 免疫抑制、抗结核作用物质

主要来源于海洋微生物。

四、海洋天然药物的分离方法和鉴定方法

海洋天然产物化学成分微量、较难分离和理化性质差异较大。虽然传统的硅胶柱色谱也在使用，但更多的使用凝胶色谱、离子交换、液滴逆流色谱和高效液相色谱。

海洋天然产物结构复杂，杂原子较多，而且有多个手性中心，所得化学单体量少（多为几毫克）因此，结构鉴定比从植物中获得的天然产物要困难。除了常规的有机波谱法之外，在核磁共振波谱测定中，多用高分辨 NMR 测定（500MHz），而且使用多维核磁共振测定技术。另外，对于结构中的手性中心，一般采用带有不同手性中心的手性试剂进行化学反应（MTPA），X-射线单晶衍射和圆二色谱法（CD）等。

多种多样的海洋生态环境造就了海洋生物的多样性、复杂性和特殊性，生物种类达 30 多门，超过 40 万种，生物总量占地球总生物量的 87%。但与对陆生植物的研究相比，人们对海洋生物的认识还相当有限，利用率仅在 1% 左右，未来海洋药物的开发大有可为。

学习目标检测

一、单项选择题

1. 下列哪项不是鞣质的理化性质？（　　）
   A. 溶于水　　　　　　　　B. 还原性　　　　　　　　C. 氧化性
   D. 沉淀特性　　　　　　　E. 与三氯化铁作用显蓝黑色
2. 鞣质不能与哪类化合物生成沉淀？（　　）
   A. 蛋白质　　B. 生物碱　　C. 醋酸铅　　D. 柠檬酸　　E. 三氯化铁溶液
3. 下列哪一个试剂不能用来区别可水解鞣质和缩合鞣质？（　　）
   A. 稀酸水　　B. 溴水　　C. 三氯化铁　　D. 石灰水　　E. 盐酸
4. 鞣质是（　　）。
   A. 多元酚类　　　　　　　B. 复杂的化合物　　　　　C. 具有涩味的化合物
   D. 大分子化合物　　　　　E. 复杂的多元酚、大分子化合物
5. 缩合鞣质与酸作用的产物是（　　）。
   A. 没食子酸　　B. 儿茶素　　C. 鞣红　　D. 糖类　　E. 多元醇
6. 检查氨基酸最常用的显色剂是（　　）。
   A. 氨水　　　　　　　　　B. 吲哚醌试剂　　　　　　C. 茚三酮试剂
   D. 磷钼酸试剂　　　　　　E. 双缩脲
7. 不能与蛋白质产生沉淀反应的试剂是（　　）。
   A. 苦味酸　　B. 硫酸铜　　C. 醋酸铅　　D. 鞣酸　　E. 三氯化铁

二、多项选择题

1. 鞣质的性质是（　　）。

A. 具强还原性　　　　　B. 溶于水、乙醇　　　　C. 与蛋白质生成沉淀
D. 与重金属产生沉淀　　E. 与生物碱产生沉淀

2. 可水解鞣质能发生水解的原因是其分子中含有（　　）。
A. 酯键　　B. 双键　　C. 苷键　　D. 酚羟基　　E. 苯环

3. 下列可除去鞣质的方法是（　　）。
A. 聚酰胺吸附法　　　　B. 铅盐沉淀法　　　　C. 石灰沉淀法
E. 热处理冷藏法　　　　D. 明胶沉淀法

4. 蛋白质的性质有（　　）。
A. 胶体性　　　　　　　B. 两性和等电点　　　　C. 盐析特性
D. 高温、紫外线等变性　E. 双缩脲反应

三、简答题

1. 从天然药物提取液中去除鞣质的方法有哪些？
2. 什么是氨基酸的等电点？氨基酸在等电点时有什么性质？
3. 有机酸的提取分离方法？
4. 氨基酸的显色反应有哪些？
5. 海洋药物的生物活性包含哪些？

第十一章

天然药物活性成分的研究

【学习目标】

❖ 知识目标
1. 掌握天然药物化学成分预试验的原理和方法。
2. 熟悉预试验供试液的制备方法、各类化学成分的检识反应及预试验结果的判断。
3. 了解天然药物化学成分研究的一般途径、有效成分鉴定的内容和方法。

❖ 能力目标
1. 能初步设计合适的提取、分离方法进行天然药物活性成分的提取与分离。
2. 能够根据检出反应的结果初步判断天然药物中所含化学成分的主要类型。

❖ 素质目标
1. 具有发展意识、创新意识,具有科学辩证的思维方法和实事求是的工作作风。
2. 热爱中医药文化,坚定中医药文化自信。
3. 具有严谨认真、细致专注的工作态度和爱岗敬业、诚实守信的职业道德。

【知识导图】

- 天然药物活性成分的研究
  - 研究途径和方法
    - 研究途径
    - 研究方法——临床调查、天然药物资源调查、文献查阅
  - 天然药物化学成分预试验
    - 预试验及其分类
    - 预试验供试液的制备
    - 供试液中各类化学成分的检查
    - 预试验的结果判断
  - 天然药物活性成分的筛选及结构测定
    - 部位分离
    - 组分分离和单体分离
    - 天然药物活性成分结构测定
      - 纯度检查
      - 分子式的测定
      - 结构类型的推定
      - 化合物结构式的确定

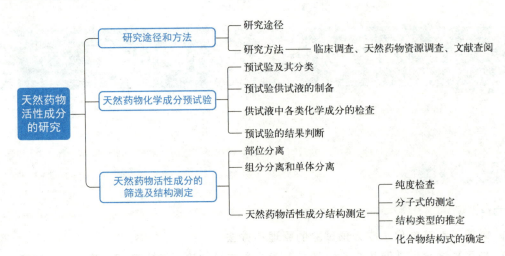

情景导入

紫杉醇的研究开发历程

1856 年：从紫杉叶中提取到粉末状碱性物质，即紫杉碱。

1963 年：从太平洋紫杉的树皮中分离到了紫杉醇的粗提取物。

1971 年：紫杉醇提取分离、确定结构、确认具有细胞毒活性。

1975—1976 年：在多种瘤株上实验有效。

1977 年：临床前研究。

1983—1987 年：完成Ⅰ期临床试验。

1987—1989 年：完成Ⅱ期临床试验（针对卵巢癌）。

1990 年：转入Ⅲ期临床试验。

目前：紫杉醇已是抗癌药物的主要品种之一。

由于紫杉醇主要提取于生长在高海拔地区的、生长缓慢的紫杉树皮，且含量极低，对自然生长的紫杉破坏极大，我国已将其列为一级保护植物。所以，科学家们一直致力于紫杉醇的合成，包括化学合成与生物合成。

1986 年：紫杉醇侧链的全合成。

1988 年：紫杉醇半合成。

1994 年：首次全合成。

学前导语

天然药物是创新药物的重要源泉。近年来，研究领域还拓展到了海洋动植物、微生物、藻类等，极大地拓宽了研究对象的范围。天然药物化学成分的研究是一项非常复杂的工作，往往需要植物、化学、药理、制剂、临床等多学科的配合和协作，才能使该研究顺利进行。本章仅就天然药物化学成分的一般研究途径和方法作简要介绍。

第一节 天然药物活性成分研究途径和方法

一、研究途径

天然药物防病治病的物质基础是其中所含的活性成分。研究天然药物活性成分，可根据各研究课题的特点，采取不同的途径。目前我国对天然药物活性成分的研究，大多建立在临床或民间使用天然药物的基础上，从调查入手，选择临床有效的天然药物作为研究课题，通过成分的预试验，了解所含化学成分的类型，进行提取分离，筛选活性成分，确认有效成分，进行结构鉴定和临床验证等。其研究的一般途径表示如下：

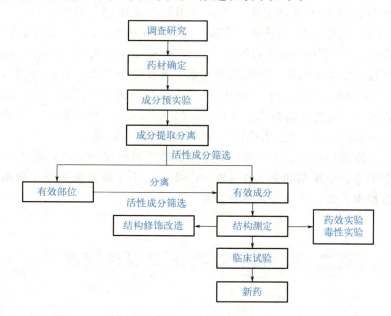

二、研究方法

在进行某天然药物活性成分研究之前，必须进行充分的调查研究，以了解其临床应用和研究概况。调查研究一般包括临床调查、天然药物资源调查和文献查阅三个方面。

1. 临床调查

天然药物化学成分的研究一般以寻找活性成分为研究目的，只有在临床疗效确切的情况下才有必要对某天然药物进行活性成分的研究。临床调查的内容大致有以下几个方面：了解疾病症状与所确定的病名是否相符，药物的剂型、剂量、给药途径与疗效的关系，以及病历资料的收集和分析等。根据临床调查结果，确定临床疗效指标。

2. 天然药物资源调查

经临床证明有疗效的天然药物，还需对其来源进行调查了解。如为植物来源的天然药物，因品种繁多，同物异名、同名异物等混淆现象多有存在，影响研究的科学性和正确性。

因此，首先应对原植物的科、属、种及拉丁学名做出鉴定，以确保被研究的天然药物品种正确无误。另外，其生态环境、资源分布、采收季节、野生或栽培、加工炮制方法等，都是需要考虑的因素。

3. 文献查阅

文献查阅是贯穿研究全过程的一项重要内容。通过对文献资料的查阅、整理和分析，可以了解前人的工作情况及目前的研究水平，从中获取有益启示，为制订研究方案提供可靠依据，避免不必要的重复。

文献资料的查阅是研究工作者必须掌握的技能。一般先根据研究目的，确定查找内容；再选择检索工具，如目录、索引、文摘等；最后查找原始文献，如著作、论文、期刊等。查阅时最好采用倒时查法，即按时间先近后远的顺序查阅，这样可节省查阅时间，减少遗漏。文献调研包括已出版的图书、期刊和专利文献、学位论文、技术标准等特种文献。

首先，往往借助于中英文的检索工具。天然药物化学活性成分研究过程中常用的中文医药学检索工具有：《中国药学文摘》《中文科技资料目录·中草药》《中文科技资料目录·医药卫生》《国外科技资料·医药卫生》等；常用的外文医药学检索工具有：《化学文摘》(Chemical Abstracts，简称 CA)、《生物学文摘》(Biological Abstracts，简称 BA)、《默克索引》(The Merck Index)、《萨德勒标准光谱图集》(Sadler Standard Spectra Collection) 等。

其次，可以通过中英文的期刊查阅原始文献。常用的中文期刊有：《药学学报》《中国中药杂志》《中国药学杂志》《中草药》《中成药》《天然产物研究与开发》《中国天然药物》等。常用的外文期刊有：《天然产物杂志》(Journal of Natural Products)、《天然产物报告》(Natural Product Reports)、《药用植物》(Planta Medica) 等。

实际工作中，除纸质期刊、图书外，电子型检索工具已成为文献调研的主要手段，如国家科技图书文献中心、中国期刊全文数据库（CNKI）、中文科技期刊全文数据库、CA 网络版、贝尔斯坦数据库、天然产物辞典等数据库。

第二节 天然药物化学成分预试验

天然药物所含成分极为复杂，在研究其活性成分时，为了设计适宜的提取分离方法，需要对其中所含的成分、存在状态及特性等有一个初步的或尽可能全面的了解，一般需要进行预试验工作。

一、预试验及其分类

1. 预试验

通过比较简单的提取分离和定性反应，初步了解天然药物中所含化学成分的大致情况，以便设计最适宜的方法进行有效成分的提取分离。

2. 分类

预试验分为单向预试验和系统预试验两大类。单向预试验，即根据研究工作的需要，在多种天然药物中，有目的地检查某一类成分；系统预试验，即用简便、快速的方法，对某一天然药物中的化学成分进行比较全面的定性检查，系统了解该天然药物中所含成分情况。

二、预试验供试液的制备

1. 单向预试验供试液的制备

根据预试验成分的溶解性和某些特性,选择简单合适的方法制备供试液,如预试成分是生物碱,可采用稀盐酸提取,得酸水供试液。具体方法各章节中均有详细叙述。

2. 系统预试验供试液的制备

根据各类化学成分的极性不同,采用极性由小到大的溶剂分别进行提取,把极性不同的成分依次提出。实际工作中,常采用石油醚、95%乙醇和水作为溶剂,分别对供试品进行提取。一般而言,此法可对各类成分进行系统分析,以达预试目的。在具体操作中应尽量减少供试液中各成分的相互干扰。系统预试供试液的制备流程如下:

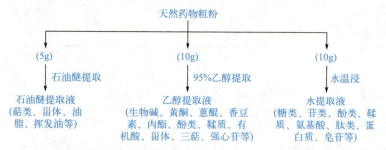

注:乙醇提取部分可根据需要按成分的酸碱性和极性再分成若干部分。

三、供试液中各类化学成分的检查

1. 化学检识

各类成分的化学检识,一般采用专属性较强的试剂,用简单、灵敏、快速的定性试验方法,如试管法、滤纸片法、薄层点滴法等进行检识。常见天然药物中各类化学成分检识项目见表11-1。

表11-1 常见天然药物化学成分检识反应

反应名称(或试剂名称)	反应结果	可能存在的成分
碘化铋钾	黄至橘红色沉淀	生物碱
碘化汞钾	类白色沉淀	生物碱
硅钨酸	淡黄色或灰白色沉淀	生物碱
斐林反应(Fehling反应)	砖红色或黄色沉淀	单糖、还原糖类
α-萘酚反应(Molish反应)	两液交界面呈紫色环	糖类、苷类
盐酸-镁粉	紫红色(橙红色或红色)	黄酮类
三氯化铝反应	黄色(亮绿或黄绿荧光)	黄酮类
碱液反应	红色或紫红色	蒽醌类
醋酸镁	橙红、紫红或蓝紫色	蒽醌类
异羟肟酸铁反应	红色	香豆素、内酯类
荧光反应	多为蓝或蓝绿色荧光	香豆素类
冰醋酸-三氯化铁反应	颜色变化	强心苷

续表

反应名称(或试剂名称)	反应结果	可能存在的成分
3,5-二硝基苯甲酸反应	红或紫红色	强心苷
苦味酸反应	橙或橙红色	强心苷
泡沫试验	大量、持久不消失的泡沫	皂苷类
乙酸酐-浓硫酸反应	颜色变化	三萜、甾体类
香草醛-浓硫酸反应	颜色变化	挥发油、萜类、甾体
油斑试验	不留痕迹(无油斑)	挥发油
1%三氯化铁反应	蓝、绿色(或沉淀)	酚类、鞣质
氯化钠-明胶反应	白色沉淀	鞣质
茚三酮反应	紫色	氨基酸、蛋白质(多肽)
双缩脲反应	紫红色	多肽、蛋白质
溴酚蓝反应	蓝色背景上显黄色斑点	有机酸

> **课堂互动**
>
> 某天然药物供试液的预试结果为 α-萘酚-浓硫酸反应（＋）、泡沫试验（＋）、乙酸酐-浓硫酸反应（＋）、茚三酮反应（＋）、双缩脲反应（＋）、斐林反应（＋）、氯化钠-明胶反应（－）、氯化铁反应（－）。
>
> 根据预试结果，初步判断该供试液中可能含有的成分类型，推测制备该供试液所用溶剂。

2. 色谱检识

由于植物色素的存在，往往使供试液的颜色较深，化学检识中经常会掩盖反应现象，影响结果的准确判断。常用的色谱检识有薄层色谱和纸色谱（包括径向纸色谱法）。可先将供试液进行初步分离，这样能减少各类化学成分之间的相互干扰，提高预试验的准确性，并且快速、简便。经展开剂展开后，选择各类成分相应的显色剂分区显色，可一次同时检出多种类型成分，还可根据所用溶剂系统和各成分的 R_f 值大小，推断成分的极性，有利于对所含成分的综合分析。

四、预试验的结果判断

根据各类成分的检识结果，结合成分的溶解性和色谱行为进行综合分析，可初步判断某天然药物中可能存在的化学成分类型。但由于检识反应存在专属性不够强、灵敏度较差、各成分之间的相互干扰等因素，影响了预试结果的判断。为了克服上述影响因素，提高预试的准确性，可考虑采取以下措施：

（1）尽量采用专属性强的检识试剂，或选用几种不同的试剂进行检查，根据反应结果综合分析。

（2）制备供试液时，尽量使各类型成分分离，以减少各成分之间的相互干扰，提高检识的灵敏度和准确性。

（3）对于供试液本身颜色的干扰，最好做空白对照。如反应液颜色太深，可点于滤纸上观察。

若要完全肯定或否定某类化学成分的存在，还需做进一步的化学工作。

第三节 天然药物活性成分的筛选及结构测定

经过对天然药物的预试验，可以了解其中所含成分的大致情况，根据预试结果，设计化学成分的提取分离方案，同时选择一种简便的、能反映治疗作用的活性筛选指标作为分离指南，从而得到活性成分。提取分离一般分为部位分离、组分分离和单体分离三个阶段，也可根据预试结果灵活掌握。

一、天然药物活性成分的筛选

（一）部位分离

1. 部位分离法

根据预试验结果，依天然药物化学成分极性大小不同，选择极性由小到大的溶剂，依次对其进行提取分离。部位分离的方法有多种，如四部位法、五部位法、七部位法等。一般常采用五部位法进行分离，即先用不同浓度的乙醇提取，乙醇提取液浓缩后，依次用石油醚（或苯）、三氯甲烷（或乙醚）、乙酸乙酯、正丁醇和水分别萃取，得到极性不同的五个部位。部位分离流程如下：

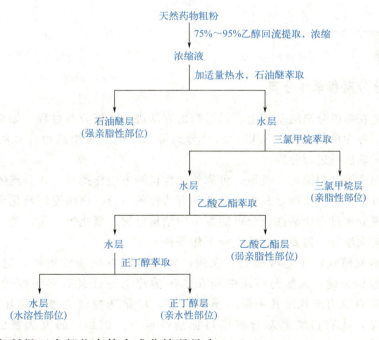

经部位分离所得五个部位大体含成分情况见表11-2。

表 11-2　五部位分离所含成分情况

不同极性部位	所含成分
石油醚层（强亲脂性部位）	油脂、叶绿素、甾醇、亲脂性苷元等
三氯甲烷层（亲脂性部位）	生物碱、大多数苷元、脂肪酸等
乙酸乙酯层（弱亲脂性部位）	酚性成分、极性较大的苷元、亲脂性单糖苷等
正丁醇层（亲水性部位）	大多数苷类、水溶性生物碱、生物碱盐等
水层（水溶性部位）	糖类、氨基酸、鞣质等

2. 有效部位的确定

经部位分离法所得五个部分，通过能反映治疗作用的活性筛选指标进行取舍，确定有效部位。如研究大黄泻下作用时，通过给大白鼠口服一定量的大黄粉末，观察其致泻作用，作为活性筛选指标，经分离发现其水提取部分为有效部位。提取分离流程见下图。

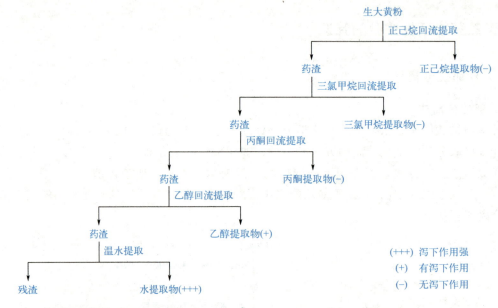

(+++) 泻下作用强
(+) 有泻下作用
(-) 无泻下作用

（二）组分分离和单体分离

组分分离是在部位分离的基础上，以适当的方法进一步细分的过程。如果组分分到的是单一成分，则可称为单体分离。所以，组分分离常与单体分离相结合，采用酸碱法、结晶法、色谱法、萃取法等进行分离。

现代研究模式则选用简易、灵敏、可靠的活性检测方法作指导，在分离的每个阶段都对分离的组分进行活性定量检测，并追踪分离具有活性的组分。该法发现新化合物的可能性较大，且容易发现分离过程中活性成分可能发生的结构分解、氧化等变化，是一种比较好的方法。但工作量大大增加，需要良好的实验工作条件。

无论哪种研究模式，建立可靠的、先进的活性检测方法非常重要，这是天然药物活性成分研究成败的关键。天然药物或中药在临床治疗上往往具有多种疗效，表现出多方面的活性。研究者应力求找出其中最本质的因素，尽量选择建立能与临床治疗作用相关的活性筛选体系，才有可能追踪分离出目标活性成分。例如，研究大黄的泻下作用时，以小鼠致泻半数有效量（ED_{50}）作为其生物活性指标；从延胡索中分离镇痛成分四氢巴马丁时,则以对小鼠的镇痛效果为指标进行研究。但有些疾病(如肿瘤等)致病因素多样,病理机制复杂,选择合适的活性检测方法显得比较困难。经过多年的研究,抗肿瘤天然活性成分的筛选已建立动物移植性肿瘤实验法、体外细胞毒实验法、作用于微管蛋白筛选法、应用肿瘤新生血管生成抑制筛选法、以 DNA 拓扑异构酶为靶点的筛选法、诱导肿瘤细胞凋亡筛选法、诱导细胞分化筛选法等多种方法,每种方法均有各自的优缺点,且与天然药物体内抗肿瘤活性之间的相关性较难评估。为了确保活性成分的分离工作在可靠的基础上进行,分析结果时要注意多种影响因素的相互作用,有时须采用多项指标、体内外相结合来进行活性测试。

二、天然药物活性成分结构测定

分离所得的活性成分,需进一步鉴定,以确定是否为已知化合物(目前从天然药物所得化合物,大多为已知成分)。若为已知物,一般通过物理常数及红外光谱的测定,结合有关化合物数据核对,可基本确定其结构。如一时还不能确定是"已知"或新化合物时,则需进一步测定结构,还要进行系统药理、制剂、药动(代)学及临床方面的研究,必要时还须对其结构进行修饰和改造,以寻求疗效高、副作用小的活性成分,并开发成为理想新药,最终达到临床应用目的。

天然药物化学成分鉴定一般按下列程序进行:

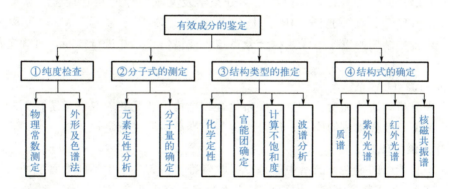

(一)纯度检查

纯度检查是鉴定工作的关键步骤。只有获得纯度较高的样品,才能保证测定结果的准确性。

1. 外形观察

晶体应具有一定的晶型,且色泽均匀。

2. 物理常数的测定

纯固体成分通常有明确的熔点,熔距一般应小于 2℃;液体成分应有恒定的沸点,沸程应小于 5℃。同时还需对比旋光度、折光率、相对密度等,加以验证。

3. 色谱法

色谱法是最常用的纯度检查方法。常用的有薄层色谱(TLC)、纸色谱(PC)、高效液相色谱(HPLC)和气相色谱(GC)。如用 TLC 检查时,薄层板上出现两个或两个以上的斑点,说明所得成分不纯。若选用三种不同的溶剂系统展开,结果均只呈现一个斑点,则可初步判断样品为单一成分。

(二) 分子式的测定

确定化合物的分子式，可先进行元素定性分析，再测定各元素在化合物中所占的百分含量，求出该化合物的实验式，然后根据测定的分子量，计算出该化合物的分子式。用这种经典的常规方法求出的分子式，往往是近似式，有时还需做进一步的分析。最常用的方法是质谱法，这是目前最快速和准确的测定方法。

(三) 结构类型的推定

化合物结构类型的初步推断主要通过灼烧试验、化学定性反应结果，并结合化合物在提取、分离过程中所表现出的理化特性（如在不同溶剂中的溶解性、酸碱性，所含官能团的特性等）进行综合分析。

而结构类型的确定，则需要根据分子式，测定化合物不饱和度（即确定结构中含有的双键数或环数），结合所测物理常数、化学定性试验，以及紫外光谱、红外光谱、质谱和核磁共振谱等所得数据，加以综合分析，确定所含的官能团、基本母核及结构类型。

(四) 化合物结构式的确定

确定一个天然药物化学成分的分子结构是一项复杂的工作，涉及面广，往往是化学、仪器分析、各波谱图的综合解析，是植物化学分类学及文献工作的相互配合、综合分析的结果。紫外光谱（UV）、红外光谱（IR）、核磁共振谱（NMR）、质谱（MS）统称为四大波谱，是测定化合物结构的重要手段，综合分析这些波谱信息，并进行推断，可确定化合物的结构。

1. 紫外光谱（UV）

可以用来分析物质的纯度、含量；推断化合物结构中有无共轭双键系统；判断不饱和化合物的结构类型以及异构体的确定；还可通过与标准品对照进行定性分析。

2. 红外光谱（IR）

主要用于官能团的定性。图谱中的每个吸收峰都对应着分子中不同的官能团。结构不同的化合物，其 IR 光谱特征不同。因而对官能团的定性有重要意义。另外，红外光谱还可与标准品对照鉴别已知化合物。

3. 核磁共振谱（NMR）

可提供分子中有关氢和碳的类型、数目、相互连接方式、与邻近基团的关系及化学结构方面的有关信息。在进行天然药物有效成分的结构测定时，NMR 与其他波谱相比，其作用最为重要，已成为研究天然药物成分结构不可缺少的重要工具。

4. 质谱（MS）

质谱是研究化学结构常用的重要手段之一，用质谱可以测定化合物的相对分子质量，这是目前最快、最准确的方法。质谱的另外一个重要用途就是解析结构，尤其色谱/质谱联用系统的应用，使质谱法在结构分析中得到更广泛的应用，并已成为结构测定中非常重要的工具。

常用的波谱学方法除前已述及的四大光谱外，还有旋光光谱（optical rotatory dispersion spectroscopy，ORD）、圆二色光谱（circular dichroism spectroscopy，CD）和单晶X射线衍射法（single crystal X-ray diffraction，SCXRD）。旋光光谱和圆二色光谱是分别于

20世纪50年代和20世纪60年代发展起来的物理分析方法，都是利用电磁波和手性化合物相互作用的信息，研究天然化合物的立体结构及相关问题。单晶X射线衍射法又称X射线单晶结构分析，它是通过测定化合物单晶样品对X射线的衍射获得结构信息，包括：未知化学结构式的测定、分子的构型和构象、原子的种类、原子间的成键方式与键长、键角数值等。与其他方法相比，单晶X射线衍射法能够更好地解决关于分子形状（构型和构象）方面的问题，对于确定新化合物的结构是强有力的手段。抗疟药物青蒿素、抗肿瘤药物紫杉醇、ET-743等比较复杂的新化合物的化学结构都是采用单晶X射线衍射法最终确定的。

目前，波谱学方法以快捷、准确、简便、所需样品量少、处理结构问题方法更多等优势逐步取代了化学方法，化学方法已经转变为结构研究中的辅助手段。尽管如此，在许多情况下，特别是对于具有复杂结构的未知化合物的结构鉴定，化学方法与波谱学方法的配合应用和结果的相互佐证仍是不可或缺的。

拓展链接

仙鹤草芽驱绦虫成分的研究

仙鹤草芽是蔷薇科植物龙芽草根茎的芽。民间服用仙鹤草根茎芽的干粉治疗绦虫病，疗效显著。但经临床验证发现，水煎剂口服无效，醇浸后蒸去醇去渣（沉淀）服用亦无效，而连渣服用有效。

分析：

为了分离治疗绦虫病有效成分，首先选用了与临床驱绦虫作用基本一致的体外灭囊虫试验，作为寻找仙鹤草驱绦虫有效成分的活性筛选指标，按下图程序进行活性追踪。

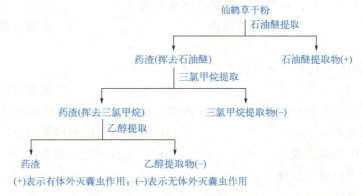

(+)表示有体外灭囊虫作用；(-)表示无体外灭囊虫作用

仙鹤草芽驱绦虫成分活性筛选流程图

体外灭囊虫试验表明有效成分存在于石油醚提取物中。TLC检查显示其中含有十几种酚性成分。将石油醚提取物随不同碱液作pH梯度萃取，在$NaHCO_3$萃取部位分离得到有效成分鹤草酚。最后经一系列化学降解及光谱测试，确定其结构，并经化学合成得到确认。

鹤草酚

边学边练

天然药物化学成分类型多样化、结构不同且理化性质有差异。常见天然药物化学成分的鉴别原理和实验技术有哪些？如何来判断样品中所含化学成分的类型？请参见：实训九 天然药物化学成分预试验。

学习目标检测 >>>

一、单项选择题

1. 系统预试验制备供试液，常用下述哪组溶剂？（　　）
   A. 石油醚、乙醇、水　　B. 苯、水、乙醇　　C. 石油醚、甲醇、乙醚
   D. 石油醚、乙醚、丙酮　　E. 三氯甲烷、乙酸乙酯、水

2. 化学检识中水提取部分可检出的成分为（　　）。
   A. 氨基酸、蛋白质、苷类　B. 甾体　　C. 生物碱
   D. 挥发油　　E. 树胶

3. 分离出鹤草酚的有效部位是（　　）。
   A. 三氯甲烷提取物　　B. 石油醚提取物　　C. 乙醇提取物
   D. 水提取物　　E. 乙醇提取后的残渣

4. 系统预试验中乙醇提取部分不能检出的成分为（　　）。
   A. 强心苷　　B. 生物碱　　C. 多糖、蛋白质、氨基酸
   D. 甾体　　E. 萜类

5. 系统预试验中水提取部分可检查的成分为（　　）。
   A. 油脂　B. 皂苷　C. 萜类　D. 树脂　E. 游离蒽醌

6. 某药材的酸水提取液直接加碘化铋钾出现红棕色的沉淀，则该药材（　　）。
   A. 可能含有生物碱类成分　　B. 肯定含有生物碱类成分
   C. 肯定不含生物碱类成分　　D. 肯定含有蛋白质类成分
   E. 肯定不含蛋白质类成分

7. 红外光谱用于测定（　　）。
   A. 官能团　　B. 饱和化合物　　C. 不饱和化合物
   D. 氢原子　　E. 碳原子

8. 确定化合物分子量的是（　　）。
   A. 紫外光谱　　B. 红外光谱　　C. 核磁共振氢谱
   D. 质谱　　E. 纸色谱

9. 紫外光谱的缩写符号是（　　）。
   A. UV　B. PC　C. IR　D. GLC　E. NMR

10. 高效液相色谱的缩写符号是（　　）。
    A. GC　B. MS　C. IR　D. TLC　E. HPLC

二、多项选择题

1. 预试验的目的是（   ）。
   A. 判断某类成分的有无   B. 选择合理的检查方法
   C. 了解某类成分的生物活性   D. 指导有效成分的提取分离
   E. 初步了解所含成分的特性

2. 水提取供试液可检查的成分有（   ）。
   A. 鞣质   B. 皂苷   C. 蛋白质   D. 多糖   E. 挥发油

3. 预试某天然药物中是否含有鞣质需用（   ）。
   A. Molish 反应   B. 三氯化铁反应   C. 乙酸酐-浓硫酸反应
   D. 盐酸-镁粉反应   E. 氯化钠-明胶反应

4. 检查化合物纯度的方法包括（   ）。
   A. 熔点测定   B. 薄层色谱法   C. 纸色谱法
   D. 气相色谱法   E. 高效液相色谱法

5. 有效成分鉴定的一般步骤包括（   ）。
   A. 化学检识   B. 分子式的测定   C. 结构类型的推断
   D. 结构式的确定   E. 纯度的检查

三、简答题

1. 请简述天然药物活性成分研究的一般路径。
2. 在以95%乙醇为溶剂的供试液中，可考虑检出哪些化学成分类型？
3. 文献调研在天然药物活性成分研究中有哪些用处？调研范围包括哪些方面的文献？
4. 活性筛选成败最重要的是什么？
5. 为什么要进行预试验？如何提高预试验的准确性？

四、案例分析

1. 某天然药物系统预试验结果为：

碘化铋钾（+），碘化汞钾（+），苦味酸（+），Molish 反应（−），茚三酮反应（+），双缩脲反应（+），斐林反应（−），$FeCl_3$（+），盐酸-镁粉反应（+）。

试分析各预试验结果代表的意义，综合判断该天然药物中所含的成分类型。

2. 某天然药物的脂溶性提取物按下述流程进行分离，请说出酸性成分、碱性成分、中性成分、酚性成分、醛类成分各在分离流程图的哪个部位？

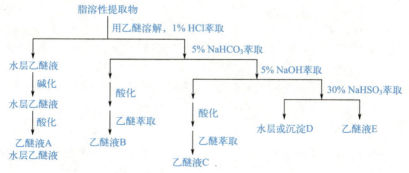

某天然药物脂溶性提取物的分离流程图

参 考 文 献

[1] 张雷红，杨红．天然药物化学 [M]．北京：中国医药科技出版社，2019．
[2] 杨扬，周斌，赵文杰．银杏叶史话：中药/植物药研究开发的典范 [J]．中草药，2016，47 (15)：2579-2591．
[3] 赵文龙．从银杏叶中提取精制银杏黄酮的研究 [D]．北京：北京化工大学，2018．
[4] 权明春，苏振宏，方大维，等．银杏黄酮的提取与功能研究进展 [J]．今日药学，2020，30 (11)：789-792．
[5] 赵莹莹，阎力君．秦皮药理作用研究进展 [J]．特产研究，2022，44 (01)：98-103．
[6] 王荣香，宋佳，孙博等．香豆素类化合物功能及生物合成研究进展 [J]．中国生物工程杂志，2022，42 (12)：79-90．
[7] 韩文静．板蓝根与柴胡栽培种质产量与品质评价 [D]．北京：北京协和医学院，2022．
[8] 裴月湖，娄红祥．天然药物化学 [M]．7 版．北京：人民卫生出版社，2016．
[9] 魏红．天然药物化学 [M]．3 版．北京：科学出版社，2021．
[10] 张雷红，杨红．天然药物化学 [M]．3 版．北京：中国医药科技出版社，2017．
[11] 易杨华，焦炳华．现代海洋药物学 [M]．北京：科学出版社，2018．
[12] 国家药典委员会．中华人民共和国药典．2020 年版．北京：中国医药科技出版社，2020．

高等职业教育"十四五"药品类专业系列教材

天然药物化学

（配套实训）

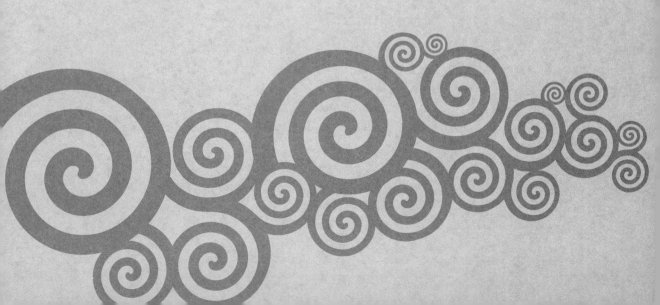

目录

实训一　硅胶薄层板的制备　/1
实训二　黄连中盐酸小檗碱的提取分离与检识技术　/2
实训三　槐米中芸香苷的提取分离及槲皮素的制备与检识技术　/5
实训四　大黄中游离蒽醌的提取分离与检识技术　/9
实训五　秦皮中香豆素类化学成分的提取分离与检识技术　/12
实训六　八角茴香中挥发油的提取分离与检识技术　/15
实训七　薄荷中挥发油的提取分离与检识技术　/17
实训八　金银花中绿原酸的提取分离及检识技术　/19
实训九　天然药物化学成分预试验　/21

实训一　硅胶薄层板的制备

硅胶薄层板的
制备及薄层
色谱法鉴别

一、实训目的

(1) 掌握薄层色谱法的原理。
(2) 掌握硅胶薄层板的制备及薄层色谱的基本方法。
(3) 了解展开剂、吸附剂的选择以及与被分离物质的关系。

二、实训原理

硅胶薄层色谱是采用吸附的原理，利用吸附剂对化合物吸附能力的不同而实现分离。吸附剂吸附能力的大小与化合物的极性大小有关，化合物极性越大，被吸附剂吸附得越牢固，R_f 值就越小；反之化合物极性越小，R_f 值越大。化合物在某种已选定的吸附剂所表现的 R_f 值大小，主要取决于展开剂的极性大小，即所使用的展开剂极性大，所得的 R_f 值大；展开剂极性小，所得的 R_f 值也小。

三、实训材料

(1) 仪器及材料　玻璃板、乳钵、毛细管、恒温干燥箱、干燥器、展开缸。
(2) 试药　硅胶 H（300 目）、0.5％羧甲基纤维素钠水溶液、薄荷油乙醇溶液、薄荷脑、乙醇、香草醛-硫酸试剂、石油醚、乙酸乙酯、石油醚-乙酸乙酯（85∶15）。

四、操作步骤

(1) 薄层板的制备　取 300 目硅胶 H 细粉 8g，加入 0.5％羧甲基纤维素钠水溶液 20mL，在乳钵中研磨均匀，随即倾倒于干燥的玻璃板上，均匀涂布，控制厚度在 0.25～0.5mm，轻轻振动玻璃板，使薄层表面平整均匀，然后在室温下水平放置，晾干后置于恒温干燥箱中 110℃下活化 1～2h，冷却后贮于干燥器内备用。

(2) 硅胶薄层色谱法（挥发油的检查）　取上述已活化好的硅胶 H 薄层板，在距底边 1～1.5cm 处标记原点，用毛细管将适量的薄荷油及薄荷脑的乙醇溶液（其中薄荷脑的乙醇溶液需要新鲜配制）点于原点上（少量多次点样，试样原点以圆而小为佳，直径不宜超过 0.5cm），待溶剂挥发后，迅速将薄层板置于密闭的盛有展开剂的展开缸中，上行展开，当展开剂接近薄层上端时取出，标记溶剂前沿，挥去展开剂，喷洒显色剂（香草醛-硫酸试剂），必要时可适当加热促使其显色。计算各斑点的 R_f 值，选择三种不同的展开剂分别进行展开，比较哪种展开剂分离薄荷油的效果最好。

五、实训思考

1. 薄层色谱中应如何选择展开剂？
2. 制备硅胶薄层板时应注意哪些问题？

实训二 黄连中盐酸小檗碱的提取分离与检识技术

黄连中盐酸小檗碱的提取和鉴定

一、实训目的

（1）能概述小檗碱的主要性质和检识原理。
（2）能运用煎煮法、盐析法、结晶法等操作技术对黄连中小檗碱进行提取分离。
（3）能运用薄层色谱法和化学法检识黄连中的小檗碱。
（4）具有尊重科学、实事求是的学风及良好的药学专业素质。
（5）能养成节约实验试剂和药材的良好习惯。

二、实训原理

黄连为毛茛科植物黄连、三角叶黄连或云连的干燥根茎。性寒味苦，具有清热燥湿、泻火解毒的功效。其有效成分主要是生物碱，含量 1%～8%，已分离得到的生物碱有小檗碱、巴马汀、黄连碱、甲基黄连碱、药根碱、表小檗碱、木兰碱等。这些生物碱大多属原小檗碱型生物碱，其中小檗碱的含量最高。《中国药典》（2020 版）一部中规定其含量，按干燥品计算，以盐酸小檗碱计，含小檗碱不得少于 5.5%，表小檗碱不得少于 0.80%，黄连碱不得少于 1.6%，巴马汀不得少于 1.5%。

小檗碱又称黄连素，主要存在于黄连、黄柏、三颗针等中草药中，具有显著的抗微生物、抗原虫的作用，临床用其盐酸盐治疗细菌性感染，如痢疾、急性肠胃炎、呼吸道感染等症。小檗碱为黄色针状结晶，其盐酸盐在冷水中溶解度小（1:500），其硫酸盐在水中溶解度较大（1:30）。小檗碱的提取分离是利用小檗碱的硫酸盐在水中溶解度大的性质，用硫酸水提取出来总生物碱，再利用其盐酸盐难溶于水及盐析作用，使生物碱盐析出，以除去水溶性杂质。

三、实训材料

（1）仪器及材料　烧杯、电炉、玻璃漏斗、量筒、布氏漏斗、抽滤瓶、真空泵、滤纸若干、紫外灯、展开缸等。
（2）试药　黄连粉、95% 乙醇、0.3% H_2SO_4、浓盐酸、石灰乳、蒸馏水、漂白粉、硅胶、碘化铋钾试液、盐酸小檗碱对照品等。

四、操作步骤

（一）提取与分离技术

黄连中小檗碱的提取分离流程见实训图 1。

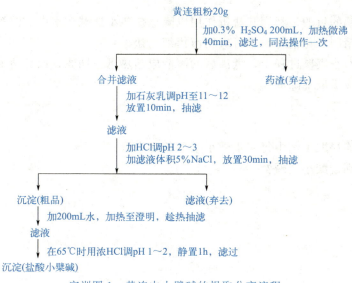

实训图 1　黄连中小檗碱的提取分离流程

（二）检识技术

1. 化学检识技术

（1）丙酮小檗碱反应　取盐酸小檗碱样品0.05g，溶于50mL热水中，加入10％NaOH溶液2mL，混合均匀后，于水浴中加热至50℃，加入丙酮5mL，放置，即有柠檬黄色结晶析出。此反应可用于原小檗碱型季铵生物碱的鉴别。

（2）漂白粉显色反应　取盐酸小檗碱样品少许，加稀硫酸2mL温热溶解，再加漂白粉少许，振摇后即产生樱红色。

（3）生物碱沉淀反应　取盐酸小檗碱少许，加入稀硫酸10～12mL溶解，分置三支试管中，分别加入碘化汞钾试剂、碘化铋钾试剂、硅钨酸试剂，观察各试管中产生的现象。

2. 薄层色谱检识技术

吸附剂：硅胶G薄层板

对照品：盐酸小檗碱乙醇溶液

样品：自制小檗碱的乙醇溶液

展开剂：甲醇-丙酮-乙酸（4∶5∶1）

检视：先在紫外灯光（365nm）下观察荧光，再喷改良碘化铋钾试剂。

五、实训注意事项

（1）可以用黄柏、三颗针等代替黄连。

（2）黄连等原料中除主要含小檗碱外，尚含一定的小檗胺、药根碱和巴马汀等多种成分，除小檗碱、小檗胺含量多且有一定药用价值外，其他成分含量均少，且无分离必要。

（3）提取用稀硫酸浓度以在0.2％～0.3％之间为宜，若加大稀硫酸浓度，小檗碱将会从硫酸盐转变成硫酸小檗碱酸式盐的形式，后者的溶解度（1∶100）明显地较硫酸盐（1∶30）为小，影响提取效果。

（4）用石灰乳调pH，可以使硫酸小檗碱游离为小檗碱，并可以沉淀果胶、黏液质等多糖杂质。

(5) 加氯化钠的目的是利用其盐析作用以降低盐酸小檗碱在水中的溶解度。用作盐析用的食盐，除可用精制氯化钠外，也可应用市售细食盐。

(6) 粗制盐酸小檗碱过程中，煮沸后的溶液应趁热迅速抽滤，以免溶液冷却而析出盐酸小檗碱结晶，造成提取率降低。

六、实训思考

(1) 分析黄连提取工艺中每一步骤小檗碱的存在形式。

(2) 如何鉴别盐酸小檗碱？

实训三　槐米中芸香苷的提取分离及槲皮素的制备与检识技术

槐米中芦丁
提取及精制

一、实训目的

（1）能运用碱溶酸沉法和结晶法对槐米中芸香苷进行提取和分离。
（2）能描述苷的酸水解方法，并选择合适的方法对槐米中芸香苷进行水解。
（3）能够运用化学法、色谱法来鉴定芸香苷和槲皮素。
（4）熟悉实验基本操作，增强实验技能。

二、实训原理

槐米为豆科植物槐的干燥花蕾，夏季花开放或花蕾形成时采收，及时干燥，除去枝、梗及杂质。前者习称"槐花"，后者习称"槐米"。苦，微寒，归肝、大肠经，有凉血止血、清肝泻火的功效，主治便血、痔血、血痢、崩漏、吐血、衄血、肝热目赤、头痛眩晕等。槐米的主要有效成分为芦丁，芦丁又称芸香苷，含量可达 12%～20%，在烟叶、蒲公英、槐米中均含有芸香苷，尤其以槐米和荞麦中含量最高。芦丁具有维生素 P 样作用，可降低因毛细血管脆性引起的出血症，常作为高血压辅助治疗药。

芸香苷由槲皮素 3 位上的羟基与芸香糖脱水缩合而成。故芸香苷酸水解可得到槲皮素、葡萄糖和鼠李糖。

芦丁(芸香苷)　　　　　槲皮素

芸香苷为浅黄色粉末或极细的针状结晶，含三分子结晶水，熔点 174～178℃，无水物 188～190℃。它在冷水中的溶解度为 1∶10000，沸水中 1∶200，冷乙醇中 1∶650，沸乙醇中 1∶60，可溶于丙酮、乙酸乙酯及碱液中。芸香苷水解后得槲皮素，槲皮素为黄色针状结晶，熔点 316℃。在热乙醇中溶解度为 1∶23，冷乙醇中溶解度为 1∶300，可溶于甲醇、丙酮、乙酸乙酯、冰醋酸等，不溶于水、三氯甲烷、乙醚和苯等。

本实验利用芸香苷结构中含有酚羟基，显弱酸性，能与碱成盐而溶解于碱液中，碱水提取液加酸酸化后又可使芸香苷沉淀析出的特点，可用碱溶酸沉法提取；并可利用芸香苷对冷水和热水溶解度差异进行精制和纯化。

芸香苷分子中含有邻二酚羟基结构，暴露于空气中容易被缓慢氧化为暗褐色，在碱性环境中更容易被氧化。硼酸能与邻二酚羟基结合，保护芸香苷不被氧化，因此在碱液中常加入少量硼砂来提取芸香苷。

三、实训材料

（1）仪器及材料　紫外光分析仪、循环水真空泵、电热套、布氏漏斗、抽滤瓶、研钵、研钵棒、回流提取器、色谱缸、玻璃漏斗、烧杯、试管等。

（2）试药　槐米、盐酸、硼砂、石灰乳、镁粉、醋酸镁试剂、三氯化铝试剂、α-萘酚-浓硫酸试剂、二氯氧锆-枸橼酸试剂、芦丁和槲皮素对照品。

四、操作步骤

1. 芸香苷的提取

称取槐米30g（压裂），加约6倍量已煮沸的0.4%硼砂水溶液，搅拌后加入石灰乳调节pH至8～9，并保持该pH微沸20～30min，随时补充失去的水分并保持溶液的pH至8～9，趁热用4～6层纱布滤过；残渣同法操作，再提取一次，合并两次滤液，冷至60～70℃，用浓盐酸调pH至2～3，静置使沉淀完全（一夜以上），抽滤，滤饼用少量蒸馏水洗涤2～3次，抽干，放置于60℃干燥箱内，干燥20～30min，得芸香苷粗品，称重，计算提取率。

2. 芸香苷的精制

取上述所得芸香苷粗品，按1：200比例加水，煮沸至溶解，趁热抽滤，滤液静置过夜，待沉淀完全析出，抽滤，得芸香苷的精制品，干燥备用。

3. 芸香苷的水解

取上述精制后的芸香苷1g，研细后置于150mL圆底烧瓶中，加入2%硫酸80mL，加热回流30～60min，圆底烧瓶中溶液由原先的浑浊液，逐渐变为澄清棕黄色液体，慢慢沉淀又增多，最后变为亮黄色沉淀，至沉淀不再增加，停止加热。放冷，抽滤，抽滤时滤饼用少量蒸馏水洗至中性，抽干水分，晾干称重，得槲皮素的粗品。必要时用稀乙醇重结晶。

取芦丁水解后的滤液20mL，在搅拌下加饱和氢氧化钡溶液中和至中性，滤去白色硫酸钡沉淀，滤液蒸干，加2～3mL乙醇溶液，作为糖的供试液。槐米中芸香苷的提取分离流程见实训图2。

4. 芸香苷、槲皮素及糖的检识

（1）显色反应　取芸香苷、槲皮素少许，分别用8mL乙醇溶解，制成试样溶液，按下列方法进行实验，比较苷元和苷的反应情况。

① 盐酸镁粉反应　取试样溶液各2mL，分别置于两支试管中，各加入镁粉少许，再加入浓盐酸数滴，观察并记录颜色变化。

② 醋酸镁反应　取两张滤纸条，分别滴加试样溶液后，加1%醋酸镁甲醇溶液2滴，于紫外光灯下观察荧光变化，并记录现象。

③ 三氯化铝反应　取两张滤纸条，分别滴加试样溶液后，加1%三氯化铝乙醇溶液2滴，于紫外光灯下观察荧光变化，并记录现象。

④ 锆-枸橼酸反应　取试样溶液各2mL，分别置于两支试管中，各加2%二氯氧锆甲醇溶液3～4滴，观察颜色，然后加入2%枸橼酸甲醇溶液3～4滴，观察并记录颜色变化。

⑤ Molish反应　取试样溶液各2mL，分别置于两支试管中，加10%α-萘酚乙醇溶液

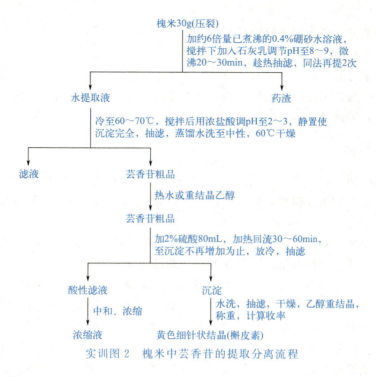

实训图 2　槐米中芸香苷的提取分离流程

1mL，振摇后倾斜试管 45°，沿管壁滴加 1mL 浓硫酸，静置，观察并记录两液面交界处颜色变化。

（2）色谱鉴定

① 芸香苷和槲皮素的纸色谱检识

色谱材料：新华色谱滤纸（中速，20cm×7cm）。

样品：自制 1%芸香苷乙醇溶液，自制 1%槲皮素乙醇溶液。

对照品：1%芸香苷对照品乙醇溶液，1%槲皮素对照品乙醇溶液。

展开剂：正丁醇-乙酸-水（4∶1∶5，上层）或 15%乙酸溶液。

展开方式：预饱和后，上行展开。

显色：喷洒三氯化铝试剂前后，置日光及紫外光灯下检识色斑的变化。

观察记录：图谱及斑点颜色。

② 芸香苷和槲皮素的薄层色谱检识

色谱材料：硅胶 G 薄层板。

样品：自制 1%芸香苷甲醇溶液，自制 1%槲皮素甲醇溶液。

对照品：1%芸香苷对照品甲醇溶液，1%槲皮素对照品甲醇溶液。

展开剂：乙酸乙酯-甲酸-水（8∶1∶1）。

显色：喷洒三氯化铝试剂前后，置日光及紫外光灯下检识色斑的变化。

观察记录：图谱及斑点颜色。

③ 糖的纸色谱检识

取糖的供试液做径向纸色谱，和已知糖液作对照，可得到与葡萄糖、鼠李糖相同 R_f 值的斑点。

色谱材料：新华色谱滤纸（圆形）。

样品：糖的供试液。
对照品：葡萄糖和鼠李糖的对照品溶液。
展开剂：正丁醇-乙酸-水（4∶1∶5，上层）。
展开方式：上行展开。
显色：氨性硝酸银试液，喷洒后先用电吹风冷吹至干，再吹热风至出现斑点为止。
观察并记录：图谱及斑点颜色。

五、实训注意事项

（1）石灰乳配制 取 1.3g 氧化钙，置研钵中，加 10mL 水研成乳液即可。

（2）提取前将槐米压成粗粉，使有效成分易于被热水溶出，直接用沸水提取芦丁可破坏酶的活性，收率稳定。

（3）提取液中加入 0.4％硼砂水的目的，是因为硼砂可以与邻二酚羟基络合，保护邻二酚羟基不被氧化，又避免钙离子与酚羟基和羧基形成难溶于水的螯合物。

（4）用碱溶酸沉法提取，加入石灰乳即可达到调节碱性的目的，还可以除去槐米中的多糖类、黏液质等成分，但碱性不宜过强，一般不超过 pH10，如碱性过强，加热可使芸香苷水解破坏，同时黄酮母核在强碱条件下易被破坏。酸化时加盐酸调 pH 在 2～3 之间，如果 pH＜2，容易使芸香苷形成盐，之前的沉淀重新溶解于提取液中，其收率下降。

（5）以热水或乙醇重结晶，是利用芸香苷在热水和热乙醇中溶解度较大，在冷水及冷乙醇中溶解度较小的性质。

（6）芦丁水解时，应注意观察使其水解完全。水解液处理应采用氢氧化钡，可生成硫酸钡沉淀，有利于进一步鉴定。

六、实训思考

（1）提取槐米中的芸香苷，可采用什么方法？依据的原理是什么？

（2）试解释在水解过程中出现浑浊→澄清→浑浊现象的原因？

（3）怎样正确检识芦丁？

实训四 大黄中游离蒽醌的提取分离与检识技术

一、实训目的

（1）理解从大黄中提取分离蒽醌类成分的原理和方法。
（2）掌握 pH 梯度萃取法分离不同的蒽醌类成分。
（3）熟悉蒽醌类成分的一般性质和鉴别反应。

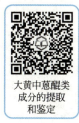

大黄中蒽醌类成分的提取和鉴定

二、实训原理

大黄记载于《神农本草经》等许多文献中，用于泻下、健胃、清热、解毒等。

自古以来，大黄在植物性泻下药中占有重要位置，是一味很早就被各国药典所收载的世界性生药。大黄的种类繁多，优质大黄是蓼科植物掌叶大黄（*Rheum palmatum* L.）、药用大黄（*Rheum. officinale* Baill.）及唐古特大黄（*Rheum. tanguticum* Maxim. ex Balf.）的根茎及根。

大黄中含有多种游离的羟基蒽醌类化合物以及它们与糖所形成的苷。已经知道的羟基蒽醌主要有下列五种：

R_1	R_2	名称	晶形	熔点/℃
—H	—COOH	大黄酸	黄色针晶	318～320
—H	—CH$_2$OH	芦荟大黄素	橙色细针晶	206～208
—H	—CH$_3$	大黄酚	金色片状结晶	196
—CH$_3$	—OH	大黄素	橙色针晶	256～257
—CH$_3$	—	大黄素甲醚	砖红色针晶	207

大黄中蒽醌苷元，其结构不同，因而酸性强弱也不同。大黄酸连有—COOH，酸性最强；大黄素连有 β-OH，酸性第二；芦荟大黄素连有苄醇—OH，酸性第三；大黄素甲醚和大黄酚均具有 1,8-二酚羟基，前者连有—OCH$_3$ 和—CH$_3$，后者只连有—CH$_3$，因而后者酸性排在第四位。

三、实训材料

（1）仪器与材料 500mL 圆底烧瓶、冷凝回流管、500mL 分液漏斗、500mL 烧杯、100～250mL 量筒、常压漏斗（5～10cm 斗径）、定性滤纸（10cm）、毛细管点样器、玻璃喷瓶、广谱 pH 试纸、纱布一卷、多孔水浴锅、旋转蒸发仪。

（2）试药　大黄药材粗粉、氯仿、浓硫酸、浓盐酸、冰醋酸、苯、乙酸乙酯、碳酸钠（5％ Na_2CO_3 溶液）、碳酸氢钠（5％ $NaHCO_3$ 溶液）、氢氧化钠（5％ NaOH 溶液）、氢氧化钾、醋酸镁试剂等。

四、操作步骤

1. 大黄总蒽醌苷元的提取（见实训图 3）。

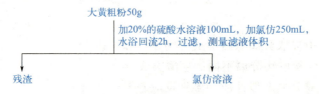

实训图 3　大黄总蒽醌苷元的提取流程图

注意：①大黄中的蒽醌类成分大部分与糖结合，以蒽醌的形式存在于植物组织中。所以要用酸水解使其生成苷元。蒽醌苷元可溶于氯仿、苯及乙醚等有机溶剂，用苯时应注意苯蒸气的挥发，严防中毒；②所得的氯仿液中如带有酸水液，应该用分液漏斗分出弃去，并用蒸馏水回洗一次除去酸性以免影响梯度萃取。氯仿提取液放置中如有沉淀析出，可滤取之，该沉淀多为大黄素，余液进行下一步分离试验用。

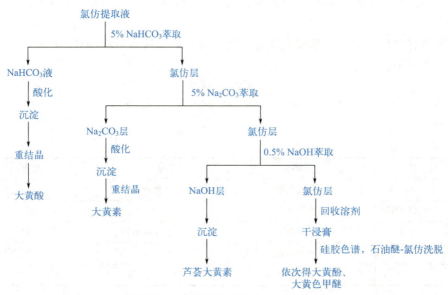

实训图 4　大黄粗粉中游离蒽醌的分离

2. 总蒽醌苷元的分离与精制（见实训图 4）。

（1）大黄酸的分离与精制　将含有总游离蒽醌的氯仿液 250mL 移至 1000mL 的大分液漏斗中，加 pH8 缓冲液（5％ $NaHCO_3$ 溶液）125mL 振摇萃取（3 次，每次 125mL，至碱液无色），静置至彻底分层，放出氯仿液后，倒出碱水液至 500mL 烧杯中，加 HCl 酸化至 pH 3，待黄色沉淀析出完全后，过滤、干燥，干燥后的样品加冰醋酸 10mL 加热使溶，趁热过滤，滤液静置，析出黄色针晶为大黄酸，过滤即得纯品。

（2）大黄素的分离与精制　将提过大黄酸的氯仿液继续移至分液漏斗中，用 pH9.9 缓冲液（5％ $NaCO_3$ 溶液）125mL 振摇萃取（3 次，每次 125mL，至碱液无色），275mL 振摇萃取，彻底分层后，分出碱水层，并用 HCl 酸化至 pH 3，析出棕黄色沉淀，过滤，沉淀经干燥后，用 10mL 冰醋酸加热使溶，趁热过滤，析出橙色大针晶，过滤后，即得大黄素纯品。

(3) 芦荟大黄素的分离和精制　余下氯仿液移至分液漏斗后，加 5％ $NaCO_3$ ：5％ NaOH（9：1）碱水液 125mL 或用 0.5％KOH 125mL 振摇萃取，碱水液加 HCl 酸化，析出的沉淀过滤干燥，用 10mL 乙酸乙酯重结晶，得黄色针晶的芦荟大黄素纯品。

(4) 大黄酚、大黄素甲醚的分离和精制　采用硅胶色谱，石油醚-氯仿洗脱分离得到。

3. 检识技术

(1) 化学检识　分别取总蒽醌提取物少许，用乙醚溶解，做如下反应：

① 碱液试验：取试液 1mL，加 20％NaOH 数滴，观察颜色。

② 醋酸镁反应：取试样 1mL，加醋酸镁试剂数滴，观察现象。

(2) 薄层色谱鉴定

吸附剂：硅胶-CMC

展开剂：C_6H_6-EtOAc（3：2 或 97：9）。

显色剂：①氨蒸气熏；②5％KOH 喷雾。

五、实训思考

(1) pH 梯度萃取法的原理是什么？适用于哪些中草药成分的分离？

(2) 根据 TLC 结果，分析各蒽醌类成分的结构与 pH 的关系。

(3) 试说明各显色反应的机制。

(4) 实训过程中的注意事项有哪些？

实训五　秦皮中香豆素类化学成分的提取分离与检识技术

秦皮中七叶苷、七叶内酯的提取和鉴定

一、实训目的

（1）能运用回流提取法、两相溶剂萃取法和重结晶法的操作技术对秦皮中七叶内酯和七叶苷进行提取、分离。

（2）能描述秦皮中香豆素类化合物的结构及性质。

（3）能够运用化学法、薄层色谱法来鉴定七叶内酯和七叶内酯苷。

（4）熟悉实训基本操作，增强实训技能。

二、实训原理

秦皮为木犀科植物苦枥白蜡树、白蜡树、尖叶白蜡树或宿柱白蜡树的干燥枝皮或干皮。春、秋二季剥取，晒干。分布于辽宁、吉林、河北、河南、内蒙古、陕西、山西、四川等地。有清热燥湿、收涩止痢、止带、明目功效。主治湿热泻痢、赤白带下、目赤肿痛、目生翳膜。秦皮的主要化学成分为香豆素类化合物，其中七叶内酯、七叶内酯苷具有抗菌活性，是临床治疗痢疾的主要有效成分，也是2020版《中华人民共和国药典》中秦皮药材及其饮片质量控制点。

七叶内酯又称秦皮乙素，分子式$C_9H_6O_4$，黄色针状结晶，熔点276℃。易溶于甲醇、乙醇、乙酸乙酯和稀碱水，略溶于水，难溶于氯仿。显蓝色荧光。

七叶内酯苷又称秦皮甲素，分子式$C_{15}H_{16}O_9$，无色或浅黄色结晶，熔点206℃。易溶于甲醇、乙醇和稀碱水，可溶于沸水，难溶于乙酸乙酯，不溶于氯仿。显蓝色荧光。

七叶内酯(秦皮乙素)　　　　七叶内酯苷(秦皮甲素)

本实训利用七叶内酯与七叶内酯苷均易溶于乙醇的性质用乙醇进行提取。根据两者在乙酸乙酯中溶解度的不同，用乙酸乙酯从水液中将七叶内酯萃取出来，而与留在水液中的七叶内酯苷分离。利用荧光性、显色反应及色谱法进行二者的鉴别。

三、实训材料

（1）仪器及材料　紫外光分析仪、循环水真空泵、电热套、布氏漏斗、抽滤瓶、回流提取器、分液漏斗、展开缸、玻璃漏斗、烧杯、试管等。

（2）试药　秦皮粗粉、95%乙醇、三氯甲烷、乙酸乙酯、甲醇、甲酸、无水硫酸钠、盐酸羟胺、1%三氯化铁试剂、秦皮甲素和秦皮乙素对照品等。

四、操作步骤

1. 提取与分离

秦皮中香豆素的提取分离见实训图5。

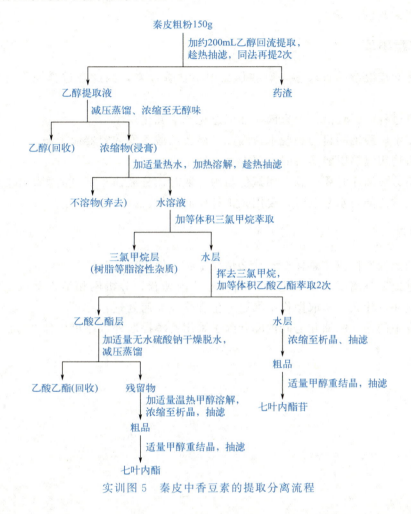

实训图5　秦皮中香豆素的提取分离流程

2. 检识

（1）荧光反应　取七叶内酯和七叶内酯苷的甲醇溶液分别滴加1滴于滤纸上，待晾干后在紫外灯下观察荧光颜色；然后在原斑点上滴加1滴NaOH溶液，待晾干后再观察荧光有何变化。

（2）异羟肟酸铁反应　取七叶内酯和七叶内酯苷分别置于试管中，加入盐酸羟胺甲醇溶液2～3滴，再滴加1%NaOH溶液2～3滴，在水浴中加热数分钟，至反应完全，冷却，再用盐酸调pH3～4，加1% $FeCl_3$ 试剂1～2滴，溶液变为红～紫红色。

（3）Molish反应　取七叶内酯和七叶内酯苷的乙醇溶液各1mL，加α-萘酚乙醇溶液1mL，振摇后斜置试管，沿管壁滴加0.5mL浓硫酸，静置，观察并记录液面交界处颜色变化情况。

（4）色谱鉴定

样品：提取的七叶内酯和七叶内酯苷的甲醇溶液。

对照品：秦皮甲素和秦皮乙素对照品甲醇溶液。
色谱材料：硅胶G薄层板或硅胶GF_{254}板。
展开剂：三氯甲烷-甲醇-甲酸（6∶1∶0.5）。
显色：置于紫外光灯下观察荧光斑点或喷三氯化铁试液-铁氰化钾试液（1∶1）的混合溶液，斑点变为蓝色。

五、实训注意事项

（1）商品秦皮混杂品种较多，有些伪品中不含香豆素，因此在选择原料时应注意鉴定真伪。

（2）萃取过程应轻轻沿一个方向振摇以避免产生乳化现象。

（3）加无水硫酸钠的目的是脱水，因此，盛放乙酸乙酯的容器应干燥。

（4）残留物用温热甲醇溶解时，要在通风橱中进行。

（5）使用分液漏斗时要注意，用氯仿与水萃取时，分液漏斗下口活塞要用甘油淀粉作润滑剂；当用乙酸乙酯与水萃取时，要用凡士林作润滑剂。

六、实训思考

（1）减压蒸馏操作应注意什么？什么情况下必须使用减压蒸馏？

（2）通过提取分离秦皮中的七叶内酯和七叶内酯苷，分析两相溶剂萃取法的原理是什么？操作时应注意什么？萃取操作中如已发生乳化应如何处理？

（3）秦皮中的七叶内酯和七叶内酯苷除了采用乙醇提取外，还可用什么方法提取？请设计提取流程。

实训六 八角茴香中挥发油的提取分离与检识技术

一、实训目的

(1) 掌握挥发油的水蒸气蒸馏提取法和含量测定器的使用。
(2) 熟悉化学法、薄层色谱法鉴别挥发油。
(3) 学会基本操作过程和注意事项。

八角茴香挥发油的提取和鉴定

二、实训原理

八角茴香为木兰科植物八角茴香（*Illicium verum* Hook. f.）干燥成熟的果实，含挥发油约5%。主要成分是茴香脑（anethole）。茴香脑为白色结晶，熔点21.4℃，溶于苯、乙酸乙酯、丙酮、二硫化碳及石油醚，几乎不溶于水，茴香脑约占总挥发油的80%～90%。此外，尚有少量甲基胡椒酚、茴香醛、茴香酸等。

本实训采用提取挥发油的通法——水蒸气蒸馏法。挥发油中各类成分的极性不相同，一般不含氧的萜烯类化合物极性小，在薄层板上可被石油醚较好地展开；而含氧的化合物极性较大，可被石油醚与乙酸乙酯混合溶剂较好地展开。为了使挥发油中各组分能在同一块薄层板上进行分离，可采用单向二次色谱法展开。

三、实训材料

(1) **仪器及材料** 挥发油含量测定器、展开缸、试管、烧杯、回流冷凝管、毛细管、硅胶G薄层板（8cm×20cm）。

(2) **试药** 八角茴香、石油醚、乙酸乙酯、三氯化铁试液、2,4-二硝基苯肼试液、碱性高锰酸钾试液、香草醛-浓硫酸试液。

四、操作步骤

1. 挥发油的提取

取八角茴香50g捣碎，置挥发油含量测定器烧瓶中，加适量的水，连接挥发油含量测定器与回流冷凝管（见实训图6），自冷凝管上端加水使充满挥发油测定器的刻度部分，并使水溢流入烧瓶时为止，缓缓加热至沸，至测定器中油量不再增加，停止加热，放冷。分取油层计算得率。也可将八角茴香粗粉置烧杯中加适量水润湿浸泡，按一般水蒸气蒸馏法提取。

2. 挥发油的鉴定

(1) **油斑试验** 取适量八角茴香油，滴于滤纸片上，常温（或加热烘烤）观察油斑是否消失。

(2) **色谱点滴反应** 取硅胶G薄层板（8cm×20cm）一块，将八角茴香挥发油用95%乙醇稀释成5～10倍溶液，点样，然后将各种检测试剂分别滴加于各挥发油样品斑点上，观察颜色变化，初步推测每种挥发油可能含有化学成分的类型。

检测试剂：
① 三氯化铁试液
② 碱性高锰酸钾试液
③ 2,4-二硝基苯肼试液
④ 香草醛-浓硫酸试液

(3) 挥发油单向二次展开薄层色谱　取硅胶 G 薄层板（8cm×20cm）一块，在距底边 1.5cm、9cm 及 17cm 处分别用铅笔画出起始线、中线及前沿。将八角茴香挥发油点在起始线上，先在石油醚-乙酸乙酯（85∶15）展开剂中展开，展开至薄板中线时取出，挥去展开剂，再放入石油醚中展开，至薄层板前沿时取出，挥去展开剂，用香草醛-浓硫酸显色剂显色，喷后 105℃加热数分钟，观察斑点的数量、位置及颜色，推测每种挥发油中可能含有化学成分的量。

五、实训注意事项

(1) 挥发油含量测定器一般分为两种：一种适用于测定相对密度大于 1.0 的挥发油；另一种适用于测定相对密度小于 1.0 的挥发油。《中国药典》2020 年版规定，测定相对密度大于 1.0 的挥发油，也可在相对密度小于 1.0 的测定器中进行，其法是在加热前，预先加入 1mL 二甲苯于测定器内，然后进行水蒸气蒸馏，使蒸出的相对密度大于 1.0 的挥发油溶于二甲苯中，由于二甲苯的相对密度为 0.8969，一般能使挥发油与二甲苯的混合溶液浮于水面。计算挥发油的含量时，扣除加入二甲苯的体积即可。

(2) 提取完毕，须待油水完全分层后，再将油放出。

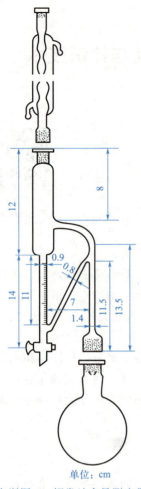

实训图 6　挥发油含量测定器

(3) 挥发油易挥发逸失，因此进行色谱鉴别时，操作应及时，不宜久放。
(4) 喷香草醛-浓硫酸显色剂时，应于通风橱内进行。
(5) 进行单向二次展开时，在第一次展开后，应将展开剂完全挥去，再进行第二次展开，否则将改变第二次展开剂的极性，从而影响分离效果。

六、实训思考

(1) 用挥发油含量测定器提取挥发油应注意什么？
(2) 挥发油单向二次展开时，为什么先用石油醚与乙酸乙酯的混合溶剂进行第一次展开，再用石油醚进行第二次展开？

实训七　薄荷中挥发油的提取分离与检识技术

一、实训目的

（1）掌握水蒸气蒸馏法、结晶法对薄荷中挥发油进行提取和精制。
（2）熟悉点滴反应、薄层色谱法进行挥发油的检识。
（3）学会基本操作过程和注意事项。

二、实训原理

薄荷为唇形科植物薄荷（*Mentha haplocalyx* Briq.）干燥的地上部分，所含挥发油组成复杂，主要是单萜类及其含氧衍生物，其中薄荷醇含量最高，占75%～85%，此外，还含有薄荷酮、乙酸薄荷酯、柠檬烯、异薄荷酮、桉油精等。薄荷醇的结晶又称薄荷脑，是薄荷的有效成分，具有驱风、消炎、局部止痛等作用。

本实验利用挥发油的挥发性，采用水蒸气蒸馏法提取薄荷中挥发油，然后将被蒸出的水与油放置分层后，将油分出。利用薄荷油中薄荷醇含量高，且低温放置可析出薄荷脑的性质分出薄荷醇。

三、实训材料

（1）仪器及材料　挥发油提取装置、烧杯、锥形瓶、硅胶-CMC-Na薄层板、温度计、层析缸、点滴板、接收瓶。
（2）试药　薄荷、食盐、石油醚、乙酸乙酯、乙醇、三氯化铁试液、溴酚蓝试液、2,4-二硝基苯肼试液、香草醛-浓硫酸试液、碱性高锰酸钾试液。

四、操作步骤

1. 提取分离

称取薄荷适量置于蒸馏瓶内，加水适量浸泡，安装蒸馏器，加热，通水蒸气进行蒸馏（见实训图7），收集馏出液，至馏出液不浑浊或无薄荷油芳香味时，停止蒸馏。将蒸馏液收集于接收瓶中，加入饱和食盐水或精制食盐，使食盐量达2%～3%，混合均匀，密盖瓶塞静置过夜，待薄荷油全部聚集于液面，放出水层，收集薄荷油。再将薄荷油－10℃冷冻放置，析出脑，经过滤得薄荷脑粗品和脱脑油。

2. 薄荷油的鉴定

（1）点滴反应　取硅胶-CMC-Na薄层板一块，用铅笔在薄层板上打出小格子，取点样用的薄荷油，用乙醇稀释成5～10倍的溶液，再用细玻璃棒蘸取薄荷油乙醇溶液，点在每个小方格内，控制样点的大小不要超格，再用毛细管吸取不同的试剂点在每个小格内，控制斑点的大小不要超格，空白对照格也随同各竖排点相同的试剂，立即观察每一方格内颜色的变化，并初步推测该挥发油可能含有成分的类型。

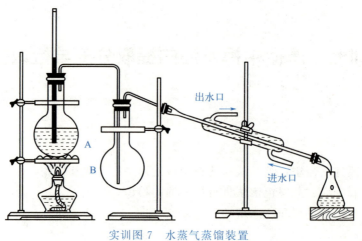

实训图 7　水蒸气蒸馏装置
A. 瓶中装约 2/3 的水　B. 瓶中装剪碎的薄荷

检测试剂：
① 三氯化铁试液。
② 溴酚蓝试液。
③ 2,4-二硝基苯肼试液。
④ 香草醛-浓硫酸试液。
⑤ 碱性高锰酸钾试液。
（2）薄层色谱检识
吸附剂：硅胶-CMC-Na 薄层板。
样品：薄荷油乙醇液。
展开剂：石油醚-乙酸乙酯（85∶15）；石油醚（90～120℃）。
显色剂：1‰香草醛-浓硫酸溶液。
双向层析：取硅胶-CMC-Na 薄层板（10cm×10cm）一块，沿起始线的右侧 1.5cm 处点上薄荷油，先在石油醚中做第一次展开，当展至终端时取出薄层板，挥尽溶剂，再将薄层板调转 90°角，置于石油醚-乙酸乙酯（85∶15）展开剂做第二方向展开至终端，取出薄层板，挥去溶剂，用 1‰香草醛-浓硫酸溶液显色，仔细观察各个斑点的位置，推测薄荷油的组成成分类型。
实验结果记录：观察斑点颜色，记录图谱并计算 R_f 值。

五、实训注意事项

双向色谱点样，一次只能点一种样品，如果同时点两种样品，经过双向色谱和显色之后，往往因出现斑点太多，没有规律性比移值，结果难以判断各个斑点的归属。

六、实训思考

挥发油的提取除了水蒸气蒸馏法提取外，还可以用哪些方法提取？

实训八　金银花中绿原酸的提取分离及检识技术

一、实训目的

(1) 了解金银花中有关成分，掌握绿原酸的相关性质，设计提取方案。
(2) 掌握 pH 梯度萃取法分离所需成分。
(3) 掌握聚酰胺柱层析的方法。

金银花中绿原酸的提取分离及检识技术

二、实训原理

金银花为忍冬科忍冬属植物忍冬及同属多种植物的干燥花蕾，它是一种"药食同源"的绿色植物，是临床常用的中药之一。具有清热解毒、凉风散热、抗病毒、保肝利胆的功能，主治痈肿疔疮、喉痹、丹毒、热血毒痢、风热感冒、瘟病发热、急性支气管炎、肺炎、腮腺炎、胆道感染、关节炎等，能改善放、化疗所致的白细胞降低，有"中药中的青霉素"的美誉。另外，金银花还被广泛地应用于保健品、化妆品、卷烟、食品等行业。近代研究一般认为金银花的主要生物活性有效成分为绿原酸类化合物，并且常以绿原酸含量的高低来评价金银花质量的优劣。

金银花中含绿原酸类、苷类、黄酮类、挥发油类等成分，其中有机酸为有效成分。普遍认为，绿原酸和异绿原酸是金银花的主要抗菌有效成分。绿原酸为 1 分子咖啡酸与 1 分子奎宁酸结合而成的酯，即 3-咖啡酰奎宁酸。异绿原酸为 2 分子咖啡酸与 1 分子奎宁酸结合而成的酯，包括异绿原酸 A（4,5-二咖啡酰奎尼酸）、异绿原酸 B（3,4-二咖啡酰奎尼酸）、异绿原酸 C（3,5-二咖啡酰奎尼酸）。

利用绿原酸和异绿原酸易溶于热水、乙醇、丙酮等亲水性溶剂的性质，采用水煎煮提取法，提取液适当浓缩后加 $Ca(OH)_2$，使绿原酸和异绿原酸生成难溶于水的钙盐而沉淀析出。再加入 50% 硫酸分解钙盐，产生硫酸钙沉淀，绿原酸及异绿原酸成为游离酸溶于水中。绿原酸分子结构中含酯键，在碱性水溶液中易被水解，在提取分离过程中应避免碱的影响。

三、实训材料

(1) 仪器及材料　冷凝回流装置、抽滤装置、旋蒸仪、分液漏斗、层析柱。
(2) 试药　金银花、乙醇（70%、10%）、盐酸（6mol/L）、乙酸乙酯、NaOH（5%）、乙酸、聚酰胺、硅胶。

四、操作步骤

1. 提取

金银花中绿原酸和异绿原酸的提取分离流程见实训图 8。

2. 分离纯化

取金银花提取浓缩液，以浓度 6mol/L 的 HCl 溶液调 pH 至 3 左右，以 3 倍量的乙酸乙

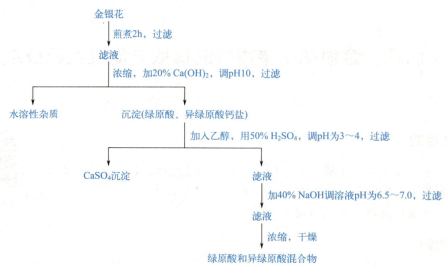

实训图 8　金银花中绿原酸和异绿原酸提取分离流程图

酯分 3 次萃取，合并萃取液（乙酸乙酯层），以 5％的 NaOH 溶液调萃取液 pH 至 8 左右，分取水层减压浓缩。

取金银花浓缩液，用聚酰胺拌样，用聚酰胺（80～100 目）装柱（用量大概为绿原酸粗品的 5 倍），装入柱径与柱长比为 1∶7 的色谱柱中，常压下用 10％的乙醇作为洗脱剂洗脱，收集洗脱液，点样与标准品对照（标准品用 50％的甲醇溶解，0.2mg/mL），合并相同流分，将相同流分合并后用乙酸乙酯重结晶能提高纯度，旋干即为所要提取的绿原酸。展开剂为乙酸乙酯∶乙酸∶水＝2∶1∶1（硅胶色谱）。

3. 检识方法

（1）显色试验　将分离得到的绿原酸的提取液滴在 pH 试纸上。将提取液滴在滤纸上，喷洒 0.1％溴酚蓝乙醇溶液。

（2）芳香胺-还原糖试验　将提取液滴在滤纸上，喷洒芳香胺-还原糖试剂（5g 苯胺和 5g 木质糖溶于 100mL 50％乙醇中），125～130℃加热至出现棕色斑点。

（3）色谱检识

① 纸色谱法　展开剂用正丁醇-冰醋酸-水（BAW 系统，4∶1∶5，上层）或正丁醇-吡啶-二氧六环-水（14∶1∶1∶1）。

② 薄层色谱法　用聚酰胺-淀粉-水（5∶1∶5）作吸附剂时，选用 95％乙醇或氯仿-甲醇（1∶1）为展开剂；用硅胶-石膏-水（10∶2∶30）作吸附剂时，选用乙酸乙酯-甲醇-浓氨水（90∶5∶3）或苯-甲醇-乙酸（95∶8∶4）为展开剂。

显色剂用 0.05％溴酚蓝水溶液。当展开剂中含有酸性组分时，应先将薄层板在 120℃加热使酸挥尽，避免干扰。

五、实训思考

（1）金银花中绿原酸的提取分离原理。

（2）绿原酸提取液显色试验的显色原理以及显色结果。

实训九　天然药物化学成分预试验

一、实训目的

(1) 掌握天然药物主要成分预试验的基本方法。
(2) 能够根据检出反应的结果初步判断天然药物中所含化学成分的主要类型。
(3) 学会记录预试验结果，正确书写实验报告。

二、实训材料

(1) 仪器及材料　烧杯、三角烧瓶、回流装置、抽滤装置、分液漏斗、表面皿、试管、试管架、荧光灯、水浴锅、点滴板。

(2) 试药　天然药物原料（粗粉）、蒸馏水、乙醇、乙酸乙酯、石油醚、滤纸、pH试纸、碘化铋钾、碘化汞钾、硅钨酸、苦味酸、雷氏铵盐、HCl、浓H_2SO_4、NaOH、KOH、$AlCl_3$、$FeCl_3$、氨水、醋酐、氨基安替比林、铁氰化钾、盐酸羟胺、溴甲酚绿、3,5-二硝基苯甲酸、α-萘酚、镁粉、醋酸镁、硫酸铜、酒石酸钾钠、茚三酮、明胶、磷钼酸。

三、操作步骤

利用天然药物中各类化学成分的溶解度不同，分别用不同极性的溶剂对天然药物进行提取以制备预试验供试液，再选用简便、快速的化学检识试剂对预试验供试液进行化学成分类型检识，达到大致了解未知天然药物粉末中所含成分类型的目的，为进一步选择适当的提取和分离方法提供依据。

1. 供试液制备

供试液的制备流程见实训图9。

2. 检识

(1) 水供试液检查氨基酸、多肽、蛋白质、糖、皂苷、苷类、鞣质、有机酸及水溶性生物碱。

① Molish反应　试样1mL置于小试管中，滴加10%α-萘酚乙醇溶液1～2滴，振摇，倾斜试管，沿管壁加入浓硫酸0.5mL，试样中若有糖、苷存在，则两液交界处出现紫色环。

② Fehling反应　使用时，先将甲、乙两试剂（甲为硫酸铜溶液，乙为酒石酸钾钠与氢氧化钠的水溶液）混合成深蓝色的溶液，取其0.5mL加入待检试样液中，置水浴上加热2～3min，若有还原糖存在时产生砖红色或黄色沉淀。

③ pH试纸检查　取试样滴于pH试纸，如呈酸性，则指示试液中可能含有游离酸或酚性化合物。

④ 溴甲酚绿试验　取试样点于滤纸片上，喷洒0.1%溴甲酚绿溶液，立即在蓝色的背景上显黄色的斑点，表示可能有机酸存在。

⑤ $FeCl_3$试验　取试液1mL，滴加1%$FeCl_3$试剂1～2滴，若结构中有酚羟基，则立

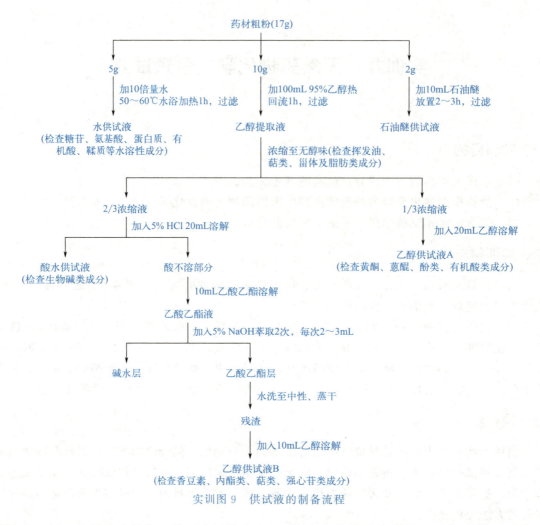

实训图 9 供试液的制备流程

即显蓝、绿、蓝黑或暗褐色,甚至有沉淀产生。(注意:若检液为碱性,可加醋酸,酸化后再加 $FeCl_3$)。鞣质成分常常易被水浸出,所以水浸液中 $FeCl_3$ 阳性反应,指示鞣质存在的可能性大。

⑥ 明胶试验 若 $FeCl_3$ 呈阳性反应,继续做本项检查。取试样 1mL,加入明胶试剂 2~3 滴,若产生白色沉淀或浑浊,指示为鞣质的反应;若不产生白色沉淀或浑浊,可能为其他非鞣质的酚性成分,如水溶性的黄酮类、生物碱类、蒽醌类、香豆素类等,有待进一步检查。

⑦ 茚三酮试验 取试样 1mL 于试管中,加入 0.2% 茚三酮的乙醇溶液后,在沸水浴上加热 5min,冷后,如有蓝色或蓝紫色反应,表明有氨基酸、多肽或蛋白质。

⑧ 双缩脲反应 茚三酮反应若呈阳性,继续做本项试验。取试样 0.5mL,加入 1% 氢氧化钠溶液 1~2 滴,摇匀,滴加 1% $CuSO_4$ 试液,随加随摇匀,观察颜色反应,如呈现紫色、红紫色,表明含多肽或蛋白质。

⑨ 泡沫试验 取试样 1~2mL 于试管中,用手指堵住管口用力振摇 2min,若产生多量泡沫,放置 10min,若泡沫没有显著消失,即表明含有皂苷(高级脂肪酸的盐也发泡显著,长时间不消失,但天然存在的高级脂肪酸盐不及皂苷广泛)。蛋白质和黏液质也能起泡沫,

但经放置后，泡沫明显减少或消失。

⑩ 乙酸酐-浓硫酸试验　若泡沫试验阳性，续做本项检查。取试液 2 滴于点滴板，挥干溶剂，加入冰醋酸 2 滴，加乙酸酐-浓硫酸（20∶1）2 滴，观察颜色变化。结合泡沫试验，若产生黄、红、蓝、紫、绿等颜色变化，最后褪色，则表示可能含有甾体皂苷；若产生黄、红、蓝等变化，则可能含有三萜皂苷。

⑪ 雷氏铵盐试验　取试样 1mL，调 pH 至 3～4，加 2％雷氏铵盐试剂数滴，生成黄红色沉淀者为阳性反应，表示可能含有水溶性生物碱。

(2) 酸水供试液检查生物碱类

① 碘化铋钾试验　取试样 1mL，加碘化铋钾试剂 1～2 滴，生成棕黄至棕红色者为阳性反应，表示可能有生物碱存在。

② 碘化汞钾试验　上述试验阳性者，继续做本项检查。取试样 1mL，加碘化汞钾试剂 1～2 滴，出现白色或类白色沉淀者为阳性反应，表示可能有生物碱存在。此沉淀可溶于 10％HCl 中。

③ 硅钨酸试验　上述试验阳性者，继续做本项检查。取试样 1mL，加硅钨酸试剂 1～2 滴，生成褐色或暗褐色沉淀者为阳性反应，表示可能有生物碱存在。

④ 苦味酸试剂　上述试验阳性者，继续做本项检查。取试样的中性水溶液，加苦味酸饱和水溶液 1 滴，生成黄色沉淀者，表示可能有生物碱存在（苦味酸试剂与生物碱的反应需在中性条件或微酸性条件下进行。若在强酸性条件下，苦味酸本身形成沉淀）。

(3) 乙醇供试液 A 检查黄酮、蒽醌、酚类、有机酸等

① $FeCl_3$、溴甲酚绿试验方法参考水提液部分方法。

② 盐酸-镁粉反应　取试液 1mL，镁粉少量与浓盐酸 4～5 滴，必要时水浴加热数分钟，溶液如变成红至紫红色，提示含有游离黄酮类或黄酮苷。此项检查需作对照试验，取试样 1mL，不加镁粉，仅加浓盐酸，若仍产生红色，说明试样中可能含有花青素或查耳酮类，而不一定含有游离黄酮类或黄酮苷。

③ 三氯化铝试验　将试样点在纸片上，喷洒三氯化铝的乙醇溶液，干燥后呈黄色斑点，在紫外光下观察，呈显著的黄色荧光，显示可能含有黄酮类。

④ 10％KOH 液试验　将试样几滴重复点于滤纸片上，干后喷洒 10％KOH 水溶液，如呈黄橙或红色荧光，可能含蒽醌类。

若在试管中进行也可得到同样的结果。取试样 1mL，加入 10％KOH 溶液 1mL，即呈红-红紫色，并有呈蓝色者，表示可能有羟基蒽醌或其苷的存在。

⑤ 醋酸镁试验　将试样点在滤纸上，喷洒 0.5％醋酸镁甲醇液，如呈橙红色或紫色（颜色随羟基位置及数目而定），说明有羟基蒽醌存在。

若无上述颜色反应，可将滤纸放在紫外光灯下观察荧光，若产生天蓝色荧光，指示有二氢黄酮或二氢黄酮醇存在；若产生黄色或黄绿色荧光，指示有黄酮或黄酮醇类存在。

(4) 乙醇供试液 B 检查香豆素、内酯等

① 开环闭环反应　将试样 1mL 滴于试管中，加入 1％NaOH 溶液 2mL，于沸水浴中加热 3～4min，溶液要比未加热之前澄清得多，加入 2％盐酸酸化后，溶液又变浑浊，说明可能存在内酯结构的化合物。但应注意酚性化合物及有机酸的存在同样有此现象，所以需要综合分析。

② 异羟肟酸铁试验　取试液 1mL，加 7％盐酸羟胺试液 2～3 滴与 10％氢氧化钠甲醇试

液 2～3 滴，在沸水浴加热数分钟，放冷，加稀盐酸调至 pH3～4，加 1% 三氯化铁乙醇试液 1～2 滴，溶液若呈橙红或紫红色，指示可能含有酯、内酯或酰胺类。

③ 荧光试验　取试样 1 滴于滤纸片上，晾干，若在日光或紫外光灯下观察，显天蓝色荧光。再喷雾 1% 氢氧化钾试液，荧光加强，显示可能含有香豆素类。

④ 4-氨基安替比林-铁氰化钾反应　将试样滴于滤纸上，先喷洒 2% 4-氨基安替比林，再喷洒 8% 铁氰化钾水溶液，用氨气熏显橙红或深红色斑点为阳性反应，指示可能含有酚羟基对位无取代基的化合物。

⑤ 碱性 3,5-二硝基苯甲酸试验　取试样 1mL，加新配制的碱性 3,5-二硝基苯甲酸试液数滴，若产生紫红色，指示可能含有甲型强心苷类。

⑥ 三氯化铁-冰醋酸试验　取试样 1mL，水浴上蒸干，残留物用 0.5mL 含三氯化铁的冰醋酸试液溶解，沿管壁加 1mL 的浓硫酸，若两液层的交界面呈色，冰醋酸层呈蓝色或绿色，指示成分结构中可能含有 2-去氧糖。

⑦ 乙酸酐-浓硫酸试验　上述⑤⑥项阳性的情况下，继续做本项检查。取试液 2 滴于点滴板，挥干溶剂，加入冰醋酸 2 滴，加醋酐-浓硫酸（20∶1）2 滴，若产生黄、红、蓝、紫、绿等颜色变化，最后褪色，指示可能含有强心苷类。

(5) 石油醚供试液检查挥发油、萜类、甾体及脂肪类等

① 油斑试验　将石油醚提取液滴于滤纸上，在空气中能挥发，可能为挥发油；如果出现持久性的透明油斑，则可能为油脂。

② 乙酸酐-浓硫酸反应　方法同上，若颜色变化为绿色，指示为甾体母核的反应，植物中含甾体母核的成分较多，如皂苷、甾醇、甾体生物碱等；若有颜色变化，但最后未呈现绿色，则可能含三萜类。

③ 25% 磷钼酸乙醇溶液　石油醚溶液点在滤纸片上，喷洒试剂后，115～118℃ 烘箱中放 2min，对油脂、三萜及甾醇（有不饱和双键的）等能使试剂还原成钼蓝而呈蓝色，背景为黄绿色或蓝青色。

四、实训注意事项

(1) 在做天然药物化学成分预试验前，首先必须熟悉天然药物主要结构类型的性质、检识反应，明确在天然药物提取分离的过程中，水提取液、醇提取液、石油醚提取液各部分所含的化学成分，对试验结果应综合进行判断。

(2) 检识反应时，如反应液因颜色深而难以判断，可将反应液用适当溶剂稀释后再观察，或将反应液滴在滤纸片上观察。

(3) 若因成分间相互干扰，难以正确判断检出反应结果时，可进一步处理供试液，使各成分尽量分离。如反应液中成分含量太低时，可加大供试液用量，并适当浓缩，再做检识反应，必要时可做色谱检识。

(4) 试验的结果只能作为参考，因为有些反应为几类成分所共有的，有时由于成分间的相互干扰使结果不明显或不正确，这可通过该成分的溶解度及色谱行为给予综合性判断。在分析判断可能有的化学成分类型时，不能仅凭一个方面的反应就下结论，应结合提取分离方法等多方面进行综合分析。

(5) 要注意检识反应的假阳性或假阴性现象，必要时做对照试验。

五、实训思考

（1）预实验供试液制备的原理是什么？

（2）天然药物化学成分预试验有何意义？

（3）在判断预试验结果时应注意哪些问题？在预试验过程中，如何避免一些假阳性反应？

ISBN 978-7-122-45169-9

定价：42.00元